遺伝子医学MOOK別冊

シリーズ：最新遺伝医学研究と遺伝カウンセリング

シリーズ4

最新 小児・周産期遺伝医学研究と遺伝カウンセリング

【編集】中村公俊（熊本大学大学院生命科学研究部小児科学講座教授）
佐村　修（東京慈恵会医科大学産婦人科学講座准教授）

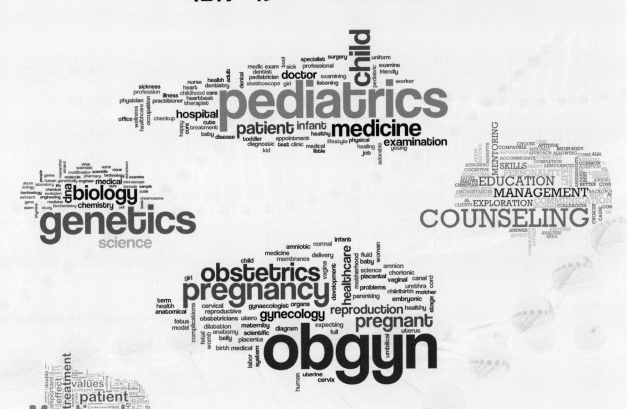

遺伝子医学MOOK別冊／シリーズ：最新遺伝医学研究と遺伝カウンセリング
シリーズ4 最新小児・周産期遺伝医学研究と遺伝カウンセリング

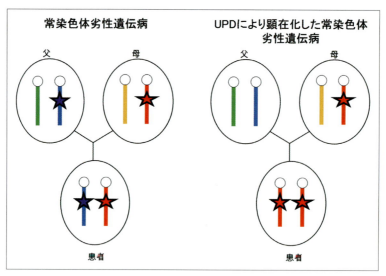

● Isodisomyによる劣性遺伝病の顕在化 　　　　　　　　　　　（本文79頁参照）

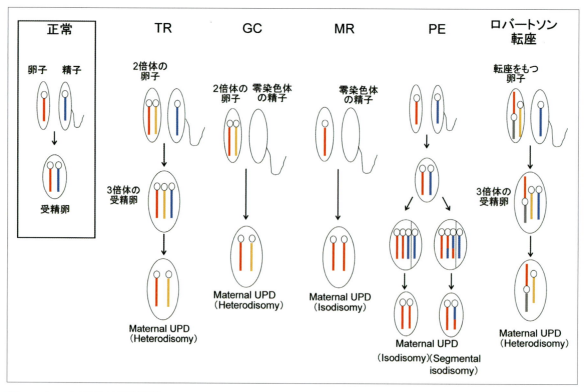

● maternal UPDの発症機序 　　　　　　　　　　　　　　　　（本文79頁参照）

TR：trisomy rescue, GC：gamete complementation, MR：monosomy rescue, PE：post-fertilization mitotic error
赤，橙：母由来染色体，青：父由来染色体，灰色：UPDと関連する染色体以外の染色体

カラーグラビア

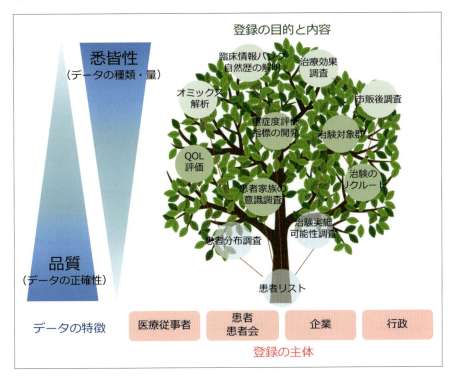

● 患者登録の種類　　　　　　　　　　　　　　（本文102頁参照）

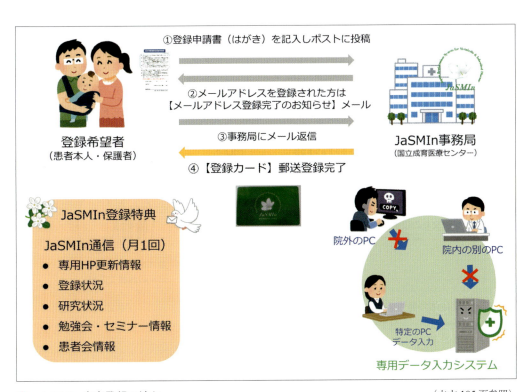

● JaSMIn 患者登録の流れ　　　　　　　　　　（本文105頁参照）

カラーグラビア

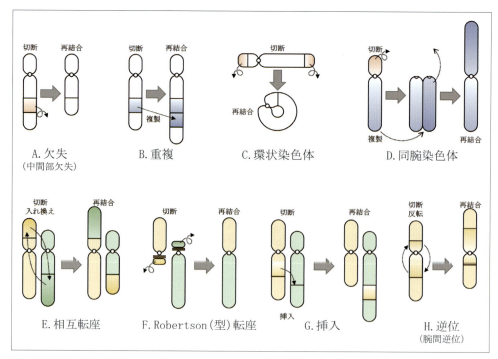

● 代表的な染色体構造異常の模式図 　　　　　　　　　　　　　　　　（本文116頁参照）

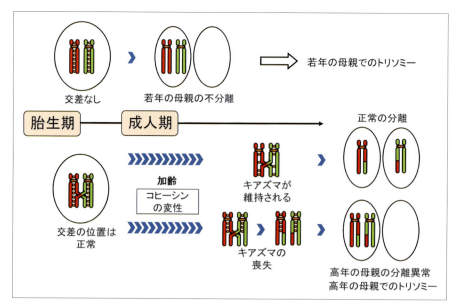

● 異数体の発生機序 　　　　　　　　　　　　　　　　（本文122頁参照）

相同染色体間の組換えが生じると，このキアズマ構造を支点として紡錘糸形成チェックポイントが働き，染色体は正常に分配される．若年女性の卵子でも組換えが起こらないと分配エラーが生じる．姉妹染色分体を接着する減数分裂コヒーシンは胎生期にのみ生産され，加齢とともに減少する．コヒーシンの減少によってキアズマ部位よりテロメア側の接着が失われるとキアズマが崩壊し，相同染色体間の連結がなくなるため，高年女性で減数分裂時の分配エラーが起きやすくなり，異数体の発生頻度が増加する．

カラーグラビア

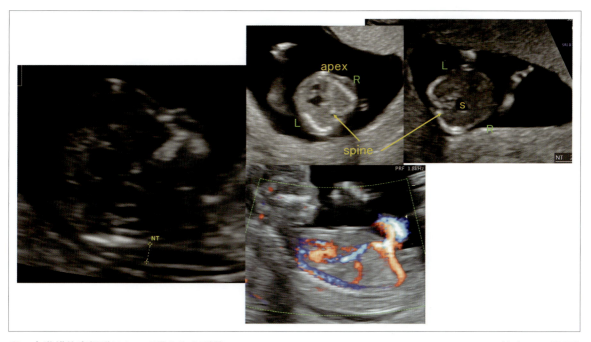

● 内臓錯位症候群において見られた所見　　　　　　　　　　　　　　　　　（本文 147 頁参照）

NT 肥厚に加え，臓器の位置異常と下大静脈の欠損が見られた。

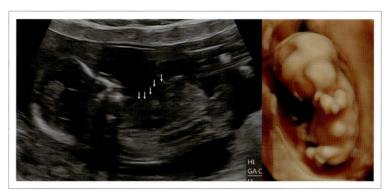

● タナトフォリック骨異形成症胎児の体幹矢状断像　　（本文 149 頁参照）

胸壁と腹壁の段差が特徴的である。

カラーグラビア

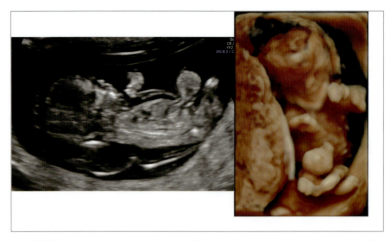

● 臍帯ヘルニア（18 トリソミー症例） （本文 149 頁参照）

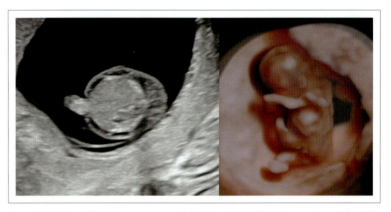

● ごく小さい臍帯内のヘルニアと考えられる所見をきっかけに染色体構造異常が発見されたケースの超音波画像 （本文 149 頁参照）

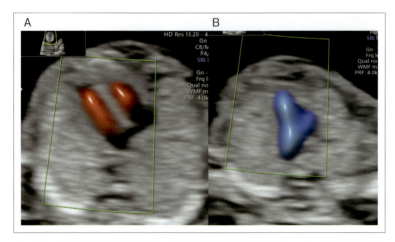

● 第一三半期においてカラードプラを使用する断面 （本文 150 頁参照）
四腔断面（A）と three vessel trachea view（B）

カラーグラビア

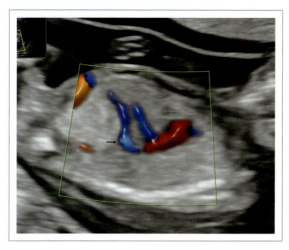

● 静脈管の欠損症例　　　　　　　　　（本文151頁参照）

肝外シャントの例

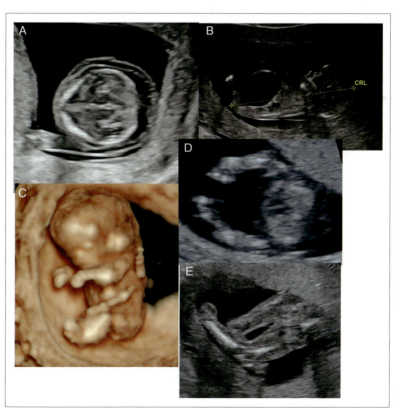

● 18トリソミーに見られる様々な超音波所見　　　（本文151頁参照）

典型的な strawberry shape の頭蓋（A），膀胱の拡大所見（B），手首の特徴的な屈曲（C，D）や，時に膝関節の異常な屈曲と拘縮（E），臍帯ヘルニア（図9参照）などが見られれば，診断はほぼ確実と言える。

2018年10月、雑誌「遺伝子医学」が復刊しました。

遺伝子(ゲノム)医学・医療，研究の推進を支援する

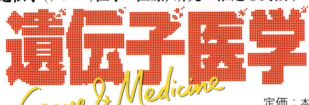

遺伝子医学
Gene & Medicine

定価：本体 2,500円+税
年4回（1、4、7、10月）発行

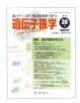

30号（Vol.9 No.4 ／ 2019年10月発行）
特集：遺伝用語を考える

特集コーディネーター：
櫻井晃洋（札幌医科大学医学部遺伝医学教授）

29号（Vol.9 No.3 ／ 2019年7月発行）
特集：未診断疾患イニシアチブ：使命・成果・展望

特集コーディネーター：
小崎健次郎（慶應義塾大学医学部臨床遺伝学センター教授）

28号（Vol.9 No.2 ／ 2019年4月発行）
特集：周産期の遺伝医学

特集コーディネーター：
関沢明彦（昭和大学医学部産婦人科学講座教授）

27号（Vol.9 No.1 ／ 2019年1月発行）
特集：ゲノム編集と倫理

特集コーディネーター：
吉田雅幸（東京医科歯科大学大学院医歯学総合研究科先進倫理医科学教授／東京医科歯科大学医学部附属病院遺伝子診療科科長）

26号（Vol.8 No.1 ／ 2018年10月発行）
特集：がんゲノム医療

特集コーディネーター：
小杉眞司（京都大学大学院医学研究科医療倫理学・遺伝医療学分野教授）
武藤　学（京都大学大学院医学研究科腫瘍薬物治療学講座教授）

お求めは医学書販売店、大学生協もしくは弊社購読係まで

発行／直接のご注文は

株式会社 メディカルドゥ

〒550-0004
大阪市西区靱本町1-6-6　大阪華東ビル5F
TEL.06-6441-2231　FAX.06-6441-3227
E-mail　home@medicaldo.co.jp
URL　http://www.medicaldo.co.jp

序 文【小児編】

　本書は，遺伝子医学MOOK別冊 シリーズ「最新遺伝医学研究と遺伝カウンセリング」の中で，小児・周産期遺伝医学に焦点を当てて，臨床医，研究者，遺伝カウンセラーなどが担当して書かれたものである．小児医療や周産期医療の現状や課題について，医療関係者はもちろん，遺伝カウンセラーやそれらを学ぶ大学院生，学生などにも広く活用していただけるような内容構成を試みた．

　小児遺伝医学においては，多くの小児期の難病が遺伝性疾患であることから，早くから臨床遺伝学に関わる領域の診療や研究が行われてきた．染色体異常によって発症するDown症候群やTurner症候群をはじめ，先天異常症候群，多因子遺伝などの遺伝カウンセリングの一部が，日常診療で行われることも少なくない．本書ではまず，小児の遺伝カウンセリング，IRUD，多因子遺伝，先天異常症候群，エピジェネティクスといった話題と最新の遺伝学研究について解説していただいた．さらに各論として，片親性ダイソミー，染色体微細構造異常，遺伝子治療，ゲノム編集技術などの最新遺伝学の知識を紹介し，患者登録，新生児マススクリーニングといった課題について，さらに各疾患編として福山型筋ジストロフィー，Down症候群，Sotos症候群，副腎白質ジストロフィー，性分化異常症，ミトコンドリア病，神経線維腫症1型，脊髄筋委縮症1型，難治性てんかんなどの最新のトピックスをそれぞれの領域を代表する先生方に詳述していただいた．そして最後に，臨床遺伝カウンセラーの役割や，ゲノム情報とゲノムリテラシーといった社会的な課題について解説をお願いした．

　本書が提供する最新遺伝医学研究，遺伝カウンセリングの全体像を理解していただき，小児・周産期医療にかかわる医療関係者，遺伝カウンセラーや大学院生，学生などが抱える課題の解決に貢献できれば，望外の喜びである．

熊本大学大学院生命科学研究部 小児科学講座
中村公俊

序　文 【周産期編】

　本書は遺伝子医学 MOOK 別冊，シリーズ「最新遺伝医学研究と遺伝カウンセリング」の中で，最新の小児・周産期遺伝に焦点を当て，臨床家，研究者，認定遺伝カウンセラー®などのために書かれたものである。周産期遺伝の分野では急速に新しい技術や情報が報告されている。そこで，各ご担当者には解析技術の進歩やそれに伴う新規知見など，新しい情報に特に留意し，さらにその問題点なども含め，総論，各論を詳述していただいた。

　21 世紀に入り，ゲノム科学の進展が医学・生物学研究にパラダイムシフトをもたらしている。2000 年にヒトゲノム塩基配列の概要版が，そして 2003 年には完成版が公開され，それらを利用した種々の技術革新が起こった。2007 年に入り，次世代シークエンス技術（next-generation sequencing：NGS）が実用化され，解析能力の進歩により個人のゲノム配列が安価で速く決定できるようになった。その結果，ゲノムを俯瞰する「ビッグデータ」が整備され，ヒトゲノム上に存在する SNP（single nucleotide polymorphism，一塩基多型）をマーカーとして利用し，疾病に関連する遺伝的因子を解明するゲノムワイド関連解析（genome-wide association study：GWAS）が進み，疾患の易罹患性に関連する多くの遺伝子が発見された。周産期遺伝の領域では，2011 年秋に NGS の技術を用いた NIPT（non-invasive prenatal testing）が臨床サービスとして USA で開始され，日本でも様々な倫理社会的な問題をはらみながらも，NIPT が臨床研究として 2013 年 4 月より開始されている。

　このような状況の中で，遺伝性疾患研究・診療にも大きな変革の波が押し寄せている。次世代シークエンサーにより，ゲノム中の遺伝子をコードする領域エクソンをすべて解析する全エクソーム塩基配列解析（whole exome sequencing：WES）は，現在原因遺伝子が不明である遺伝性疾患の原因解明研究において第一選択技術となっている。それらの研究により，新たな遺伝性疾患の原因遺伝子が多数発見され，さらに原因不明である先天性 / 遺伝性疾患の患者を診療した際に，原因遺伝子探索を目的に全エクソームまたは全ゲノム塩基配列解析を臨床検査として行う動きも出てきている。このような検査の流れは小児科領域だけでなく，周産期領域においても原因不明の胎児や新生児の疾患検索にも用いられるようになってきている。

　そこで本書は，最新小児・周産期遺伝医学研究と遺伝カウンセリングについて，第 1 章では総論として，わが国の周産期遺伝のリーダーの先生方に，周産期医療に関する遺伝カウンセリングの現状や留意点，そして遺伝学的検査法，出生前診断の歴史などについて執筆していただいた。第 2 章では周産期遺伝医学研究の各論を詳述していた。内容としては，染色体異常，非確定的遺伝学的検査，NIPT，確定的遺伝学的検査，妊娠初期および中期の超音波検査と遺伝性疾患，周産期におけるエピジェネティクス，胎盤限局性モザイクに関して詳述している。

　遺伝医療の現場で，特に周産期に関しては遺伝の問題で不安や疑問を抱えるクライエントが遺伝カウンセリングに訪れる。周産期の遺伝カウンセリングの特徴の

一つに時間的な制約が非常に多いことが挙げられる。そこで第3章では，具体例を示しながら，高齢妊娠，胎児治療，骨系統疾患，生殖補助医療，着床前診断，不育症に関しての遺伝カウンセリング各論について，それぞれの領域の第一人者の先生方に紹介していただいた。さらに第4章では，周産期遺伝カウンセリングの中で非常に重要な位置を占める倫理・法・社会的な問題について詳述していただいた。

　小児・周産期遺伝医療に関わる臨床家・研究者・認定遺伝カウンセラー®の方々に，本書が提供する新たな知見を含めた情報の全体を眺めていただき，少しでも各位が臨床業務や研究を充実させる手助けになることを願っている。

東京慈恵会医科大学 産婦人科学講座

佐村　修

遺伝子医学MOOK別冊　シリーズ：最新遺伝医学研究と遺伝カウンセリング

シリーズ4

最新小児・周産期遺伝医学研究と遺伝カウンセリング

目　次

編　集：中村公俊（熊本大学大学院生命科学研究部 小児科学講座 教授）
　　　　佐村　修（東京慈恵会医科大学 産婦人科学講座 准教授）

カラーグラビア …………………………………………………………………………………… 4

● 序文【小児編】 ………………………………………………………………………………… 11
　　　　　　　　　　　　　　　　　　　　　　　　　　　　　　　中村公俊

● 序文【周産期編】 ……………………………………………………………………………… 12
　　　　　　　　　　　　　　　　　　　　　　　　　　　　　　　佐村　修

第1章　総論

1. わが国の遺伝医療体制整備の歩みと課題 ……………………………………………… 22
　　　　　　　　　　　　　　　　　　　　　　　　　　　　　　　千代豪昭

2. 小児IRUDの現状と未来 ………………………………………………………………… 31
　　　　　　　　　　　　　　　右田王介・秦　健一郎・要　匡・松原洋一

3. 小児期の多因子疾患 ……………………………………………………………………… 37
　　　　　　　　　　　　　　　　　　　　　　　　　　　　　　　羽田　明

4. 新しい先天異常症候群 …………………………………………………………………… 42
　　　　　　　　　　　　　　　　　　　　　　　　　　　　　　　岡本伸彦

5. 先天性疾患とエピジェネティクス ……………………………………………………… 48
　　　　　　　　　　　　　　　　　　　　　　　　　阿南浩太郎・中尾光善

6. 周産期医療に関する遺伝カウンセリングの現状 ……………………………………… 54
　　　　　　　　　　　　　　　　　　　　　　　　　関沢明彦・廣瀬達子

7. 周産期医療における遺伝カウンセリングの留意点 …………………………………… 61
　　　　　　　　　　　　　　　　　　　　　　　　　　　　　　　四元淳子

8. 周産期医療における遺伝学的検査法 …………………………………………………… 66
　　　　　　　　　　　　　　　　　　　　　　　　　　　　　　　佐々木愛子

9．出生前診断の歴史 ……………………………………………………………… 72
　　　　　　　　　　　　　　　　　　　　　　　　　　　　　　　亀井良政

第2章　小児・周産期遺伝医学研究・診療各論

1．小児編
　1）片親性ダイソミーと小児遺伝性疾患 ………………………………………… 78
　　　　　　　　　　　　　　　　　　　　　　　　　　　　　　　鏡　雅代
　2）染色体微細構造異常と小児神経疾患 ………………………………………… 84
　　　　　　　　　　　　　　　　　　　　　　　　　　　　　　　山本俊至
　3）小児遺伝性疾患の遺伝子治療 ………………………………………………… 90
　　　　　　　　　　　　　　　　　　　　　　　　　　　　　　　大橋十也
　4）ゲノム編集技術の小児遺伝性疾患への臨床応用 …………………………… 95
　　　　　　　　　　　　　　　　　　　　　　　　　　　　　　　三谷幸之介
　5）遺伝性希少疾患の患者登録 …………………………………………………… 101
　　　　　　　　　　　　　　　　　　　　　　　　　　　　徐　朱玹・奥山虎之
　6）脳形成障害とてんかん症候群 ………………………………………………… 108
　　　　　　　　　　　　　　　　　　　　　　　　　　　　　　　加藤光広

2．周産期編
　1）出生前遺伝学的検査で認められる染色体異常 ……………………………… 114
　　　　　　　　　　　　　　　　　　　　　　　　　　　　川崎秀徳・山田崇弘
　2）染色体異常の発生機序 ………………………………………………………… 120
　　　　　　　　　　　　　　　　　　　　　　　　　　　　河村理恵・倉橋浩樹
　3）非確定的遺伝学的検査（NIPTを除く） …………………………………… 126
　　　　　　　　　　　　　　　　　　　　　　　　　　須郷慶信・浜之上はるか
　4）NIPT …………………………………………………………………………… 132
　　　　　　　　　　　　　　　　　　　　　　　　　　　　　　　佐村　修
　5）確定的出生前遺伝学的検査（羊水・絨毛染色体検査） …………………… 139
　　　　　　　　　　　　　　　　　　　　　　　種元智洋・下舞和貴子・山内貴志人
　6）妊娠初期の超音波検査と染色体異常・遺伝性疾患・先天異常 …………… 144
　　　　　　　　　　　　　　　　　　　　　　　　　　　　　　　中村　靖
　7）妊娠中期の超音波検査と遺伝性疾患 ………………………………………… 153
　　　　　　　　　　　　　　　　　　　　　　　　　　　　　　　市塚清健

8）周産期におけるエピジェネティクス －環境による変化の遺伝－ ……………… 159
　　　　　　　　　　　　　　　　　　　　　　　　　　　　　　　秦　健一郎

　　9）胎盤限局性モザイク …………………………………………………………… 164
　　　　　　　　　　　　　　　　　　　　　　　　　　　　　　　三浦清徳

第3章　小児・周産期遺伝カウンセリング各論（遺伝カウンセリングの実際/ケーススタディを含む）

1. 小児編
　　1）新生児マススクリーニングと遺伝カウンセリング ………………………… 170
　　　　　　　　　　　　　　　　　　　　　　　　　　　　　　　中村公俊
　　2）筋ジストロフィーと遺伝カウンセリング …………………………………… 174
　　　　　　　　　　　　　　　　　　　　　　　　　　　長坂美和子・池田真理子
　　3）ダウン症候群　遺伝カウンセリングと最新研究 …………………………… 181
　　　　　　　　　　　　　　　　　　　　　　　　　　　　荒堀仁美・北畠康司
　　4）Sotos 症候群における遺伝カウンセリング ………………………………… 190
　　　　　　　　　　　　　　　　　　　　　　　　　　　　　　　吉橋博史
　　5）副腎白質ジストロフィー・ペルオキシソーム病と遺伝カウンセリング …… 195
　　　　　　　　　　　　　　　　　　　　　　　　　　　　　　　下澤伸行
　　6）性分化疾患の遺伝カウンセリング …………………………………………… 201
　　　　　　　　　　　　　　　　　　　　　　　　　佐藤武志・石井智弘・長谷川奉延
　　7）ミトコンドリア病と遺伝カウンセリング …………………………………… 207
　　　　　　　　　　　　　　　　　　　　　　　　　　　　秋山奈々・村山　圭
　　8）神経線維腫症1型と遺伝カウンセリング …………………………………… 214
　　　　　　　　　　　　　　　　　　　　　　　　　　　　　　　黒澤健司
　　9）脊髄性筋萎縮症Ⅰ型と遺伝カウンセリング ………………………………… 218
　　　　　　　　　　　　　　　　　　　　　　　　　　　　齋藤加代子・横村　守

2. 周産期編
　　1）高年妊娠に関する遺伝カウンセリング ……………………………………… 224
　　　　　　　　　　　　　　　　　　　　　　　　　　　　　　　鈴森伸宏
　　2）胎児治療と遺伝カウンセリング ……………………………………………… 230
　　　　　　　　　　　　　　　　　　　　　　　　　　　　　　　和田誠司
　　3）骨系統疾患と遺伝カウンセリング …………………………………………… 235
　　　　　　　　　　　　　　　　　　　　　　　　　　　　　　　室月　淳
　　4）生殖補助医療と遺伝カウンセリング ………………………………………… 240
　　　　　　　　　　　　　　　　　　　　　　　　　　　　　　　竹下直樹

5）着床前診断と遺伝カウンセリング ……………………………………………… 248
中岡義晴

6）不育症と遺伝カウンセリング …………………………………………………… 255
小澤伸晃

第4章　倫理・法・社会的問題

1. 小児・周産期医療の遺伝カウンセリングにおける
認定遺伝カウンセラーの役割 …………………………………………………… 262
浦野真理

2. 小児・周産期の臨床遺伝医療におけるゲノム情報とゲノムリテラシー ……… 268
朽方豊夢・秋山奈々・羽田　明

3. 小児・周産期のゲノム情報に関わる社会的における取り扱いと課題
（法律を含めて）…………………………………………………………………… 276
三宅秀彦・福田　令

4. 周産期遺伝医療に関するガイドライン ………………………………………… 282
澤井英明

5. 生殖医療と倫理 …………………………………………………………………… 287
末岡　浩

索引 …………………………………………………………………………………… 294

執筆者一覧（五十音順）

秋山奈々
千葉県こども病院 遺伝診療センター　認定遺伝カウンセラー

阿南浩太郎
熊本大学発生医学研究所 細胞医学分野　研究員

荒堀仁美
大阪大学大学院医学系研究科 小児科学教室　助教

池田真理子
藤田医科大学病院 臨床遺伝科　病院准教授

石井智弘
慶應義塾大学医学部 小児科　准教授

市塚清健
昭和大学横浜市北部病院 産婦人科　准教授

浦野真理
東京女子医科大学病院 遺伝子医療センター ゲノム診療科　臨床心理士・認定遺伝カウンセラー

大橋十也
東京慈恵会医科大学　副学長
東京慈恵会医科大学 総合医科学研究センター　センター長

岡本伸彦
大阪母子医療センター 遺伝診療科　主任部長
大阪母子医療センター研究所　所長

奥山虎之
国立成育医療研究センター 臨床検査部　統括部長

小澤伸晃
国立成育医療研究センター 周産期・母性診療センター　産科部長

鏡　雅代
国立成育医療研究センター研究所 分子内分泌研究部 臨床内分泌研究室　室長

加藤光広
昭和大学医学部 小児科学講座　教授
昭和大学病院 てんかん診療センター　センター長

要　匡
国立成育医療研究センター研究所 ゲノム医療研究部　部長

亀井良政
埼玉医科大学病院 産婦人科　教授

川崎秀徳
京都大学大学院医学研究科 社会健康医学系専攻 医療倫理学・遺伝医療学　助教

河村理恵
藤田医科大学 総合医科学研究所 分子遺伝学研究部門　助教

北畠康司
大阪大学大学院医学系研究科 小児科学教室　講師

朽方豊夢
千葉県こども病院 遺伝科　医長

倉橋浩樹
藤田医科大学 総合医科学研究所 分子遺伝学研究部門　教授

黒澤健司
神奈川県立こども医療センター 遺伝科　部長

齋藤加代子
東京女子医科大学臨床ゲノムセンター　特任教授
東京女子医科大学病院 遺伝子医療センター ゲノム診療科　特任教授

佐々木愛子
国立成育医療研究センター 周産期・母性診療センター　産科医員

佐藤武志
慶應義塾大学医学部 小児科　助教

佐村　修
東京慈恵会医科大学 産婦人科学講座　准教授
東京慈恵会医科大学総合母子健康医療センター　副センター長

澤井英明
兵庫医科大学病院 遺伝子医療部　教授
兵庫医科大学 産科婦人科学　教授

下澤伸行
岐阜大学研究推進・社会連携機構科学研究基盤センター ゲノム研究分野　教授

下舞和貴子
東千葉メディカルセンター 産婦人科

末岡　浩
慶應義塾大学医学部 産婦人科学　准教授
慶應義塾大学医学部 臨床遺伝学センター　副センター長

須郷慶信
横浜市立大学附属病院 産婦人科，遺伝子診療科

鈴森伸宏
名古屋市立大学院医学研究科 産科婦人科学　病院教授

関沢明彦
昭和大学医学部 産婦人科学講座　教授

徐　朱玹
国立成育医療研究センター 臨床検査部　認定遺伝カウンセラー／臨床研究員

竹下直樹
東邦大学医療センター佐倉病院 産科婦人科学講座　准教授

種元智洋
東千葉メディカルセンター 産婦人科　副部長
千葉大学大学院医学研究院 総合医科学講座　特任准教授

千代豪昭
クリフム夫律子マタニティクリニック　副院長

中尾光善
熊本大学発生医学研究所 細胞医学分野　教授

中岡義晴
IVFなんばクリニック　院長

長坂美和子
高槻病院 小児科　医長

中村公俊
熊本大学大学院生命科学研究部 小児科学講座　教授

中村　靖
FMC東京クリニック　理事長・院長

長谷川奉延
慶應義塾大学医学部 小児科　教授

羽田　明
ちば県民保健予防財団　調査研究センター長
千葉大学大学院医学研究院 公衆衛生学　特任教授
千葉大学医学部附属病院 遺伝子診療部

秦　健一郎
国立成育医療研究センター研究所 周産期病態研究部　部長

浜之上はるか
横浜市立大学附属病院 遺伝子診療科　病院講師

廣瀬達子
昭和大学病院 臨床遺伝医療センター　認定遺伝カウンセラー

福田　令
富山大学附属病院 遺伝子診療部　特命助教

松原洋一
国立成育医療研究センター研究所　所長

三浦清徳
長崎大学大学院医歯薬学総合研究科 産科婦人科学分野　教授

右田王介
国立成育医療研究センター研究所 周産期病態研究部　研究員
聖マリアンナ医科大学 小児科　講師

三谷幸之介
埼玉医科大学 ゲノム医学研究センター 遺伝子治療部門　部門長・教授

三宅秀彦
お茶の水女子大学大学院人間文化創成科学研究科 ライフサイエンス専攻 遺伝カウンセリングコース　教授

村山　圭
千葉県こども病院 遺伝診療センター　センター長／代謝科　部長

室月　淳
宮城県立こども病院 産科　部長
東北大学大学院医学系研究科 先進成育医学講座 胎児医学分野　教授

山内貴志人
東千葉メディカルセンター 産婦人科

山田崇弘
京都大学医学部附属病院 遺伝子診療部／倫理支援部　特定准教授

山本俊至
東京女子医科大学大学院医学研究科 先端生命医科学系専攻 遺伝子医学分野　教授
東京女子医科大学病院 遺伝子医療センター ゲノム診療科　教授

横村　守
東京女子医科大学病院 遺伝子医療センター ゲノム診療科　臨床検査技師

吉橋博史
東京都立小児総合医療センター 臨床遺伝科　医長

四元淳子
国際医療福祉大学大学院医療福祉学研究科 保健医療学専攻 遺伝カウンセリング分野　講師

和田誠司
国立成育医療研究センター 周産期・母性診療センター 胎児診療科　診療部長

遺伝カウンセリングのための コミュニケーション論
京都大学大学院医学研究科遺伝カウンセラーコース講義

編者：小杉眞司（京都大学大学院医学研究科社会健康医学系専攻 医療倫理学/遺伝医療学分野（遺伝カウンセラーコース）教授）

通年講義担当者：浦尾充子（京都大学大学院医学研究科社会健康医学系専攻 医療倫理学/遺伝医療学分野（遺伝カウンセラーコース）非常勤講師）
　　　　　　　鳥嶋雅子（京都大学医学部附属病院遺伝子診療部遺伝カウンセラー）
　　　　　　　村上裕美（京都大学医学部附属病院遺伝子診療部遺伝カウンセラー）

定価：本体 5,000円＋税、A4変型判、404頁

好評発売中

●基礎編
- 1日目　遺伝カウンセラーのコミュニケーション 基本的な考え方
- 2日目　遺伝カウンセラーの基本的態度と内側（内的照合枠）からの理解
- 3日目　共感的理解を理解する
- 4日目　遺伝カウンセリングの流れおよび信頼関係（ラポール）の形成
- 5日目　ノンバーバルコミュニケーションの重要性
- 6日目　電話受付の留意点
- 7日目　臨床遺伝専門医と共に実施する遺伝カウンセリング
- 8日目　遺伝カウンセリングにおける情報提供
- 9日目　遺伝カウンセリングにおける意思決定支援
- 10日目　医療ソーシャルワーカー（MSW）の事例から学ぶ ～クライエント支援のためのコミュニケーション～
- 11日目　喪失体験の理解
- 12日目　ライフステージとメンタルヘルス
- 13日目　家族面接における遺伝カウンセラーの役割
- 14日目　遺伝カウンセリングの終了とフォローアップ
- 15日目　遺伝カウンセリングにおける倫理
- 16日目　障害と社会の理解
- 17日目　遺伝カウンセリングと防衛機制
- 18日目　遺伝性の病（illness）と共に生きるということ
- 夏休みの宿題（1）日本人のコミュニケーション
- 夏休みの宿題（2）試行カウンセリング

●実践編
- 1日目-I　事前準備：京大の遺伝カウンセラーコースでのロールプレイの授業の流れ
- 1日目-II　事前準備：病院実習の流れ、記録の方法、情報の取り扱い
- 2日目　循環器の疾患（マルファン症候群）の遺伝カウンセリング
- 3日目　難聴の遺伝カウンセリング
- 4日目　視覚障害（網膜色素変性）の遺伝カウンセリング
- 5日目　当事者団体と関係機関との連携（網膜色素変性の場合）
- 6日目　NICUにおける支援とグリーフワーク
- 7日目　家族性腫瘍のクライエントの支援について
- 8日目　出生前検査に伴う遺伝カウンセリング
- 9日目　進行性で治療法のない遺伝性疾患に関する発症前検査を希望して来談した人との遺伝カウンセリング～危機への準備を主に考える～
- 10日目　親から子に『遺伝』について伝える
- 11日目　性分化疾患（完全型アンドロゲン不応症）の遺伝カウンセリング
- 12日目　遺伝カウンセリング室を作ろう！
- 13日目　ゲノミックカウンセリングと未来
- 14日目　難しいクライエントのアセスメントと対応
- 課外授業　心理アセスメントについて＋体験学習

●特別講義　立ち止まって考えて欲しいテーマ
　（11件）

お求めは医学書販売店、大学生協もしくは弊社購読係まで

発行／直接のご注文は

 株式会社 メディカルドゥ

〒550-0004
大阪市西区靱本町 1-6-6　大阪華東ビル 5F
TEL.06-6441-2231　FAX.06-6441-3227
E-mail　home@medicaldo.co.jp
URL　http://www.medicaldo.co.jp

第1章
総論

第1章　総　論

1．わが国の遺伝医療体制整備の歩みと課題

千代豪昭

　わが国の遺伝医療体制の発展は戦後復興とともに始まる。その学問的背景には遺伝子の本体であるDNAの構造決定やヒト染色体核型の決定など現代遺伝学の発展を指摘できる。また，第二次世界大戦の悲惨な体験や優生学に対する反省から生まれた近代的な遺伝カウンセリング思想を取り入れながら，学会活動や研究班活動を主体に活動が開始された。遺伝医療は人間の命や人格に関わる学問である。戦後の人権思想や社会運動とも関わりながら，葛藤を繰り返して大変な苦労を重ねてわが国の遺伝医療体制が構築されてきた。ゲノム医学は現在では医学の中核をなす学問となったが，黎明期から現在に至るまでの半世紀を概説したい。「まだ戦後が終わっていない」部分があることも強調したい。

はじめに

　ゲノム医学の時代になった現在，遺伝医学は小児科学や産婦人科学の枠組みを越えて，すべての医学領域で基盤となる学問として定着している。筆者は1971年に医学部を卒業して小児科研修医（当時は大学紛争の時代で筆者たちは非入局で小児科研修を受けた）になったが，1973年に神奈川県立こども医療センター遺伝染色体科で開始されたレジデント制度に応募してシニアレジデントとして遺伝臨床の研修を始めた。神奈川における研修時代に，大学附属病院における卒後研修でお世話になった先輩の先生方が上京のついでにセンターに立ち寄ってくださり，「遺伝など，小児科の専門領域として脇道も甚だしい。考え直して大学に戻るか，どこかの小児科医局に入りなさい」と強く諭されたことを覚えている。心配してくださったことは感謝しているが，結局，医局に戻ることはなく，人類遺伝学の道を選んでしまった。

　さて，わが国の遺伝医療の発達の歴史を書いてほしいということであるが，わが国の遺伝医療体制の構築と牽引に貢献した数多くの先生方を差し置いて，すでに第一線を離れている筆者が，執筆をお引き受けするのは申し訳ない気持ちで一杯である。多くのゲノム研究の成果が現代のわが国の遺伝医療の発展に寄与したことは間違いないが，詳細は各論で述べられると思う。紙面が限られているので，医学の歴史書作家として有名なトールワルドの物語に登場するハートマン医師の真似をして，筆者自身が体験した「遺伝医療をめぐる社会や医学界の動向の歴史」を中心にまとめてみたい。若い先生方にわが国の遺伝医学の歴史をお伝えできれば幸いである。

■ **Key Words**

ヒト染色体，日本人類遺伝学会，遺伝カウンセリング，先天異常モニタリング研究班（山村班），羊水検査反対運動，遺伝医療体制の構築と運用に関する研究班（古山班），臨床遺伝専門医，認定遺伝カウンセラー®，ゲノム研究，生命倫理学，胎児医療

Ⅰ. 戦後の終結宣言とわが国の新しい母子保健政策の発表

筆者が医学生としての大学生活を送った1960年代後半は大学紛争の時代であった。学内の混乱と喧騒から逃れたい気持ちもあって，筆者は時間があると当時，基礎医学講座としては本邦で初めて設置された大阪大学医学部遺伝学教室に入り浸っていた。オペロン説を証明した吉川秀男教授をはじめとして，ヒト染色体を研究していた古山順一先生，遺伝生化学の荻田善一先生など，基礎医学の先生方が，学内の混乱の中で，若い医学生たちを暖かく指導してくださったのである。

わが国の遺伝医療は染色体研究の臨床応用から始まったと言えるので，黎明期の時代について少し解説しておこう。すでに，Morgan は「メンデルの遺伝子」は染色体上に存在することをショウジョウバエの研究により証明していたが（1933年），ヒトの染色体は固定切片法という標本作製技術の限界があり，正確な同定は困難であった。Painter（1923年）がヒト男性に Y 染色体があると主張したが，わが国の小熊・木原先生はそれを否定，約30年間にわたるヒトの染色体核型をめぐる論争が続いていた。1956年に Tjio と Levan が培養細胞から美しい標本を作製し，ヒト染色体核型を「2n=46, XY」と確定したが，アメリカの Hsu 博士のもとで研究を行った北大理学部の牧野佐二郎先生も，1959年には最初の日本人男性の染色体核型を報告している。遺伝学研究のために細胞遺伝学は必須の学問とされ，北大理学部はヒト細胞遺伝学の研究のメッカとなり，わが国の遺伝医学を牽引することになる多くの若い臨床医が「牧野研詣で」を行っていた。

大阪大学遺伝学教室はわが国の遺伝学の発展に貢献した京都大学理学部の影響が濃かったが，古山順一先生は北大とは独立してリンパ球や培養細胞から美しい染色体標本を作製していた。医学生の筆者が研究者気取りでヒトの染色体を顕微鏡でながめていた時，すでに国家的には大きな動きが始まっていた。ヒトの染色体核型が確定された同じ年（1956年）に，わが国では「経済白書」が発表され，国会では石橋湛山首相が「戦後はもう終わった，わが国は福祉立国をめざす」という演説を行った。当時のわが国の母子保健政策は「栄養対策」と「感染症対策」が中心であった。戦後終結宣言をふまえて，母子保健政策は「先天異常対策」に大きく舵を切ったのである。わが国の経済復興が背景にあったことは確かで，先天異常対策は診断体制や医療技術，療育訓練，福祉政策など，国家的事業として取り組む必要性があり，敗戦直後のわが国の状況ではそれまで対応困難な領域だったのである。その他に，1960年代の新生児医療の登場や，サリドマイド事件も背景として重要である。「早期発見・早期治療，療育と福祉」を目標とした具体的政策としては，保健所乳児健診システムの構築，先天代謝異常のマススクリーニングの開始，各県一つの小児病院設立構想，市町村療育センターの整備，障害者コロニー思想などが挙げられる。

Ⅱ. 日本人類遺伝学会の発足と遺伝相談の普及

母子保健政策の方針転換に伴い，学会の態勢にも変化が起こった。ヒト染色体核型が同定された1956年に日本人類遺伝学会が日本遺伝学会から分派独立した。新しい学会の構成員の半数は医師であったが，専門領域は内科，精神科，眼科，耳鼻咽喉科，小児科，産婦人科，法医学，公衆衛生学など様々であった。筆者が日本人類遺伝学会に初デビューしたのは第18回大会（徳島大学，1973年）からであったが，その当時は染色体関係（羊水検査も含む）や先天代謝異常関係の演題が増加し，演者には小児科医や産婦人科医が目立った。

戦前の優生思想の反省から生まれた「遺伝相談」は1960年代に日本に入ってきて，東京医科歯科大学難治疾患研究所の大倉興司先生を中心に普及活動が始まっていた。黎明期の日本では遺伝カウンセリングは人類遺伝学の研究者や，人類遺伝学に興味をもつ医師により始められた。日本人類遺伝学会では，「遺伝相談ネットワーク委員会」を組織し（1972年）[1]，1974年には委員会が作成

したプログラムによる遺伝相談研修会（遺伝学の基礎から遺伝相談まで）が企画されている。メンデル遺伝学を理解するには染色体の知識が役立つのは現在も同様である。初期の遺伝相談研修会でも染色体顕微鏡写真の切り抜きによる核型判定が研修に採用されている。

リンパ球培養により簡単にヒト染色体標本が作製（Moorhedら，1960年）できるようになって数年後には羊水細胞から染色体分析が可能になった。すでに羊水検査は胎児の血液型不適当を診断する目的で実施されていたが，染色体異常の出生前診断という技術に向けて，わが国でも1965年頃からチャレンジされていた。

さて，遺伝相談ネットワーク委員会は日本人類遺伝学会が組織したものであるが，背景には学会と「日本学術会議」と協同で構想した「人類遺伝学将来計画案」（正式発表は1974年）[2]に基づいたものであった。しかし，その後，将来計画の内容に優生思想がみられるということで，日本人類遺伝学会の一部の会員を中心に新たに日本臨床遺伝学会が分派した。日本臨床遺伝学会では家族計画協会と協力して家族計画特別相談事業の一環として医師遺伝カウンセラーを認定するための研修会の開催や，保健師を対象とした遺伝相談普及活動を行った。筆者も含めて多くの遺伝医療をめざす医師は双方の学会に属していて，遺伝カウンセリングの普及につとめたが，後述するわが国の遺伝医療体制を再構築する段階で混乱が生じた。混乱が収まるのは20年後で，日本臨床遺伝学会は日本遺伝カウンセリング学会と学会名を変更し（2001年），遺伝カウンセリングに特化した学会として，日本人類遺伝学会と協同歩調をとることになった。

Ⅲ．小児病院における臨床遺伝活動の始まりから先天異常モニタリング研究の時代へ

わが国における遺伝医学黎明期の時代を背景に，小児科の基礎研修を終えた筆者は1973年に神奈川県立こども医療センターの初代シニアレジデントとして遺伝臨床の研修を受けることになった。当センターは各県一つの小児病院構想に従って兵庫県立こども病院に次いで2番目に開設した小児専門病院で，松井一郎先生が遺伝染色体科を主宰されていた。国立遺伝学研究所人類遺伝部（部長は松永英先生）の中込弥男先生の指導援助を受け，染色体検査（1974年に健康保険適応検査になった）や当時普及しつつあった羊水検査を病院のルーチン検査業務とし，院内各科の遺伝回診（先天異常の診断）や遺伝相談外来を行っていた。さらに松井先生は鎌倉市と連繋して先天異常モニタリング調査のパイロットスタディを開始されていた。この活動は後の神奈川県先天異常モニタリング事業（1974年に当センターに赴任された黒木良和先生が引き継ぐことになる）につながった。モニタリングとは，あらかじめ抽出された一定数の妊婦が母子健康手帳を交付された段階から保健師が調査を開始し，生まれた子どもを小学校時代まで追跡して先天異常の正確な発生状況と医学的管理状況を確認することにあった。1977年になって大阪大学の山村雄一先生が代表となり，わが国の遺伝を専門とする医師や人類遺伝学者の総参加のもとで「先天異常モニタリング研究班」が立ち上がったが，神奈川県立こども医療センターのモニタリング事業は，山村班の活動の一翼を担うことになった。その後，山口大学の小西宏先生が研究班を引き継いだが，これらの研究がわが国の遺伝医療の発展に与えた影響は極めて大きかった。

当時のわが国の年間出生は170〜200万人であったが，新生児の数%には何らかの先天的な障害が発生すること，1%弱に染色体異常が見つかることがわかった。先天異常の発生原因にはサリドマイド症のように胎芽形成に影響を与える外因による胎芽病や，胎児性水俣病のような胎児病も含まれる。これらは発生を検知し，原因特定を行って発生予防の手段を構築することが可能である。研究班ではアメリカのFDAに相当するような監視・原因の究明研究・行政指導を連繋して行うことができる中央機関「先天異常モニタリングセンター」の設置を提言すべきとの意見があったが，優生思想との意見もあり，いまだに実現して

いない．しかし，遺伝子病や染色体異常あるいは多因子性疾患については，わが国の遺伝医療体制を根本的に整備・構築しないと対応できないことが明らかになった．

私事になるが，筆者は分担班の仕事で被爆者（1世）の染色体変異の研究を行った．古山順一先生のカバン持ちで会議を傍聴したり研究班に参加した体験は放射線基礎遺伝学の勉強になっただけでなく，2011年の福島原発事故後のボランティア活動につながったと考えている[3]．

モニタリングの重要性がわかる出来事がある．1986年にチェルノブイリ原発事故が起こり，日本への影響が心配されたが，1989年の第34回日本人類遺伝学会（松江）で黒木良和先生が，神奈川県のモニタリング機構で先天異常の発生増加が検知されなかったことを報告した．たまたま会場で筆者の周囲にいた数人の報道関係者が「なんだ，影響がなかったのか．これでは記事にならない．帰ろう」と席を立った．「影響がなかったことを国民に知らせることが重要」なのに，と報道の姿勢に猛烈に腹がたったことを覚えている．東北地方に信頼できる先天異常モニタリング機構が完成していたら福島原発事故後の対応に役立ったはずなのだが残念である．

この時代は，新生児マススクリーニングの普及にともない，先天性代謝異常の研究も遺伝医療の大きな柱であった．しかし，当時の診断は生化学的診断が主流で，染色体異常のように確定診断が容易になるのは遺伝子診断技術の確立を待たねばならなかったが，先天性代謝異常は酵素補充法など治療や発症予防への夢があった．

染色体臨床の現場でも，絞り込んだ専門的な臨床診断が正確な染色体診断につながるということで，奇形診断学が盛んに研究された．その時代の名残りか，筆者は今でも患児を前に，まず皮膚紋理の観察から診察を始めることがある．梶井 正先生が帰国され山口大学の小児科教授になられてから，黒木良和先生や当時は若手の福嶋義光先生が中心となって「奇形懇話会」と称する活動が始まった．最初の成果は新川・黒木によるKabuki make-up syndromeの疾患単位確立である．この活動は小児臨床遺伝学会の「Dysmorphologyの夕べ」となり，現在に至っている．

IV．羊水検査反対運動と臨床遺伝活動の暗黒時代

先天異常のモニタリング研究が進められていく過程で，わが国の遺伝医療の発達に深刻な影響を与えた動きがあった．

1．兵庫県の「不幸なこどもを生まない対策室」への社会的批判

1974年に大阪府は府立の小児病院設立構想を発表した．神奈川県立こども医療センターで2年間の遺伝専門医としての研修を終えた筆者は，その設立企画のお手伝いをする目的もあり，新設されて間もない兵庫医大遺伝学講座に赴任した．講座の吉川秀男教授や古山順一助教授の後押しにより，大学病院中央臨床検査部に臨床遺伝部を設置していただき，染色体検査と羊水検査，遺伝カウンセリングをルーチン業務として開始した．筆者の役割は臨床遺伝業務だけでなく遺伝学講座における教育・研究の合間に検査室の技術指導や染色体検査技師の育成など，忙しい毎日だったが，遺伝医療の発達に向けて夢のような毎日だった．

筆者の兵庫医大への赴任直後，兵庫県の「不幸なこどもを生まない対策室」は，県民の「羊水検査費用の半額援助政策」を発表した．兵庫県で羊水検査ができるのは兵庫医大と県立こども病院（玉木健雄先生の染色体検査室）の2ヵ所しかなかったので，県の役人が遺伝学講座の吉川教授の部屋をしばしば訪れて相談していたのを覚えている．県は1974年にこの政策を新聞発表したが，前年発足したばかりの「大阪青い芝の会」という障害者団体が「羊水チェックを中心とした母子保健の名による行政指導中止要求書」を県に提出した．この結果，県の「不幸なこどもを生まない対策室」事業は中止に追い込まれ，新聞発表されて2週間もたたないうちに，政策の「無期延期」が発表された．羊水検査は福祉の充実につながらず，障害者の「生存権」を侵すのではないかという障害者の切実な不安，わが国の人工妊娠中絶に関する法的不備，過去の「優生思想」の復活では

ないかという危機感が背景にあった。また，行政の責務は福祉の推進であるにもかかわらず，障害児を「不幸なこども」とみなした態度も関係者の怒りを呼んだのである。この運動は全国に拡がり，母子保健行政だけでなく，遺伝医療の普及にも大きな影響を与えることになった。

2. 当時の海外事情

当時の海外事情について少し述べておく。1978年から1979年にかけて筆者は西ドイツのキール大学小児病院細胞遺伝部に研究留学したが，当時ヨーロッパでは，4500名の羊水検査を受けて生まれた子どもの長期追跡調査（羊水検査の安全性を確認するための健康調査）が行われていた。欧米ではこの頃からダウン症を含む染色体異常については羊水検査を公的医療サービスとして対応するべく準備が進んでいた。全妊娠を対象に羊水検査を行うのではなく，35歳以上の高齢妊婦を選ぶとか，イギリスで1980年代から開始された神経管異常の全妊娠を対象としたスクリーニング検査（母体血清αフェトプロテイン検査）から派生した母体血清マーカー検査（トリプルマーカー検査）をスクリーニングとして併用する方法が議論されていた。結局，欧米は全妊娠を対象とした出生前診断（スクリーニング＋羊水検査）を法制化したうえで公的に開始した。経済的な公平性をめざして検査は公的サービスで行うが，出産するかどうかは夫婦の自律的決断を保証し，どちらを選んでも不利益にならないよう国が福祉を保証するという方針で，かつての優生政策と一線を画すことを狙い，現在に至っている。

3. 大阪府立母子保健総合医療センターの開院と「遺伝は差別」とされた社会運動の時代

1981年には大阪府立母子保健総合医療センター（現在の大阪府立母子医療センター）が開所した。筆者も病院附属の研究施設の企画に参加していたため，センターの開院式に参加した。しかし，当日は地下鉄の光明池駅からセンターの玄関まで，数えきれないほどの車椅子とプラカードで埋まった。「羊水検査反対」を訴える人々の集まりであった。この日，大阪府は「母子保健政策と連携した羊水検査を府立の病院には指導しない」との知事声明を発表し，研究所の染色体検査や細胞培養を行う部門は閉鎖された。個人的なことであるが，筆者自身のセンターへの赴任予定も流れてしまった。その後，筆者は非常勤でセンターの成長発達部門（遺伝部門の名前が使えなくなり変更）の仕事を手伝ったが，カルテへの記載時に「遺伝」という言葉を絶対に使わず，「難病」に書き換えたり，「遺伝カウンセリング」を「難病相談」と言い直すなど，気を使っていた。かなり長期間にわたって，センターでは定期的に「遺伝的な検査が行われていないか」障害者団体のカルテチェックが行われていた。「遺伝」＝「羊水検査」＝「悪」という周囲の雰囲気であった。この運動は全国に拡がり，行政は出生前診断だけでなく「遺伝医療」や「遺伝カウンセリング」にも距離を置くようになった。臨床遺伝学や遺伝カウンセリングの普及を志していた研究者たちはその後10年以上にわたる暗黒時代を迎えることになったのである。

V．苦難の中の遺伝医療体制の再構築

1. トリプルマーカー検査をめぐる混乱

1990年になって，わが国にもトリプルマーカーテスト（母体血清マーカー検査）が普及しはじめた。羊水検査に反対する当時の社会情勢の背景もあり，わが国では確定検査の羊水検査が年間1～2万件ほどしか対応できず，確定検査が行われないままに母体血清マーカー検査が普及することを怖れた学会では，一定の条件（羊水検査が可能な施設）を備えていない施設での検査を制限するよう検査会社に申し入れを行った。当時，筆者も他府県の見知らぬ妊婦本人（トリプルマーカー検査陽性）から直に羊水が入った容器が送られてきたことがある。施設から依頼しても検査を断られるという主治医の配慮（？）だった。それほど混乱していたのである。

2. 遺伝医療を支える専門職の養成と医療機構の整備をめざした研究班活動

羊水検査の社会的反対運動や臨床遺伝学会との対立など，行き詰まった社会を打開する目的もあり，1998年には黒木良和先生や福嶋義光先生が

中心になり，日本人類遺伝学会内に遺伝カウンセラー制度検討委員会を発足させた．この研究活動がはずみになって，1999年には古山順一先生が代表となり，厚生科研「わが国の遺伝医療体制の構築と運用に関する研究班」が立ち上った．

前述したように，当時すでに臨床遺伝学会では遺伝カウンセリングに特化した専門医を独自に認定していたが，世界の趨勢に合わせてわが国も「遺伝医療全般にわたる臨床遺伝専門医」と「専門職の遺伝カウンセラー」が協調して次世代の遺伝医療を担うべきだという日本人類遺伝学会の方針[4]とかみ合わないところがあり，混乱が続いていた．この対立を解消するために，古山先生のご努力により，研究班は日本人類遺伝学会と臨床遺伝学会の双方の協力で組織され，3回連続6年間にわたって継続された．研究班の中で福嶋先生の分担班は「遺伝子医療に関する調査（2003年）」を行い，この調査をもとに2003年11月には第一回目の全国遺伝子医療部門連絡会議を50施設（多くは医育機関）の参加のもとに行った．また，筆者は専門職遺伝カウンセラーの養成と認定制度の確立を分担した．6年間の研究班の成果は，長年の懸案であった臨床遺伝専門医制度の一本化と，非医師の専門職である認定遺伝カウンセラー®養成制度の確立を実現し，わが国の遺伝医療の基盤整備に貢献したことにある[5) 6)]．

裏話であるが，臨床遺伝学会が認定していた医師遺伝カウンセラーは新しく発足する臨床遺伝専門医に統合されることになり，臨床遺伝学会は日本人類遺伝学会の分科会として統合してはどうかという意見が生まれた．しかし，それでは双方の学会員が納得することは難しい状況があった．専門職の遺伝カウンセラーの養成・認定を担当していた筆者は，日本臨床遺伝学会の学会名を日本遺伝カウンセリング学会と変更することにより，遺伝カウンセリングに特化した学会として再出発すれば，遺伝カウンセラーの母体学会としても存続できるのではないかと考えた．打診を始めた当初はどちらの学会員からも「とんでもないこと」と受け入れていただけなかったが，一人ひとり説得を続けた結果，ようやくあらかたの合意に至ったのである．筆者は2000年5月の第24回臨床遺伝学会の大会長を担当したが，この学会で「学会名変更」を理事会提案として発議し，評議員会・総会で承認を得ようと考えた．しかし，この話を初めて聞く会員たちから強い反対意見が出たため，学会理事長の青木菊麿先生の決断で票決を取り止め，さらに半年間にわたり会員への周知に努めてようやく決定に至ったという経緯がある．わが国の遺伝医療体制を構築するにあたっての苦労話である．遺伝カウンセリング学会の今後の課題として，認定遺伝カウンセラー®の皆さんが学会運営を主導して，カウンセリングに特化した学会として社会に貢献するとともに，倫理的な社会資源としての役割も果たしてほしい．今後の課題である．

Ⅵ．ゲノム医学の発達と社会の新しい追い風

1999年12月に小渕内閣は，ミレニアムプロジェクトを発表したが，大阪府の国立循環器病センターではこの国策に沿って遺伝子研究部門を充実させて，循環器疾患のゲノム研究を開始した．ところが調査研究の段階で検体の入手方法や被検者のICの取り方に問題があり，住民の批判を受けた．他大学でも同様な事件が報道され，国は「遺伝子研究は，単にICだけではなく，遺伝カウンセリングを介して被検者の自律的決定が担保できるような体制のもとで行うように」という3省庁合同のガイドライン（2001年）を発表したのである．

この発表直後に再び，住民から国立循環器病センターに対して，「センターの遺伝カウンセリング体制に不備がある」という指摘と今後の対応に関する「公開質問状」が提出された．このため2001年9月に同センター内に遺伝カウンセリング室を設置することが急遽決定され，マンパワーが育つまで2年間の予定で，筆者が応援することになった．

これまで大阪府では公的には「遺伝は差別の学問である」ということで，遺伝カウンセリングの理解も得られない状況であった．しかし，国立循

環器病センター事件では，遺伝カウンセリングが患者や被検者の「人権を守る」ために必要不可欠なシステムであると「住民」に指摘されたのである。羊水検査をめぐるわが国の混乱から20年以上たって，ようやく欧米なみに遺伝カウンセリングの重要性が国民に周知されたと感無量だったことを覚えている。

なお，現在では岡本伸彦先生を中心に府立母子医療センターにも遺伝子診療科が設置され，臨床遺伝専門医を中心に数名の認定遺伝カウンセラー®が働いている。「遺伝学は差別につながる学問だ」と誤解されがちだった大阪の地で，事態が大きく変わったのである。

ミレニアムを境に国民の遺伝に対する意識が大きく変わった背景にはゲノム医学の発展があることは間違いない。先天異常の中で容易に確定診断できる疾患は染色体異常が中心であったが，遺伝子診断はあらゆる疾患の診断に利用されはじめた。細胞遺伝学から分子遺伝学への時代に移行したとも総括できる。

あとがき－今後の課題

初稿を出版社に送ってからすでに9ヵ月を経過している。その間に仙台地裁が旧優生保護法の違憲性を認めた判断（2019年5月28日）を下した。国は優生手術を受けた者に対する一時金の支給準備に入っている。戦後の混乱期に制定された旧優生保護法が母体保護法に法改正（1996年）されるまで優生思想を背景とした法律がなぜ50年以上も継続したのか，日本医学会連合ではアカデミアの責任を検証する検討委員会を立ち上げて議論を開始した。優生思想の恐ろしさを最も反省しているはずの日本人類遺伝学会や遺伝関連学会としても，独自の検証を行う責任があると個人的には考えている。ゲノム医療の発達により「新しい優生思想」が生まれないための対策である。筆者は個々の技術ではなく，社会の動向を中心にこれまでの歴史を駆け足で紹介した。若い読者にわが国の半世紀にわたる苦難の歴史を知っていただきたかったからである。今後の課題についても簡単にまとめておきたい。

1. 臨床遺伝専門医と認定遺伝カウンセラー®の今後の課題

遺伝カウンセリングは遺伝医療の中で患者の「自律的な意思決定」を保証するための社会資源である。単なる「ICの取得」や「検査商品のセールス」が目的ではない[7]。2017年12月の段階で認定遺伝カウンセラー®の総数は226名で，全国15大学に養成課程が設置されているが，ニーズの急増で対応が追いつかないのが現状である。臨床遺伝専門医は遺伝カウンセラーの指導育成も役割の一つであるが，カウンセリングの専門職ではない。特に出生前診断の遺伝カウンセリングを，検査を提供する産科医が行うのは，たとえ当人が臨床遺伝専門医の資格を取得していたとしても，倫理的には「利益相反」となる可能性がある。このためヨーロッパでは結果告知の後，遺伝専門医や遺伝カウンセラーがカウンセリングを行い，その後，一定期間（3日ルールとか7日ルール）空けないと産科医の処置ができないようになっている。

遺伝カウンセラーの不足を理由として，遺伝カウンセリングを代行するために促成教育による資格を認定するなど，安易な対応は慎まねばならない。将来に必ず禍根を残すことになろう。遺伝カウンセリング教育の現場でも，カウンセリングの理論・技術教育（倫理的立場からはロジャースの技法が適している）の質を高めること，生命倫理学（特にビーチャムの倫理分析技術）の徹底した教育が今後の課題であろう。まごまごしていると，AI遺伝カウンセリングの登場やネットによるEラーニングが遺伝カウンセラーに取って代わる日が来ないとも限らない。対人技術や倫理判断はAIの弱点であることも知っておこう。臨床遺伝専門医と並んで認定遺伝カウンセラー®は，遺伝医療の現場で指導的立場をめざさねばならないが，時代的背景から認定遺伝カウンセラー®の国家資格化は急務である。

2. 出生前診断から胎児医療へ

わが国の遺伝医療の発達の過程で，「羊水検査の反対運動」の影響は大きかった。この背景には医学的な問題だけではなく，わが国独特の倫理・

社会・法的な課題があった。しかも，それは現在に至るまで本質的には解決していない。筆者は，胎児医学の進歩に応じて，胎児の福利をめざした胎児医療を新しい医療として位置づけるべきではないか，従来の出生前診断は「胎児検査の一つ」として行うべきではないかと考えている[8]。胎児治療の研究はすでに始まっているし，近未来にはゲノム編集も含めた胎児の福利をめざす新しい医療技術が登場するだろう。このためにも胎児医療法という新しい法律を制定しなくてはならない。妊娠の継続を判断する選択は，戦後対策の色彩が残る母体保護法で対応するのではなく，新しい法律のもとで「医療適応」という形で対応すべきではないか。胎児を診ないで行われている現行の出生前診断は医療的にはスクリーニングであるとも言える。経済的に余裕がある者だけが検査を受けられるというのは倫理的な「公平性」に反するが，商業主義の暴走を抑えるためにも公的サービスとして行うことも議論しなくてはならない。決断は国民の同意を得なくてはならないので，国家レベルで臨時調査会を組織して議論を行い，方針を決める時期に来ていると思う。その意味では「まだ，戦後は終わっていない」のである。

3. 治療技術の発達と生命倫理学教育の重要性

この原稿を書いている時に中国のゲノム編集で生まれた双子のニュースが飛び込んできた。報道は「ゲノム編集」技術の安全性に議論が偏っていたように感じた。報道事例の一番の倫理的課題は臨床実験が受精卵に対して行われたことにある。わが国では医師や医学研究者を中心に研究倫理が普及している。研究倫理は研究者の自己規制として重要であるが，遺伝カウンセリングは患者あるいは国民サイドの倫理資源である。研究倫理と並列して医療従事者を対象とした生命倫理学の基礎教育の重要性も指摘しておきたい。

ゲノム編集による遺伝子治療は「治療が困難」な遺伝医療の悲願でもある。大切に育てていかねばならない。わが国は，生殖医療の発展にみられるように，高度な先端医療技術は民間に拡散している。それ自体は素晴らしいことなのだが，商業主義という現代社会の風潮も背景にあり，研究の透明性の確保や倫理的な抑制・規制が難しい状態になっている。中国の事件を対岸の火事と見なすのではなく，法律の整備や医療従事者の倫理教育に力を入れなければならない現状がある。手前みそであるが，看護教育と同じように，わが国の医学教育でも生命倫理学[9]（特に倫理分析の理論と技術）を必須項目として認定してほしいと願っている。

参考文献

1) 日本人類遺伝学会「遺伝相談ネットワーク委員会報告資料（半田順俊，大倉興司，松田健治）」（認定遺伝カウンセラー制度委員会ホームページ）http://plaza.umin.ac.jp/~GC/
2) 日本学術会議生物科学研究連絡委員会遺伝学分科会（編）：人類遺伝学将来計画，1974.
3) 千代豪昭 編：放射線被ばくへの不安を軽減するために 医療従事者のためのカウンセリングハンドブック - 3.11. 南相馬における医療支援活動の記録 -，メディカルドゥ，2014.
4) 松田一郎（監修），福嶋義光（編集）：遺伝医学における倫理的諸問題の再検討（Review of ethical issues in medical genetics - WHO/HGN/ETH/00.4），日本人類遺伝学会（非売品），2002.
5) 千代豪昭：クライエント中心型の遺伝カウンセリング，オーム社，2008.
6) 福嶋義光 編：遺伝カウンセリングハンドブック，メディカルドゥ，2011.
7) 千代豪昭：「認定遺伝カウンセラー資格」〜周産期領域における遺伝カウンセラーの役割，東京医学社，2018.
8) 千代豪昭：人間の「いのち」を考える - 人類遺伝学，遺伝臨床，生命倫理学の立場から -，メディカルドゥ，2018.
9) 千代豪昭：生命倫理学を学ぶための副読本 私の生命倫理学ノート - 医療現場における倫理分析の原理と演習 -，メディカルドゥ，2019.

千代豪昭(日本人類遺伝学会名誉会員)
1971年　大阪大学医学部卒業
1973年　神奈川県立こども医療センター遺伝染色体科
1975年　兵庫医科大学遺伝学講座助手～助教授
　　　　西ドイツキール大学小児病院細胞遺伝部
1984年　金沢医科大学人類遺伝学研究所臨床部門主任,　人類遺伝学講座主任助教授
1994年　大阪府立看護大学(学部・修士・博士課程教授)
2006年　お茶の水女子大学大学院遺伝カウンセリングコース(修士・博士課程教授)
2012年　南相馬市立総合病院放射線健康カウンセリング外来室長
2013年　クリフム夫律子マタニティクリニック

専門：人類遺伝学, 先天異常の疫学, 遺伝カウンセリング学, 生命倫理学

2．小児 IRUD の現状と未来

右田王介・秦　健一郎・要　匡・松原洋一

　未診断疾患イニシアチブ（Initiative on Rare and Undiagnosed Diseases：IRUD）は希少難病へのアプローチとして遺伝的素因を探り，diagnostic odyssey の帰着をはかる研究プロジェクトである。遺伝学的解析は主に次世代シークエンサーが用いられ，すでに新たな病因遺伝子の検出や疾患概念の確立が多数報告されている。IRUD によって臨床医と研究者が協力し，日本全国を網羅した診断と研究のネットワークが構築された。海外とのデータシェアリングや解析成果の蓄積を合わせ，早期診断と病態解明に向けたさらなる進展が期待されている。

Ⅰ．IRUD 誕生の背景

　希少難病の多くは遺伝性疾患である。遺伝性疾患のカタログとして国際的に知られる Online Mendelian Inheritance in Man（OMIM）によると，すでに病因遺伝子が明らかにされた遺伝性疾患は現時点で 5000 種類を超えており，一方いまだに病因が不明の遺伝性疾患は 3000 種類あまり存在している（図❶）。図に示すように，遺伝性疾患における病因遺伝子の解明はここ数年急激に進んでいる。その背景には，個々人のゲノムを網羅的に解析する次世代シークエンサーの開発・導入が関与している。未解明の遺伝性疾患の発症に関わる遺伝子の発見にあたっては，従来は同じ疾患に罹患した多くの患者とその家族の協力のもと，それぞれの検体 DNA を採取して解析する必要があった。しかし，このような手法は，一定の患者数や協力者があり

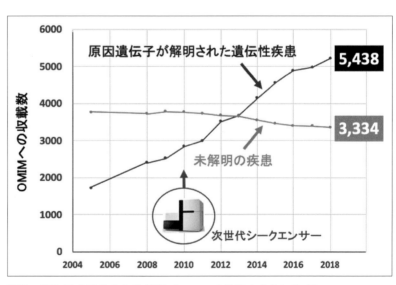

図❶　遺伝性疾患数の年次推移（OMIM の統計をもとに作成）

■ **Key Words**

希少難病，遺伝性疾患，次世代シークエンサー，バイオインフォマティクス，病因変異，二次的所見，
未診断疾患イニシアチブ（Initiative on Rare and Undiagnosed Diseases：IRUD），
allelic variants of unknown significance（VUS）

研究対象となった疾患を除けば，実施が困難である。一方，次世代シークエンサーでは，たった1名の患者でもそのすべての遺伝子を網羅的に解析することによって，未知の遺伝子探索を同定することを可能にしたのである。また既知の遺伝性疾患であっても，従来は臨床症状から推察される遺伝子を個別に解析する必要があったが，次世代シークエンサーでは文字どおり一網打尽に探索することが可能となった。

このような希少遺伝性疾患のほとんどは発生頻度が極めて低いため，通常の医療の中で診断することが難しく，患児が何年にもわたって繰り返し検査を受けたり，医療機関を転々としたりすることも稀ではない。患児とその家族，そしてその主治医も闇の中を彷徨う状況が続き，診療方針を決めるための出発点にも立てない。未診断疾患イニシアチブ（Initiative on Rare and Undiagnosed Diseases：IRUD）は，このような希少疾患の診断を求める終わりなき旅 diagnostic odyssey の終焉をめざし，次世代シークエンサーを中心とする網羅的ゲノム解析を行う研究プロジェクトである[1]。これまで，日本医療研究開発機構（AMED）の主導の下，患者，家族，診療に携わる医療スタッフ，基礎研究者などの協力と連携のもとに，IRUD が推進されてきた。さらに IRUD では国内外での情報共有を通じて，これまで病態や機序が理解されていなかった疾患の病因遺伝子を見つけて新しい疾病概念を確立し，さらには患者の治療にむけた病態解明やシーズ開発も目的としている。

Ⅱ．小児 IRUD の開始から成人 IRUD との統合まで

当初の IRUD（第Ⅰ期）は，まず小児患者を対象として 2015 年に開始された。成人と比較して，小児の難病は遺伝的要素が強く，環境要因や加齢の影響は少ない。実際，小児医療，特に高度小児医療専門機関では受診患者における遺伝性疾患の比率が高い。最初は全国 16 ヵ所の拠点病院と 4 ヵ所の解析センターによる診断・解析体制が構築された。小児医療分野を対象とした広報の目的で，二重らせんをイメージしたハートマークをもつラッコのマスコットキャラクター（アイラッコ）が設定され（図❷），患者のリクルートが開

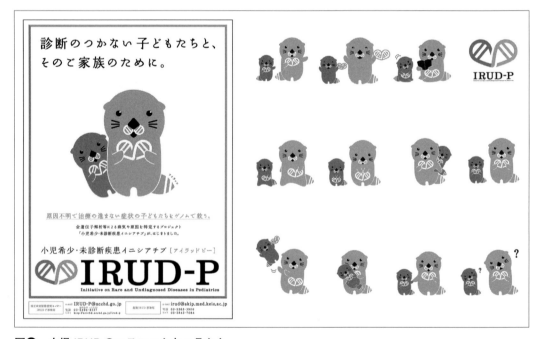

図❷　小児 IRUD のマスコットキャラクター

始された．2017年度末までに東北大学，横浜市立大学，慶應義塾大学，成育医療研究センターの4解析センターで8837検体の解析が実施された．2017年には小児IRUD研究と成人IRUDが統合されるとともに，IRUD成果を発展させる新たな研究枠組みとしてIRUD Beyondプロジェクトが開始されるなどの進展があった．第Ⅱ期のIRUDが開始された2018年度からは，解析センターとして東北大学に代わって名古屋大学，大阪大学が加わるとともに，拠点病院，協力病院が大幅に増え，文字どおりオールジャパンの研究体制によってIRUDが進められてきた．

Ⅲ．IRUDプロジェクトを支えるゲノム解析技術

従来，遺伝子を解析する技術としては，細胞遺伝学に基づく染色体構造解析と，分子遺伝学的な塩基配列の解析を基盤とした疾患の遺伝学的検査が開発されてきた．特に疾患症例の塩基配列情報を検討し，疾患特異的なバリアント（塩基の置換，欠失，挿入など）を同定する手法は長足の進歩を遂げている．塩基の挿入や置換については，目的とする配列へのハイブリダイズを基礎とするFISH法あるいはブロッティング法に対して，プローブとの反応性のサブトラクションを基礎においたマイクロアレイ解析は大量並列的解析を切り開いた．さらにDNA配列の決定には次世代シークエンサー（next generation sequencer：NGS）が開発された．この手法は1970年代に開発された従来のDNA配列の解析技術と対比し『次世代』と名づけられた．前世代の代表であるジデオキシ法であるサンガー法を応用したキャピラリーシークエンサーはヒトゲノム計画などで中心的な役割を果たしたが，新しいDNA解析技術は1990年代から2000年代初頭にかけて基本原理が確立され様々なNGSの解析装置が市場に投入されている．『次世代シークエンサー』と総称はされるが，配列決定手法はシステムや機器によって異なっている．これらの技術により配列決定のスループット量の拡大が爆発的に進んだ．さらに，臨床的診断から少数の候補遺伝子について配列をサンガー法で解析する遺伝子解析では一つ一つの解析で得られる遺伝情報量は決して高くなかったのに対し，NGSではDNA断片を大量並列的に処理し，全ゲノムの全配列の決定をも短期間に行うことが可能である．IRUDプロジェクトではこの技術が中心的技術となっている．現在NGSは，多数のDNA断片を同時に解析できることから，トランスクリプトーム解析やエピゲノム解析，また出生前検査へも応用されている．このような網羅的な解析は，疾患の病態や発症機序が不明であっても罹患者の遺伝的な素因あるいは病因変異を検出しうるため，未診断の遺伝性希少疾患の診断に有用である．

現在主流となっているNGSは，一度に伸長反応を行えるDNA分子の長さに制限があり，200〜400塩基程度を超えた配列情報を取得することが難しい．配列情報は短い断片情報にすぎないため，配列情報の断片を統合しヒトゲノムのどの位置の配列変化があったかを検討するバイオインフォマティクス技術が必要である．さらにNGSでは，網羅的な解析となるため，その大量のバリアントデータから患者のもつ疾患の病因変異を頻度や遺伝情報から絞り込む必要がある（図❸）．この場合，既知の病因遺伝子であっても従来病因変異として報告されていたバリアントが，その後に健常者にも多く観察される多型であったことが報告されることがあり注意を要する．さらに大量のバリアントの中には，過去に報告がなく新規に見つかるものがあり，その病的な意義が不明な変異はVUS（allelic variants of unknown significance）と呼ばれている．病的変異，VUS，疾患には影響を与えない多型の鑑別には，『正常』サンプルがコントロールとして極めて重要である．しかしIRUDで対象とする希少疾患では，いわゆる『一般集団』サンプルに軽症の患者が含まれている可能性も否定できず，『正常』とは何かの判断が難しいこともある．結果の解釈にはガイドラインも発表されているが[2)-4)]，検査の原理や限界について詳しい解析者と，疾患の症候や病態について知識が豊富な臨床家の両者が討議し，過剰な判断をくださない工夫が必要である．

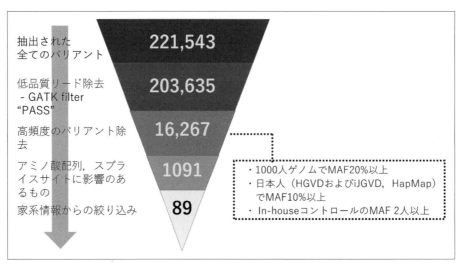

図❸ 次世代シークエンサーによる網羅的なエクソーム解析例

さらにNGS固有の問題として，解析したDNA断片個々のデータ（リード）には一定のエラーが含まれ，十分な数のリードがなければ信頼に足る配列決定ができないという点がある。また，遺伝子異常が検出されない場合でも疑いのある遺伝性疾患を完全に否定できないことにも注意が必要である。二次的所見あるいは偶発的所見も課題である。すなわち，NGSによる全エクソンあるいは全ゲノムの解析では，疑いのある疾患以外の病因遺伝子も解析対象となるため，検査時点では未発症の疾患や予期せぬ疾患の診断につながる可能性がある。NGSは，従来からの遺伝学的検査のもつあいまいさの問題と検査の限界をより顕在化するとともに新たな倫理的課題を呈しているといえよう。

現在「次世代シークエンサー」のさらに次の世代のシークエンサーともいわれる解析技術が様々な原理をもとに開発されてきている。1分子の長鎖DNAをそのまま解析できるロングリードの技術などは，これまでの大量並列解析技術では検出が困難であり，従来の細胞生物学的な染色体分染法でのみ検出可能とされてきた染色体の構造異常について，より詳細な分子レベルで解析することが可能である。すでにIRUDでも，ショートリードの次世代シークエンサーで変異が認められなかった一部の検体についてこのような解析を行い，変異を検出できた事例が相次いでいる。

Ⅳ．IRUDの成果・経験

すでにIRUDでは新規病因遺伝子を検出した報告[5)-17)]や新規疾患概念を確立した報告[18)-21)]が多数なされている。これまでに知られていない全く新しい病因遺伝子を報告したもの，既知遺伝子ではあるが新たな表現型を報告したもの，そして新規の遺伝子変異などが報告されている。初診より10年以上診断不明であった非典型的な奇形症候群の確定診断に到達したり，あるいは重症の炎症性腸炎患者に免疫不全症を同定するなど，未診断のまま長期の姑息的な医療ケアが行われていた患者の治療方針の転換につながるといった臨床的意義の大きい成果も示されている。

NGSによるエクソーム解析では，およそ0.2％の割合でゲノムの個人差も検出される。検出されたエクソーム解析での候補バリアントは，図❸に示すように比較的合理的に病的とは考えにくい多型あるいは正常バリアントを候補から除いていく必要がある。さらに最終的に残った数十から数百の候補について，バリアントの頻度やその所属する遺伝子の機能あるいは関連する疾患と照らし，さらに推定しうる様々な遺伝形式にあてはめた可

能性を加味しながら臨床症状を説明できるバリアントを検討する．このため，患児のみの解析よりは，疾患の罹患状態が明らかな両親の検体の解析が重要である．これまでに病的変異が検出されたものの多くは常染色体優性の遺伝子変化であるが，この遺伝形式では，罹患した親と共通，あるいは疾患に罹患していない親にはない新生突然変異のバリアントを検索することによって比較的容易に病因遺伝子変異を同定できるという背景があると考えられる．成育医療研究センターでの検出率について検討してみると，患児のみあるいは患児と片親のみの解析では，診断率が2割程度にとどまる一方，両親および患児の検体がそろった解析では病的変異の検出率は45％と2倍以上であることが判明している．図❹は，成育医療研究センターでの小児を中心としたIRUD解析の結果を提示する．2017年半ばまでのまとめであるが，おおよその診断率は33％であった．現時点で診断が未確定な症例も，検出された変異が当該症例のみのため真の病因かどうかが結論できないもの（いわゆるN-of-1）や，複数の候補バリアントがあって一つに絞り込めないものが相当数含まれている．今後，同様の症例での解析結果が蓄積されたり，候補遺伝子の機能や発現への影響が解明されることで診断率が向上することが期待される．

さらに，ゲノムの構造異常，大きな欠失・重複，反復配列の変化，スプライシング異常などを捉えるためには，現行のエクソーム解析から全ゲノム解析への移行，ショートリードシークエンスに加えたロングリードシークエンス，RNA seqなどを積極的に導入していく必要があるものと考えられる．最近相次いで報告された，家族性のてんかんで発見された3つの遺伝子（*SAMD12*遺伝子，*TNRC6A*遺伝子，*RAPGEF2*遺伝子）における反復配列の伸長や，遅発性運動失調で同定された*RFC1*遺伝子における反復配列の伸長など，神経疾患に多くみられる特有の変異は，ショートリードのエクソーム解析のみでは検出が困難である[22)23)]．

V．今後に向けて

IRUDは，未診断疾患や希少遺伝性疾患の患者の診断確定，治療を見据えた病態解明やシーズ創出，情報共有を目的とした全国規模の共同研究である．網羅的なゲノム解析をベースにして，様々な専門をもった臨床医と研究者が協力する新しい研究の枠組みとなっている．IRUDによる研究体制の構築は，わが国における希少遺伝性疾患の

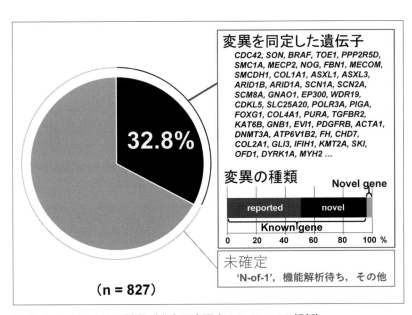

図❹ IRUDによる診断率（成育医療研究センターでの解析）

診断，よりよい臨床マネジメント，疾患早期からの治療介入，さらにはより正確な遺伝カウンセリングにつながることが期待されている。これまでに臨床的な診断がつかない症例に対して，網羅的なゲノム解析は診断へのアプローチとして有用であることが示されている。今後，新規疾患や超希少疾患を対象としたデータ収集や蓄積を進め，その臨床スペクトラム，自然歴，合併症などの把握にもつながると考えられる。また，検出された未知の新規変異は，生化学的な機能やモデル動物での病態解明によって，新規の治療開発につながることも期待される。モデル生物での病態解明は，IRUDから派生した新たな研究プロジェクトであるIRUD Beyondとして成果が生まれつつある。

研究としてのIRUDが進展する一方で，網羅的解析の臨床実装に向けた整備が望まれている。次世代シークエンサーを用いたゲノム解析が保険収載され，臨床検査として位置づけられる日も遠くないであろう。それに向けて，いわゆる偶発的所見（二次的所見）での取り扱い，病的意義不明なバリアント（VUS）への対応，また遺伝カウンセリングの提供体制など，課題も山積している。

IRUDは，網羅的な解析技術による未診断疾患の診断率向上とdiagnostic odysseyの解決に成果を挙げてきた。その診断率は，過去の検体の再解析などによってもさらに上昇し続けている。診断率の上昇は，海外との情報共有や，諸外国における未診断疾患プロジェクトの結果として病的あるいは多型としてのバリアントの情報が充実しつつあることも理由である。今後の進展が期待される。

参考文献

1) https://www.amed.go.jp/program/IRUD/
2) MacArthur DG, et al : Nature 508, 469-476, 2014.
3) Richards S, et al : Genet Med 17, 405-424, 2015.
4) Matthijs G, et al : Eur J Hum Genet 24, 2-5, 2016.
5) http://irud.umin.jp/performance.html
6) Niihori T, et al : Am J Hum Genet 97, 848-854, 2015.
7) Yokoi S, et al : Sci Rep 5, 5165, 2015.
8) Watanabe Y, et al : Am J Med Genet A 170A, 189-194, 2016.
9) Makrythanasis P, et al : Am J Hum Genet 98, 615-626, 2016.
10) Miyake N, et al : Am J Med Genet A 170, 2662-2670, 2016.
11) Nakashima M, et al : J Hum Genet 61, 653-661, 2016.
12) Lardelli RM, et al : Nat Genet 49, 457-464, 2017.
13) Shaw ND, et al : Nat Genet 49, 238-248, 2017.
14) Mizuguchi T, et al : Hum Mol Genet 27, 1421-1433, 2018.
15) Ashraf S, Kudo H, et al : Nat Commun 9, 1960, 2018.
16) Wada Y, et al : Genet Med 21, 1286-1294, 2019.
17) Iwasawa S : Ann Neurol 85, 927-933, 2019.
18) Takenouchi T, et al : Am J Med Genet 167A, 2822-2825, 2015.
19) Minatogawa M, et al : Am J Med Genet A 173, 2422-2427, 2017.
20) Takenouchi T, et al : Am J Med Genet 170A, 2587-2590, 2016.
21) Gabriele M, et al : Am J Hum Genet 100, 907-925, 2017.
22) Ishiura H, et al : Nat Genet 50, 581-590, 2018.
23) Cortese A, et al : Nat Genet 51, 649-658, 2019.

右田王介

1999年	筑波大学医学専門学群卒業
2005年	同大学院博士課程人間総合科学研究科修了 国立成育医療センター遺伝診療科レジデント
2009年	カナダ The Hospital for Sick Children リサーチフェロー
2012年	国立成育医療研究センター研究所周産期病態研究部研究員
2014年	聖マリアンナ医科大学小児科講師

第1章 総論

3．小児期の多因子疾患

羽田　明

　多因子疾患は複数の遺伝要因と複数の環境要因がその発症に関与し，生涯に3人に2人が罹患するありふれた疾患群である．新生児期に発症している遺伝性疾患においても多因子疾患が最多であるが，大部分は先天奇形であり，その頻度は5％程度である．小児期になると喘息などのアレルギー疾患，自閉症などの精神疾患，原因不明の知的障害などがこのグループに入る．ヒトゲノム計画の成果を基にしたゲノム医学研究が始まって十数年であるが，この間の急速な知見の集積によって，それまでの多因子疾患の遺伝学で提唱されてきた様々な疾患発症モデルや概念をゲノムレベルで検討することが可能になりつつある．本稿では多因子疾患を理解するための基本的用語の解説と，今後の病態解明に向けた現状について，川崎病解析を例として述べる．

はじめに

　高血圧，心筋梗塞，脳血管疾患，糖尿病などの生活習慣病，気管支喘息，アトピー性皮膚炎，花粉症，リウマチ様関節炎などの免疫・アレルギー疾患，統合失調症，うつ病などの精神疾患，アルツハイマー病などの認知症，主に新生児期に見つかる口唇・口蓋裂，先天性心疾患などの先天奇形のほとんどすべては多因子疾患である．最大の特徴は頻度が高いことであり，およそ3人に2人がその生涯に罹患し，早期死亡の原因となる．

　2003年にヒトゲノム計画の成果として，ヒトの全塩基配列が解読されたと発表されたが，その後の十数年間のゲノム医学研究の進展は極めて急速であった．それまで家系分析などで遺伝要因が存在することは明らかだったものの，具体的な遺伝子の関与については大部分が不明であった状態から，多くの発症に関与する遺伝子が明らかになってきた．それ以前の多因子疾患に関する遺伝学研究は，疾患の臨床像や実際のデータ分布を説明する遺伝学的モデルを提唱し，そのモデルの妥当性を議論することが中心であった．このモデルの提唱に用いられたデータとして，一卵性と二卵性の双生児を比較する双生児研究，血縁者を多く集めることによる家系分析，罹患者のいる家系内で血縁者における発症頻度などがある．これらの研究を通して，質的形質と量的形質などの用語，家族集積性および遺伝率など遺伝要因を評価する指標などが定義されてきた．

　本稿ではまず，この時代から提唱されてきた言葉や概念を概説する．次にゲノム解析技術の急速な進歩と集団遺伝学の統計手法の進歩が相まって，産出される膨大なデータを理解し，実際の臨床現場にも応用可能になった現状に関して述べる．最後に小児期多因子疾患の具体的な解析例として，われわれが取り組んできた川崎病の研究を紹介する．

■ **Key Words**

量的形質，質的形質，家族集積性，遺伝率，閾値モデル，missing heritability，ヒトゲノム計画，双生児研究，川崎病

Ⅰ．多因子遺伝とは

　一般に一つの遺伝子のバリアントにより発症する疾患を単一遺伝子疾患，複数の遺伝子のバリアントと複数の環境要因が関与して発症する疾患を多因子疾患と定義している。本稿では単一遺伝子疾患の原因となる疾患原因遺伝子に対して，多因子疾患の発症に関与する遺伝子を疾患関連遺伝子と呼ぶことにする。多因子は疾患に限らず，身長，血圧，皮膚の色，才能などにも関与しているので，これらを多因子形質と呼ぶ。

Ⅱ．小児期の多因子疾患の内容

　新生児期に診断される多因子疾患は，外表の表現型や心雑音などから診断できる先天奇形が最も多い。まず，言葉の定義から説明する。「先天異常」という言葉は「胎内での時間的・空間的に均衡のとれた発育が何らかの原因によって障害され，出生前にすでに正常からのひずみが方向づけられている状態」と定義できる。原因も診断可能な時期も多様で，多くの疾患を含んでいる。具体的には新生児期に多くが診断できる先天奇形，先天代謝異常，胎児性腫瘍など広範な疾患である。次に「先天異常症候群」という言葉は出生時に複数の器官系統に先天異常がある疾患の総称であり，単一部位の先天異常は除外された概念である。一方，先天奇形という言葉は「正常な発育を欠いている普通とは異なった形態」と定義されているが，単独である場合も複数器官に異常がある場合もある。

　新生児期に医療の関与が必要な大きな先天奇形の頻度は約3〜4％とされている。すぐには医療の関与が必要のないものまで含めると5％程度になる。図❶にその原因の内訳を示す[1]。25％を占める染色体異常の中で最も頻度の高いものは染色体がまるごと1本多く，通常1対2本であるものが3本であるトリソミーと呼ばれるグループである。頻度が高いものから順に21番（ダウン症），18番，13番で，この順に症状が重くなる。ちなみに受精時には他の多くのトリソミーがあるが，その多くは流産となり，出産までたどり着く常染色体フルトリソミーはこの3種類だけである。10％を占めるコピー数バリアントと称される疾患群は，通常の染色体検査では検出できない微小なゲノムのコピー数が過剰あるいは欠失している場合である。Williams症候群，22q11.2欠失症候群などが該当する。単一遺伝子の異常が原因となるものは20％であるが，無軟骨形成症などの骨系統疾患，Rubinstein-Taybi症候群のような先天異常症候群など，専門家であれば症状から診断できる疾患群が含まれる。他に妊娠中の母親のアルコール摂取，Zikaウイルスや風疹ウイルス

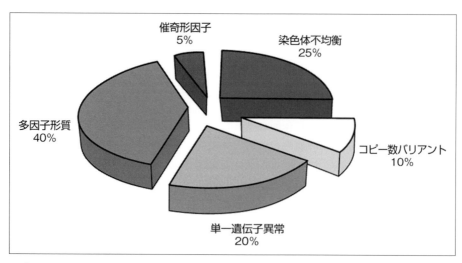

図❶　先天奇形の原因別頻度（文献1より改変）

感染，サリドマイドなど催奇形性因子の胎内曝露が5％を占める。残りの40％が本稿の対象である多因子疾患である。胎児期・新生児期の形態異常の原因探索をするうえで，奇形（malformation），変形（deformation），破壊（disruption），異形成（dysplasia）をまず区別する必要があり，経験豊富な専門家に早期から相談することが診断への早道である。変形，途絶は子宮の異常，多胎によるスペース不足，臍帯による物理的影響などが原因として考えられ，遺伝要因は明確でない場合が多い。

多因子疾患である先天奇形の多くは単一器官の異常である。臓器別にいうと，無脳症，脊椎破裂，小眼球症などの脳・脊髄の異常，総動脈幹，大血管，中隔欠損などの異常による先天心・血管奇形，口唇・口蓋裂などの口腔顔面異常，食道，腸閉鎖，鎖肛，ヒルシュスプルング病などの消化管の異常，四肢の奇形，横隔膜ヘルニアなど様々である。生命に関わる奇形も多く，小児外科，小児形成外科，小児循環器外科の主要な対象疾患である。

新生児期以降の多因子疾患は，喘息，アトピー性皮膚炎，アレルギー性鼻炎などのアレルギー疾患，自閉症スペクトラムなどの精神疾患，特定の原因を除外された原因不明の知的障害など高頻度の疾患が含まれ，これに頻度が低くなるが免疫が関与する自己免疫疾患，川崎病などが加わる。

III．量的形質と質的形質，閾値モデルについて

量的形質はそれぞれある一定範囲内で連続的な値をとるが，正常範囲は集団の平均値を中心として形質ごとに設定する。例えば小児期の身長であれば，+2SD以上を高身長，-2SD以下を低身長とし，原因を探索する契機とする。

一方，発症と未発症の二つに分けることができる形質を，量的形質に対して「質的形質」と呼ぶ。このような質的形質の発症を説明するために考えられたのが閾値モデルである。遺伝要因と環境要因の合計が，個体の閾値を超えた場合に発症する。生活習慣などの環境要因が大きく関与する生活習慣病では，出生時に疾患関連遺伝子のリスクアレルの量に個人差があり，年齢とともに生活習慣要因が付加されていくとする。同量の生活習慣要因が付加されるのであれば，出生時のリスクアレルが多いヒトがより若くして発症することになる。実際には，例えば家系で糖尿病発症者が多い場合，リスクが高いと察知して，できるだけ健康を維持できるような生活習慣をとることも考えられ，その場合は発症を免れる可能性が高くなる。

IV．家族集積性

質的形質において，遺伝要因の関与の程度を示す指標として「家族集積性」がある。「λr」というシンボルを使うことが多いが，この「r」は「relative（血縁者）」の頭文字である。最も多く使われる血縁者は1人の母親から生まれた兄弟姉妹を意味する同胞（sib）であるので，この場合，「λs（ラムダエス）」というシンボルを使う。計算は，「relative risk ratio（λs）＝患者の同胞の有病率／一般集団の有病率」で算出される。統合失調症12，自閉症150，双極性障害（躁うつ病）7，1型糖尿病35，クローン病25，多発性硬化症24などの数値が報告されている[1]。例えば，統合失調症の一般集団の頻度は1％であるので，同胞内で1人が罹患している場合，他の同胞が発症する確率は12％となる。

V．遺伝率

遺伝率（heritability，h^2と表す）は，量的形質のばらつきにおける遺伝要因の寄与を数値化するために考案された。遺伝率は，量的形質の全表現型分布のうち遺伝子が決定する割合と定義され，0から1の値をとる。0の場合は遺伝要因の関与が全くない，1の場合は遺伝要因のみですべて説明できることになる。したがって，ある集団にみられる量的形質の分布に対して，各遺伝子座のアレルが及ぼす影響を測定したものといえる。これはあくまでも理論的な値であり，集団内で曝露する環境要因の共有度が高いと高値となり，医学の進歩によって発症が予防され発症頻度が下がると低値になるなど，遺伝要因以外でも変動する。し

かし，例えば身長の遺伝率は0.8とされているので，身長は遺伝要因80％，環境要因20％で決まると言っても大きな間違いではないため，わかりやすい目安としてよく使われている。

ヒトゲノム計画を契機としてヒトゲノムの塩基配列情報をすべて解読できるようになり，さらにヒトゲノム中にある一塩基多型（single nucleotide variant：SNV）などの遺伝子多型をゲノム全体にわたって網羅的に遺伝子タイピングできるような技術が開発された。これを利用した，身長や2型糖尿病（T2D）に関与している遺伝子がどの染色体のどの部分にあるかを極めて正確に決めることができる解析手法をgenome-wide association study（GWAS：通常「ジーバス」と発音する）と呼ぶ。これが解析キットとして利用できるようになったのが2007年あたりで，現在までにまだ十数年しかたっていない。しかしGWASの威力はすさまじく，関与している遺伝子が続々と見つかるようになった。例えばT2Dに関しては80ヵ所以上[2]，身長に至っては423ヵ所の遺伝子座位にある697種類の遺伝子多型[3]が関連遺伝子として報告されている。しかし明らかになった関連遺伝子群で，遺伝率で想定される遺伝要因のどの程度が説明できるのか計算してみたところ，驚いたことにT2Dでは10％程度，身長でも20％程度であることがわかった。これだけ強力なGWASという手法を使ってもT2Dと身長の遺伝要因のそれぞれ90％および80％は説明できないため，「見つかっていない遺伝率（missing heritability）」と称し，この現象の解明が現在の遺伝医学研究の最もホットな研究課題の一つとなっている。

この課題を解明するため，以下のような仮説が立てられ，検証されている。

①GWASで使われているSNVは，少ないほうのアレル頻度が5％以上である頻度の高いバリアントが使われているので見つかっていない。もっと頻度の低いバリアントでその影響が強いものが見つかれば解決する

②そもそも双生児研究などから計算された遺伝率は過大に評価されているのではないか？

③網羅的ゲノム解析では明らかにならないエピジェネティックな変化が世代を越えて伝わるものが存在することが明らかになってきた。残りはこれで説明できるのではないか？

などである。現時点で①は否定的である。③の仮説が正しければ，図❷のような閾値モデルが考えられるかもしれない。すなわち世代を越えて伝わるエピゲノム変化は当初は植物で明らかになったが，マウスでもその存在が示され，ヒトでも存在が示唆されるような知見が出てきた。現時点では見つかっていない遺伝率を説明できる候補としては最有力ではないかと思われる。

Ⅵ. 小児期の多因子疾患解析研究の実際 －川崎病を例として－

川崎病は1967年に川崎富作が報告した疾患で，乳幼児が主に罹患する全身の中小血管の炎症である（5歳以下が約90％）。作用機序は明らかではないが，大量免疫グロブリンの静注（IVIG）が標準治療である。大部分は自然治癒するが，標

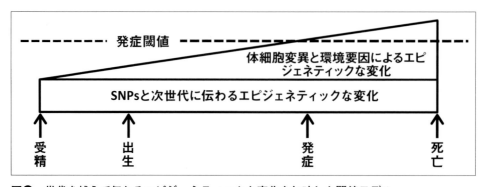

図❷ 世代を越えて伝わるエピジェネティックな変化を加味した閾値モデル

準治療をしなければ20～25％，治療しても5％弱に冠動脈病変が発生し，重症な場合は死亡する。病因は50年以上にわたる精力的な研究にもかかわらず不明のままである。しかし，家族集積性（λs＝10），アジア人に多いという人種差などから遺伝要因の関与が明らかである。尾内らが中心となり，網羅的なゲノム解析により，*ITPKC*, *CASP3*, *ORAI1* などを含む関連遺伝子が明らかになった。この3遺伝子は Ca^{2+} NFAT パスウェイに関与していると考えられ，この経路の阻害剤であるサイクロスポリンA（CyA）が治療に有用である可能性を考えた。そこで，標準治療であるIVIGとIVIG+CyAのGCPグレードのランダム化比較試験を全国の小児循環器科医の協力を得て実施したところ，IVIG+CyA群がIVIG群よりも有意に冠動脈病変が少ないことが明らかとなった[4]。今後，同様に原因不明の疾患で，関連遺伝子が明らかになれば，関与する経路から有効な治療薬発見に結びつく可能性が期待できる。

おわりに

本稿ではゲノム医学研究が始まる以前から提唱されてきた多因子遺伝に関する言葉とモデルの一部を解説した。ゲノム解析技術の急速な進歩に伴って，川崎病のように多因子疾患の分子レベルでの病態解明，治療薬候補が見出されるようになってきたが，まだ，この流れは端緒についたばかりと言えるだろう。今後の成果を期待したい。

参考文献

1) Nussbaum RL, et al : Thompson & Thompson Genetics in Medicine 8th ed, 136, ELSEVIER, 2015.
2) Fuchsberger C, et al : Nature 536, 41-47, 2016.
3) Marouli E, et al : Nature 542, 186-190, 2017.
4) Hmada H, et al : Lancet, published online March 7, 2019.

羽田　明	
1978年	熊本大学医学部医学科卒業
1988年	同大学院医学研究科修了
1989年	ユタ大学ハワードヒューズ研究所 research associate（～1991年）
1991年	名古屋市立大学医学部講師
1993年	北海道大学医学部公衆衛生学講座助教授
1998年	旭川医科大学公衆衛生学講座教授
2002年	千葉大学大学院医学研究院公衆衛生学教授
2019年	ちば県民保健予防財団調査研究センター長

第1章 総論

4．新しい先天異常症候群

岡本伸彦

　解析技術の進歩により，先天異常症候群の責任遺伝子は次々と同定され，新規症候群も増えている。機能解析による病態研究も進み，治療研究も行われている。本稿では，新しい先天異常症候群の中で比較的頻度が高いものや注目されている症候群（Pitt-Hopkins 症候群，先天性グリコシル化異常症，Schaaf-Yang 症候群，PURA 症候群，Takenouchi-Kosaki 症候群，ZTTK 症候群，Wiedemann-Steiner 症候群，PI3K/PTEN/AKT/TSC/mTORC1 シグナル伝達経路異常症，Menke-Hennekam 症候群，Birk-Barel 症候群）を取り上げて解説する。

はじめに

　先天異常症候群は，先天的な形態異常や機能異常を一定のパターンで共有し，疾患単位として確立したものである。先天異常症候群の原因は，発生・形態形成に関与する遺伝子の変異が多い。胎児性抗てんかん薬症候群のように，環境因子による疾患もある。Noonan 症候群や Prader-Willi 症候群（PWS）など比較的よく知られた疾患は 20 種類程度であるが，希少な疾患を含めると，数千種類が知られている。次世代シーケンサーの応用が進み，新しい症候群の報告はさらに増えている。ヒトの遺伝子は 23,000 個程度といわれているが，まだ疾患との関連が不明の遺伝子も半数以上存在する。本稿では，先天異常症候群の診断についての基本的事項を述べ，新しい先天異常症候群の中で重要なものを選んで紹介する。

I．先天異常症候群の診断意義

　先天異常症候群の診断意義は次のようにまとめられる。正確な診断は，児の疾病の状況をよりよく把握し，患者・家族の受容を促進し，積極的に疾病に取り組む契機となる。同じ症候群の患者情報は参考になる。症候群の自然歴を把握し，潜在的あるいは今後生じる合併症を予測することは患者の健康管理，QOL 向上に有用である。遺伝形式が明確になることで，遺伝カウンセリングを正確に行うことが可能になる。患者家族は発症機序に関して非科学的な誤解をもったり，次子罹患を極度に不安視する場合もあり，再発率の情報は重要である。ヒトゲノム計画完了後もいまだに疾患との対応ができていない遺伝子も多い。新規症候群の責任遺伝子を解明することで，遺伝子のコードするタンパクの機能など新しい知見が得られる。ゲノム科学の成果を患者に還元することが可能になる。将来の治療法開発や症状改善につな

■Key Words

先天異常症候群，IRUD，Human Phenotype Ontology，dysmorphology，次世代シーケンサー，マイクロアレイ染色体検査，Pitt-Hopkins 症候群，先天性グリコシル化異常症，Schaaf-Yang 症候群，MAGEL2，PURA 症候群，Takenouchi-Kosaki 症候群，CDC42，ZTTK 症候群，SON，Wiedemann-Steiner 症候群，PI3K/PTEN/AKT/TSC/mTORC1 シグナル伝達経路異常症，Menke-Hennekam 症候群，Birk-Barel 症候群，KCNK9

がる可能性もある。

長期間にわたって様々な医療機関を受診し，各種検査を実施しても診断にたどり着かずに困窮している状態を diagnostic odyssey と表現する。診断がつくことは患者家族にとって大きな意味がある。先天異常症候群を経験した場合，可能性のある検討を十分に行い，正確な診断をつけるために努力することは必然的に重要である。

Ⅱ．先天異常症候群の診断過程

先天異常症候群では疾患ごとに特徴的な身体所見，合併症や検査所見をもつ。一般的な診療に加えて dysmorphology 的考察が重要である。先天異常症候群では外表所見だけでなく，行動や動作に特徴をもつ場合もある。ある程度経験すれば，特徴的な疾患は第一印象で検討がつくようになる。近年，遺伝性疾患の表現型の異常は Human Phenotype Ontology（HPO）に基づいて記述することが推奨されている。HPO は表現型の語彙，疾患と表現型のアノテーション，アルゴリズムの3種から構成され，2008年に発表されて以来，国内外でゲノム医療実現のための研究開発で利用されるようになっている。

先天異常症候群の診断に関しては各種データベースや専門書籍あるいはインターネットも充実しつつある。これらは有用な診断補助となるが，次々と報告される新しい症候群に対応するためには，専門雑誌に眼を通しておく習慣が必要である。臨床検査や画像診断などを合わせて総合的な評価を行い，必要に応じて染色体や遺伝子の解析に進むことになる。

マイクロアレイ染色体検査は臨床応用が普及し，先天異常症候群の診療では必須の検査となっている。原因不明の先天異常症候群を考えた場合，G分染法で欠失や重複を同定できる可能性は3％程度であるのに対し，マイクロアレイ染色体検査では20～30％程度の症例でコピー数変化を同定可能である。Williams 症候群や PWS のような有名な微細欠失症候群以外にも多数の微細欠失症候群が同定されている。ただし，次世代シーケンサーを用いた解析の応用でもコピー数の変化を同定可能なため，マイクロアレイ染色体検査の実施状況は変化する可能性がある。

先天異常症候群の遺伝子解析は一部が保険収載されており，特定の症候群が疑われた場合は，最初にその遺伝子を解析する。既知症候群に該当せず，マイクロアレイ染色体検査でも異常がない場合は，次世代シーケンサー解析の対象となる。次世代シーケンサー解析は未診断疾患の研究に飛躍的な進歩をもたらした。まず，ワシントン大学の研究グループが歌舞伎症候群の責任遺伝子を同定することに成功し，英国の DDD study などで続々と新規疾患遺伝子の同定が進んだ。日本では2015年から始まった「未診断疾患イニシアチブ Initiative on Rare and Undiagnosed Diseases（IRUD）」は，国立研究開発法人日本医療研究開発機構（AMED）が主体となり，「未診断疾患」をもつ患者を対象にして解析を行い，責任遺伝子変異を明らかにして，診断技術の開発，疾患概念の確立，病態解明から治療方法確立をめざす全国規模の研究である[1]。新規症候群の同定例もあり，その成果は顕著である。詳細は本書の「第1章 2. 小児 IRUD の現状と未来」を参照されたい。

Ⅲ．新しい先天異常症候群

症候群アトラスなどに記載がないが，重要な疾患あるいは疾患群を10選んで解説する。

1. Pitt-Hopkins 症候群

1978年に，Pitt と Hopkins が最初に報告した先天異常症候群である[2]。2007年に18番染色体に座位する *TCF4*（transcription factor 4）遺伝子変異が原因であることが判明した。*TCF4* を含む微細欠失例もある。主な症状は重度の精神運動発達遅滞，特異顔貌（狭い側頭部・落ちくぼんだ眼・肉付きのよい頬部・太い鼻梁・M字型の上口唇と厚い下口唇を伴う大きな口・よく発達した下顎），無呼吸を伴う間欠的過呼吸，出生後の小頭症，近視・斜視・乱視などの眼科異常，便秘，てんかん，協調運動障害，手の常同運動などである。MRI では脳梁低形成や脳室拡大を認める。*TCF4* 遺伝子診断で確定診断ができる。Rett 症候群や Angelman 症候群と誤診されている例もあ

り，鑑別疾患に挙げられる。*TCF4*遺伝子変異による突然変異例が大半を占めるが，一部に劣性遺伝のものがある。

2. 先天性グリコシル化異常症

先天性グリコシル化異常症（congenital disorder of glycosylation：CDG）は，糖タンパクの糖鎖の合成過程および修飾過程に関わる遺伝子変異により，糖タンパクの機能不足によって発症する先天代謝異常症の一群である。神経症状や内臓障害に加えて，特徴的な顔貌や身体所見を呈することから，先天異常症候群としての性質も有する。最も多い型であるPMM2-CDGの報告から30年以上経過しているが，続々と新しいCDGが報告されている。PMM2-CDGの主要症状としては，乳児期からの筋緊張低下，精神運動発達遅滞，特異顔貌，成長障害などである。出生体重は一般と差がないが，哺乳不良，嘔吐，体重増加不良のため，経管栄養を要する例がある。オレンジ皮様の皮膚，臀部脂肪沈着，乳頭陥没などの皮膚所見は診断の参考となる。肝腫大，肝線維症，胆汁鬱滞，肝硬変などの肝病変を伴う例がある。頭部MRIで大脳白質異常，小脳虫部の欠損ないし低形成を認める。特徴的な合併症として，脳卒中様発作，脳梗塞，脳出血など脳血管系の異常がある。循環器系の合併症として，心膜炎，心嚢液貯留，心筋症，先天性心疾患の例があり，心エコーによる循環器系の評価を行う。内斜視，網膜色素変性，眼振，近視などの眼科的異常がある。年齢を経ると，側弯後弯などの脊椎変形，骨量減少，関節過伸展，胸郭変形などの整形外科的合併症を認める。末梢神経障害，四肢筋萎縮進行，胸椎後弯などの二次的な骨格変形が生じる。他の型のCDGでは乳児早期てんかん性脳症，免疫異常，骨格異常，難治性下痢などの多彩な所見を認める。原因不明の筋緊張低下乳児でASTやALTが上昇している場合，CDGは要鑑別である。

CDGの診断は，主要な血清糖タンパクであるトランスフェリンを用いて等電点電気泳動や質量分析法で糖鎖の不足や構造異常を証明することである。Wadaらは国内でCDGの診断サポートを行っている[3]。糖鎖の異常を確認した後は，遺伝子解析を行う。タイプが不明な場合は次世代シーケンサーを用いた網羅的遺伝子解析を考える。治療としては対症療法が主体となるが，一部のCDGでは糖補充療法が有用である。MPI-CDGではマンノース補充が有効であり，正確な診断が求められる。

3. Schaaf-Yang症候群

*MAGEL2*遺伝子は，PWSの責任領域である染色体15q11-13に位置する父由来アレルのみが発現する刷り込み遺伝子である。*MAGEL2*の短縮型変異は，PWS様の疾患，Schaaf-Yang症候群の原因となる。新生児期の筋緊張低下，呼吸障害，哺乳障害，遠位多発性関節拘縮，精神運動発達遅滞，知的障害，自閉症スペクトラム障害は多くの症例で認める所見である[4]。

Schaaf-Yang症候群は，PWS様と限らず，幅広い臨床像を呈することがわかってきている。*MAGEL2*遺伝子変異による胎児無動，先天性多発性関節硬縮症の症例が複数報告されている。*MAGEL2*遺伝子は，PWS様の臨床像とは異なる先天性多発性関節硬縮症，てんかん，内分泌異常，胃食道逆流症，慢性便秘，骨格異常を伴う先天異常症候群の原因遺伝子の一つであることが示唆される。知的障害は一般に重度である。

*MAGEL2*の変異を無症状の父親がもつ場合がある。祖母由来の変異は父親においては不活化されているので父親に症状は認めない。この場合，同胞罹患の可能性がある。遺伝カウンセリングで注意が必要である。

4. *PURA*症候群

5q31.1欠失症候群は新規微細欠失症候群として報告されたが，その中に含まれる*PURA*が責任遺伝子である[5]。単一遺伝子病である*PURA*症候群は新生児期の筋緊張低下，睡眠時無呼吸を伴う呼吸障害，てんかん性脳症，重度精神運動発達遅滞，特異顔貌（開口と高口蓋を伴うミオパチー顔貌）を認める。微細欠失例も*PURA*変異例も症状に顕著な差はない。高頻度に乳児期の無呼吸発作を認める。哺乳障害により，胃瘻を要する例もある。てんかん発作は約50％で認め，点頭てんかんやLennox-Gastaut症候群も含まれる。消

化管運動機能障害，眼振も多い。先天性の筋緊張低下を認めるため，PWS の鑑別対象でもある。頭部 MRI では白質容量減少や髄鞘化遅延を認めることが特徴である。

5. Takenouchi-Kosaki 症候群

先述した IRUD の成果の一つとして確立した疾患である。知的障害，特異顔貌，成長障害，感音難聴，巨大血小板性血小板減少症，屈指，頻回の感染症罹患歴，リンパ浮腫を認める症例のエクソーム解析において，CDC42 遺伝子変異が同定された。その後，症例数が増加し，CDC42 遺伝子異常症（Takenouchi-Kosaki 症候群）が確立した[6]。CDC42 などの Rho ファミリー低分子量 G タンパク質は細胞外のシグナル分子とそれらの受容体により活性化された GDP/GTP 交換因子（GEF）が作用して活性化される。CDC42 は束状のアクチン線維を形成し，細胞の糸状仮足（filopodia）を形成する。

巨大血小板性血小板減少症などの多彩な症状は CDC42 分子の機能異常で説明可能と考えられる。症状を緩和する治療法開発も研究が行われている。

6. ZTTK 症候群

SON は，核スペックルにおいてスプライソソーム構成タンパクとして，多くの遺伝子の pre-mRNA のスプライシングに関与する。特に，細胞周期の伸展，微小管，中心体機能維持，ゲノム安定化に関わる重要な分子である。先天異常症候群の原因遺伝子であることが最近相次いで報告された[7]。報告者名から ZTTK 症候群と呼ばれる。知的障害，大脳皮質構造異常，てんかん，眼科異常，筋骨格系異常，先天性心疾患など多彩な症状を認める。TUBG1，FLNA，PNKP，WDR62，PSMD3，HDAC6 など神経系の発生関連遺伝子や，PCK2，PFKL，IDH2，ACY1，ADA などの代謝系遺伝子でスプライス異常による発現低下がみられる。

本症候群では特異顔貌を認めるが，それだけでは診断困難である。乳児期早期からの哺乳栄養障害，筋緊張低下，精神運動発達遅滞，てんかん，脳 MRI 異常など神経系の症状が目立つ。精神運動発達遅滞は中度から重度の例が多い。脳梗塞例がある。

7. Wiedemann-Steiner 症候群（WSS）

Jones らはエクソーム解析で共通した特徴的所見をもつ 4 例を解析し，MLL 遺伝子（KMT2A）に変異を同定した[8]。MLL（KMT2A）は歌舞伎症候群の責任遺伝子 MLL2（KAT2D）と同様，ヒストンのリジンメチル基転移酵素である。HOX 遺伝子などの発現に関与する。MLL 遺伝子は他の遺伝子と融合することにより急性リンパ性白血病の発症と関連することが知られている。乳児期より成長発達の遅延を認める。低身長，精神運動発達遅滞を認める。一部の症例で自閉症を合併する。WSS の精神運動発達遅滞は軽度の例が多く，特異顔貌として，眉毛叢生，連続眉毛，眼間開離，平坦な顔，長い人中，キューピッドの弓状の上口唇，短鼻，低い鼻稜，斜視，内眼角贅皮，狭い眼瞼裂，眼瞼裂斜下，高口蓋，耳介低位などを認める。皮膚所見として，背部多毛，有毛性肘が非常に特徴的であり，診断的意義が高い。筆者は短期間のうちに数例を診断しており，看過されている症例が多いことが推測される。

8. PI3K/PTEN/AKT/TSC/mTORC1 シグナル伝達経路異常症

macrocephaly-capillary malformation（MCM）は，巨頭に加えて，毛細血管奇形，血管腫，大理石様皮斑などの先天的な血管病変を主要症状とする症候群である。過成長症候群の特徴をもつ例もある。当初 macrocephaly-cutis marmorata teleangiectasia congenita（MCMTC）と呼ばれた。大理石様皮斑は毛細血管奇形であるということから，MCM が適切と考えられた。あるいは megalencephaly-capillary malformation syndrome という名称も提唱されている。多小脳回を伴う例もあり，megalencephaly-capillary malformation-polymicrogyria syndrome（MCAP）とも呼ばれる。多指と水頭症を伴う，megalencephaly-polymicrogyria-polydactyly-hydrocephalus syndrome（MPPH）という疾患概念も存在する。これらの疾患群は共通の病態生理による。Rivière らはエクソーム解析により，MCAP な

いしMPPH症例においてPI3K-AKT経路の遺伝子群である*AKT3*, *PIK3R2*, *PIK3CA*の変異を同定した[9]。生殖細胞系列での変異と体細胞モザイク変異の場合があった。この結果から，PI3K-AKTシグナル伝達経路が血管，四肢，中枢神経系の発生に重要な機能があることが判明した。なお，*AKT1*の体細胞変異はプロテウス症候群の原因遺伝子である。CLOVES (congenital lipomatousasymmetric overgrowth of the trunk with lymphatic, capillary, venous, and combined-type vascular malformations, epidermal nevi, and skeletal anomalies) も*PIK3CA*遺伝子の機能獲得型体細胞変異による。Smith-Kingsmore症候群（SKS）はMINDS症候群としても知られている常染色体優性遺伝性疾患である。*MTOR*遺伝子におけるヘテロ接合性突然変異がSKSの基礎となることが示されている。SKSの主な症状は精神運動発達遅滞，知的障害，巨脳症およびてんかん発作である。てんかん発作は必発ではないが，皮質形成異常による難治てんかんを呈する例もある。乳幼児期から頭囲拡大が顕著である。

これらの疾患群はシグナル伝達の機能亢進がみられており，mTOR阻害剤など機能を抑制する薬物の臨床応用の可能性がある。

9. Menke-Hennekam症候群

次世代シーケンサーの普及により，既知の疾患原因遺伝子が別の症候群の原因であることが判明した例がある。*CREBBP*遺伝子の機能喪失変異はRubinstein-Taybi症候群（RTS）の原因として知られていた。エクソン30ないし31の特定の領域のヘテロ変異ではRTSの特徴を欠く，別の症候群を呈することが最近報告された。RTSの第2の責任遺伝子*EP300*の相同部位の変異でも同様所見を認める。症状としては精神運動発達遅滞，低身長，自閉症，小頭症，乳幼児期の哺乳栄養障害，摂食障害，てんかん，停留精巣，上気道感染反復などがある。特異顔貌として，眼瞼裂狭小，眼間開離，鼻根部平低，短鼻，前向き鼻孔，長い人中などを認める。Menke-Hennekam症候群と呼ばれる。国内でも報告例があり，顔貌から認識可能な症候群と考えられる[10]。

10. Birk-Barel症候群

Birk-Barel症候群は別名*KCNK9*刷り込み症候群とも呼ばれる[11]。先天性筋緊張低下，口蓋裂，精神運動発達遅滞，哺乳栄養障害を認める。特異顔貌として，狭い側頭部と舟状頭蓋，短い人中，テント状の上口唇，小顎を認める。頭部MRIや脳波には通常異常を認めない。カリウムイオンチャンネルをコードする*KCNK9*は染色体8q24に座位し，父親由来のアリルはゲノム刷り込みを受けて発現しない。全患者で第2エクソンのp.G236R変異が同定されている。変異アリルは母親由来である。年長者の知的障害の程度は様々である。液体の嚥下困難や不明瞭な発音がみられる。近位筋の筋力低下がみられる。メフェナム酸による治療効果が認められており，的確な診断が求められる。

おわりに

新しい先天異常症候群の中で重要と思われる疾患について概説した。まだ長期予後の不明な疾患が多いが，小児科だけでなく，視聴覚の問題に関して眼科や耳鼻咽喉科の診療，胃食道逆流症などの小児外科的疾患，関節異常や側弯など整形外科的疾患などの各科の連携に基づく診療が必要である。成人期は成人診療科への移行を検討する。リハビリテーション，発達評価・相談，栄養指導，歯科管理，教育現場との連携が必要になる。小児科医・遺伝科医は包括的ケアの要の役割をもつ。遺伝カウンセラーもこうした疾患群の情報を把握する必要がある。関係者が十分理解し，協力して患者の成長発達を促すことにより，QOLを高め，適応を伸ばすことにつながる。各種先天異常症候群で患者会が組織され，ネットなどを利用して，交流を深める機会も増えている。モデル生物や疾患特異的iPS細胞を用いた研究の進展により病態研究が進み，治療薬の開発につながることも期待される。

参考文献

1) Adachi T, Kawamura K, et al : Eur J Hum Genet 25, 1025-1028, 2017.
2) Pitt D, Hopkins I : Aust Paediatr J 14, 82-84, 1978.
3) Wada Y : Glycoconj J 33, 297-307, 2016.
4) McCarthy J, Lupo PJ, et al : Am J Med Genet A 176, 2564-2574, 2018.
5) Lalani SR, Zhang J, et al : Am J Hum Genet 95, 579-583, 2014.
6) Takenouchi T, Okamoto N, et al : Am J Med Genet A 170A, 852-855, 2016.
7) Takenouchi T, Miura K, et al : Am J Med Genet A 170A, 2587-2590, 2016.
8) Jones WD, Dafou D, et al : Am J Hum Genet 91, 358-364, 2012.
9) Rivière JB, Mirzaa GM, et al : Nat Genet 44, 34-40, 2012.
10) Menke LA, DDD study, et al : Am J Med Genet 176A, 862-876, 2018.
11) Graham JM Jr, Zadeh N, et al : Am J Med Genet A 170A, 2632-2637, 2016.

岡本伸彦

1984年	自治医科大学卒業 大阪府に就職し，初期研修
1986年	大阪府立母子保健総合医療センター（現在 大阪母子医療センター）にて研修
1988年	大阪府岸和田保健所
1991年	大阪府立母子保健総合医療センター企画調査部・成長発達部門
2005年	近畿大学大学院総合理工学研究科遺伝カウンセラー養成課程客員教授
2009年	大阪府立母子保健総合医療センター遺伝診療科主任部長
2016年	大阪母子医療センター研究所長（兼任）

第1章 総論

5．先天性疾患とエピジェネティクス

阿南浩太郎・中尾光善

エピジェネティクス機構とは，DNA配列の変化を伴わずに遺伝情報を制御する仕組みである。近年，古典的な遺伝学では説明できない先天性疾患の病態に，この機構が関与していることが明らかにされてきた。インプリンティング異常や，クロマチン制御に関わる因子やゲノム上の配列異常の他に，環境因子によるエピゲノム異常が疾患の成立に関わっている。今後の研究の進展により，先天性疾患の新たな病態の理解や，出生前後の環境因子への曝露による多因子疾患の病態解明が期待される。

はじめに

近年の遺伝学の進歩によって，遺伝子異常や染色体異常など先天性疾患の原因や病態が数多く明らかにされてきた。また次世代シーケンサー技術の登場で，これらの疾患に関わる研究がますます加速している。一方で，同一の遺伝子変異をもつ異常症の一卵性双生児が臨床的に異なった症状や経過を示すことが報告される[1]など，従来の遺伝学では説明できない表現型が存在することが明らかになった。最近の研究によって，このような遺伝子型（genotype）と表現型（phenotype）の解離が起こるメカニズムとして，エピジェネティクス機構が関与していることがわかってきた。エピジェネティクス機構とは，DNA配列の変化を伴わずに遺伝情報を制御するメカニズムである。具体的には，DNAのメチル化，ヒストンに代表されるクロマチン修飾（メチル化やアセチル化など）によって，クロマチン状態をオープンまたはクローズドにすることで，遺伝子発現のon/offや発現量を制御している。こうしたクロマチン修飾を付加または除去する酵素や，この修飾を認識してクロマチン状態を形成するリーダー分子の異常が，一部の先天性疾患の原因であることが明らかになった。また胎児期に曝露された栄養や薬剤など環境因子の影響によって，クロマチン修飾に異常をきたし，先天性奇形や代謝疾患を発症することも判明してきている。本稿では，先天性疾患におけるエピジェネティクス機構の関わりについて概説する（図❶）。なお，エピジェネティクスの基礎や分子機構，本稿で割愛したエピジェネティクス関連疾患については，他書を参考にされたい。

Ⅰ．ゲノムインプリンティングに関連する疾患

哺乳類の常染色体は母親と父親に由来する一対のアレルをもっており，通常は両方が同じ発現制御を受けている。しかし一部の遺伝子は，由来するアレルが母親か父親かによって，発現に大きな

■ **Key Words**
エピジェネティクス，クロマチン修飾，環境因子，ゲノムインプリンティング，DNAメチル化，DMR（differentially DNA methylated region），遺伝子座制御領域（locus control region：LCR），クロマチン制御因子，DOHaD（developmental origins of adult health and disease）

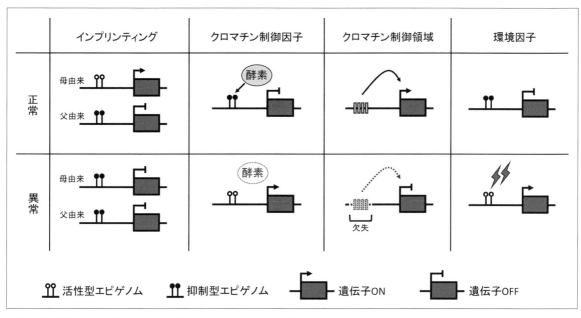

図❶ 先天性疾患に関与するエピゲノム異常のメカニズム

差があることが知られている．こうした遺伝子の領域では，両親の配偶子形成の過程で，親の性別によってDNAがメチル化される部位に特有なパターンをもっている．このパターンは，受精卵でも，その後の体細胞分裂を繰り返しても維持される．このようにDNAメチル化のパターンが目印となり，どちらの親由来のアレルであるかを区別する機構をゲノムインプリンティングと呼び，こうした制御により片親由来のアレルから選択的に発現する遺伝子をインプリント遺伝子と呼ぶ[2]．ヒトのインプリント遺伝子は100〜200個程度存在すると予想されており，その多くは細胞の増殖分化や機能の調節に関わっている．そして，インプリント遺伝子は片方のアレルのみが発現するため，そのアレルに変異をもつ場合に胎生致死になったり疾患を発症したりすることがある．

1. Prader-Willi 症候群（PWS）と Angelman 症候群（AS）

PWSは，新生児期の筋緊張低下，哺乳障害による発育不良，続いて幼児期から始まる過食による重度の肥満，低身長，外性器低形成，中等度の精神遅滞を特徴とする．一方，ASは，発語のない重度の精神遅滞，幸福感や笑い発作を呈し，失調性運動障害，小頭症，けいれん発作などの特徴を示す．また，皮膚・虹彩の色素低形成，斜視は両症候群に共通の症状である．このようにPWSとASは異なる臨床像を呈するが，ともに15q11-q13領域のゲノムインプリンティングが関与する疾患である．PWSとASの70％でこの領域に欠失があり，父親由来のアレルが欠失するとPWSを発症し，母親由来であればASを発症する．非欠失例では，PWSの25％が母性片親性ダイソミー（uniparental disomy：UPD）であるが，ASの父性UPDの頻度は低く5％程度である．PWS，ASのそれぞれ2〜5％はインプリンティング形成と維持の過程に異常をきたすインプリンティング変異（imprinting defect：ID）である．ASのうち10〜15％は，中枢神経系で母性発現する *UBE3A*（ubiquitin E3 ligase）遺伝子の機能喪失型変異によって発症する．PWSでは，特定の責任遺伝子が明らかではなかったが，現在では *HBII-85* と呼ばれるタンパク質をコードしないsnoRNA（small nucleolar RNA）遺伝子の変異が原因である可能性が高いと考えられている[3]．

2. Beckwith-Wiedemann症候群（BWS）

BWSは，巨人症，巨舌，臍帯ヘルニア・臍ヘルニアなどの症状が特徴である。また臓器腫大が認められ，数〜20％程度の頻度でWilms腫瘍，肝芽腫，横紋筋肉腫などの小児固形腫瘍を合併することが知られている。症例の多くは孤発例であるが，常染色体顕性遺伝形式を示す家系が存在し，その解析から11p15.5領域のゲノムインプリンティング異常が原因であることが明らかになった。11p15.5領域には二つのドメインにインプリント遺伝子のクラスターが存在し，それらの発現がドメインごとに制御されている。IGF2/H19ドメインでは，*IGF2*遺伝子が父性発現を，*H19*遺伝子が母性発現を示す。両遺伝子間には親由来アレルによってメチル化状態が異なるDMR（differentially DNA methylated region）が存在し，父由来アレルのみでメチル化されている。両遺伝子は*H19*の下流にあるエンハンサーを共有しているが，*H19*-DMRのメチル化状態に依存してエンハンサーと相互作用する遺伝子が決まるため，親由来アレル特異的な遺伝子発現が起こる[4]。もう一方のKCNQ1ドメインでは，*KCNQ1*遺伝子のイントロンにDMRが存在する。このKvDMR1は父性アレルではメチル化されておらず，*KCNQ1*のアンチセンスである*KCNQ1OT1*を発現させることで遺伝子発現を抑制する。一方，メチル化されている母性アレルでは，*KCNQ1OT1*の発現が抑制されるため，*KCNQ1*と*CDKN1C*が発現する。このため，*H19*-DMRの高メチル化（頻度5〜10％），KvDMR1の低メチル化（頻度50％）などのメチル化異常や，多くの例で母系遺伝を示す*CDKN1C*変異（頻度5〜10％），父性UPD（頻度20〜25％）などがBWSの原因となる。それぞれの原因により，表現型や腫瘍発生のリスクには差がみられる。

II. クロマチン制御因子の異常に関連する疾患

前述のように，クロマチン構造の変化は遺伝子発現の活性化や不活性化に大きな影響を及ぼす。そのため，クロマチン構造やそのリモデリングに関わるタンパク質をコードする遺伝子に変異が生じると，エピゲノムや標的遺伝子の発現が変化し，疾患の発症に至ることがある。ここでは，クロマチン制御因子の異常について代表的な例を挙げて概説する。

1. ICF（immunodeficiency-centromeric instability-facial anomalies）症候群

ゲノムDNA中のシトシンのメチル化は，DNA複製や細胞分裂を超えて伝達される安定なエピジェネティック修飾であり，発生や分化，組織特異的な遺伝子発現，レトロトランスポゾンの抑制，ゲノムインプリンティングなどに重要な役割を果たしている。非メチル化シトシンに新規のメチル化を行うDNAメチル化酵素DNMT3Bの遺伝子変異をもつと，1型ICF症候群を発症することが報告されている。本症は免疫グロブリン産生不全による免疫不全と，染色体異常，頭蓋顔面形成異常（幅広で平坦な鼻梁，内眼角贅皮，広い額，低位の耳）を主徴とする稀な常染色体潜性疾患である。患者の末梢血リンパ球では，セントロメア近傍に存在し恒常的なヘテロクロマチンを形成するサテライト2とサテライト3配列の低メチル化がみられる。サテライト2領域は1番と16番染色体の，サテライト3領域は9番染色体のセントロメア近傍に広範囲に分布するため，染色体解析ではこれらの染色体ヘテロクロマチン領域の伸長・結合がみられる[5]。

2. Rett症候群（RTT）

MeCP2はメチル化DNAを特異的に認識し結合するタンパク質であり，RTT症例で約95％と高率に変異がみられることが報告されている。本症は主に女児で出生後に発症するX連鎖顕性の神経発達障害であり，運動失調，けいれん発作，非合目的な手もみ動作，言語能力の退行を特徴とする。さらに，*MECP2*遺伝子変異は，女性における学習障害や精神遅滞，Angelman様症候群，自閉症スペクトラム障害など幅広い神経精神疾患症例でも検出されることがある。MeCP2の機能不全がどのようにRTTの病態に影響を及ぼしているかについては，不明な点が多く残されている。

MeCP2は，メチル化DNAに結合し，Sin3AやHDACなどのコリプレッサーや，Brahmaなどのクロマチンリモデリング因子をリクルートすることにより，転写抑制因子として働くことが明らかにされてきた[6]。しかし近年の研究で，MeCP2が転写活性化因子やRNAスプライシング調節因子としての機能をもつことが報告されるなど，転写抑制にとどまらない多彩な機能をもつことがわかっている。

3. Rubinstein-Taybi症候群（RSTS）

DNAとともにクロマチンを形成するヒストンは，多様な化学修飾を受ける。例えば，ヒストンH3の4番目のリジン残基（H3K4）のメチル化は転写活性化と強く相関し，逆に9番目リジン（H3K9）のメチル化は転写抑制と強く相関する。ヒストンのアセチル化修飾は転写活性化と強く相関することが知られているが，アセチル化酵素（HAT）であるCBP（CREB-binding protein）遺伝子の変異によって発症するのがRSTSである。本症は，常染色体顕性遺伝形式で，ほとんどは孤発例である。精神遅滞，幅広い母指趾と指趾尖，顔面の奇形，先天性心疾患，腫瘍発生を特徴とする。複数の患者で16p13.3領域の異常が認められ，その領域にあるCBP遺伝子変異のヘテロ接合体によるハプロ不全により発症することが判明した。RSTSで認められるCBPのミスセンス変異体（R1378P）はヒストンアセチル化活性を失うことから，本症の原因はアセチル化活性の喪失によると考えられる。これに符合するように，CBPと同様のアセチル化活性をもつp300の遺伝子変異がRSTSで見出された[7]。

III. クロマチンを制御するゲノム領域の異常に関連する疾患

多くの遺伝性疾患では，タンパク質をコードするエクソンやスプライス部位に変異をもつために，遺伝子産物としてのmRNAやタンパク質に質的・量的な異常をきたす。しかし一部の疾患では，遺伝子領域には変異が見出されず，遺伝子領域の外側で変異やエピジェネティックな異常が生じている例が存在する。

1. $\alpha\delta\beta$-サラセミアと$\delta\beta$-サラセミア（thalassemia）

赤血球に含まれるヘモグロビンは，通常新生児期以降，$\alpha\beta$グロビン鎖のヘテロ4量体で構成される。このグロビン鎖合成に不均衡があり，ヘモグロビン合成異常による貧血を呈する疾患がサラセミアであり，これまでにグロビン鎖遺伝子領域で数多くの変異が同定されている。一方，グロビン鎖遺伝子に変異をもたない場合でも，β-グロビン遺伝子の上流に存在する遺伝子座制御領域（locus control region：LCR）に約100 kbの欠失をもつと，β-グロビン鎖の発現が減少して$\alpha\delta\beta$-サラセミアを発症することが知られている。このLCRの一部で，より小さな欠失をもつ場合は$\delta\beta$-サラセミアを起こす。β-グロビン遺伝子座は，ε，γ，δ，βとグロビン鎖遺伝子が直列に並び遺伝子クラスターを形成しているからである。LCRはその上流に存在し，β-グロビン遺伝子の転写に適したクロマチン構造を形成するため，その欠失が発現の低下につながると考えられている[8]。

2. 脆弱X症候群（Fragile X syndrome：FXS）

本症は中程度〜重度の精神遅滞を伴う遺伝性疾患で，X染色体長腕末端部のFMR1遺伝子に存在するCGGリピートが，継代的に延長するために発症するトリプレットリピート病の一つである。この反復配列のコピー数は，正常で6〜60であり，60〜200は前変異と呼ばれ，FXSの症状は示さないものの，パーキンソン病様の症状を示す脆弱X随伴振戦/失調症候群（FXTAS）や早期卵巣不全（POF）を発症する例がある。リピートが200以上になると完全変異と呼ばれFXS症状を示す。FMR1遺伝子のプロモーター領域はCGGリピートの近傍に存在するため，完全変異の場合には，異常伸長したリピート領域とともにプロモーターのCpGアイランド[用解1]がメチル化を受けて転写が抑制される[9]。FMR1遺伝子の不活性化による精神遅滞の発症機序については不明な点が多いが，最近のFMR1ノックアウトマウスの研究でFMR1タンパク質が神経細胞における樹状突起の形成に関わる可能性が示唆さ

Ⅳ. 環境因子によるエピゲノム変化に関連する疾患

個体のエピゲノム変化は，両親の配偶子形成から受精，着床，発生，子宮内発育を経て出生するなど，出生前から生涯に連続した過程として存在している。それぞれの過程で，栄養や薬剤・化学物質，その他の物理的な刺激などの環境因子に曝露されることにより，エピゲノムの状態が変化して疾患を発症する場合があることが徐々に明らかになりつつある。

1. 栄養とエピゲノム

胎児期から乳幼児期における栄養状態が成人期の生活習慣病の発症リスクに関わるという概念は，DOHaD（developmental origins of adult health and disease）と呼ばれ，ヒトにおける疫学研究により確立されてきた。例えば低出生体重児を長期間フォローしたときに，正常な出生体重の群と比較して生活習慣病の発症リスクが高い[10]。また第二次大戦末期の「オランダ飢餓」を経験した母親から出生した児では，成人後に肥満や耐糖能障害，高血圧を発症するリスクが高いことが明らかになった[11]。DOHaDの詳細な分子機序については不明な点が多いが，モデル動物を用いた研究での検証が進んでいる。例えばagouti^{vy}マウスを用いた研究で，メチル基ドナーであるS-adenosyl methionine（SAM）の原料を豊富に含む飼料を妊娠期に摂取した母マウスの産仔においては，体毛で黄色色素を発現するagouti遺伝子プロモーター領域のDNAメチル化が増加し，発現量が低下することで体毛色が黒く変化することが報告されている[12]。またショウジョウバエを用いた実験で，父の摂取した食餌内容が次世代の代謝遺伝子におけるヒストンの抑制マーク（H3K27me3，H3K9me3）の修飾を変化させ，肥満を惹起することが明らかにされている[13]。

2. 薬剤・化学物質とエピゲノム

ヒトの生活環境には多くの化学物質が存在しており，それらの一部ではエピゲノムを変化させ疾患の発症につながる可能性が示唆されている。例えば高分子樹脂の原料として汎用されているビスフェノールA（BPA）に新生児期に曝露したラットでは，成獣期の精子ゲノムおよびその精子が受精した胚において，*H19*インプリント領域の低メチル化と遺伝子発現異常が起こることが報告されている[14]。他に，抗痙攣薬として広く使用されているバルプロ酸（VPA）は，ヒストン脱アセチル化酵素（HDAC）を阻害するため，エピゲノム変化を惹起することが知られている。これまでに，胎児期に高用量のVPAに曝露された児は先天性奇形や神経発達障害が生じることが指摘され，日本では妊婦へのVPAの投与は「原則禁忌」とされている。動物実験では，胎生期にVPAに曝露されたマウスは，出生後の脳で神経幹細胞が減少しており，神経発生が阻害される。またVPA曝露後に発生するニューロンで形態的・機能的な異常がみられ，学習や記憶の障害がみられることが報告されている[15]。このように胎児期に曝露することによるエピゲノム変化が疾患と関連づけられている例はごくわずかにとどまっており，今後の研究が待たれる。

おわりに

先天性疾患の病態解明においては，これまで遺伝学的なアプローチが主流であり，かつ有用であったが，それだけでは解明できない事象も多く存在している。本稿では，その原因としてエピジェネティクス機構が関与している例を取り上げたが，今後この分野の研究が進むにつれて，さらに多くの疾患の病態が明らかになると考えられる。また，環境因子による疾患の発症にエピジェネティクス機構が関わることが明らかにされており，今後，多因子疾患の病態解明に重要な役割を果たすと考えられる。

用語解説

1. **CpG アイランド**：DNA がメチル化を受ける場合，シトシン - グアニン 2 塩基配列（CpG）のシトシンにメチル基が付加される。ゲノム上に CpG 配列の頻度が局所的に高い部位が数百〜数千塩基対の長さで存在し，CpG アイランドと呼ばれる。多くの場合は遺伝子のプロモーターやその近傍に存在し，メチル化によって遺伝子発現が抑制される。ハウスキーピング遺伝子のうち約 60 〜 70％で，プロモーターに CpG アイランドを有する。

参考文献

1) Korenke GC, et al : Ann Neurol 40, 254-257, 1996.
2) Reik W : Trends Genet 5, 331-336, 1989.
3) Sahoo T, et al : Nat Genet 40, 719-721, 2008.
4) Choufani S, et al : Am J Med Genet C Semin Med Genet 154c, 343-354, 2010.
5) Ehrlich M : Clin Immunol 109, 17-28, 2003.
6) Ehrhart F, et al : Orphanet J Rare Dis 11, 158, 2016.
7) Spena S, et al : J Pediatr Genet 4, 177-186, 2015.
8) Ellis J, et al : Clin Genet 59, 17-24, 2001.
9) Kraan CM, et al : Dev Med Child Neurol 61, 121-127, 2019.
10) Barker DJ, et al : J Epidemiol Community Health 43, 237-240, 1989.
11) Roseboom TJ, et al : Mol Cell Endocrinol 185, 93-98, 2001.
12) Wolff GL, et al : FASEB J 12, 949-957, 1998.
13) Ost A, et al : Cell 159, 1352-1364, 2014.
14) Doshi T, et al : Mol Biol Rep 40, 4747-4757, 2013.
15) Juliandi B, et al : Stem Cell Reports 5, 996-1009, 2015.

参考ホームページ

・熊本大学発生医学研究所細胞医学分野
http://www.imeg.kumamoto-u.ac.jp/bunya_top/medical_cell_biology/

阿南浩太郎

2007 年	熊本大学医学部医学科卒業
	熊本赤十字病院初期臨床研修
2009 年	熊本大学小児科入局
2011 年	熊本大学大学院生命科学研究部小児科学分野
	熊本大学発生医学研究所細胞医学分野
2018 年	博士（医学）
2019 年	米国 Van Andel Research Institute 博士研究員

第1章 総論

6．周産期医療に関する遺伝カウンセリングの現状

関沢明彦・廣瀬達子

妊婦は漠然とした不安を抱き，出生前遺伝学的検査を希望することが多い。検査を希望する妊婦に接した産婦人科医はカウンセリングマインドをもって妊婦に対応することが求められる。その一次的な対応で出生前遺伝学的検査についてさらに詳しく知り，考えたいという希望があるものには適切な遺伝カウンセリングを提供する必要がある。検査を受けない選択もあること，検査でわかることは先天的な疾患の一部であることなど，正しく理解したうえで自律的な意思決定に基づいて検査の受検について判断することが重要であり，その決定を心理的にもサポートするのが遺伝カウンセリングである。

遺伝カウンセリングの目的は，ある疾患についての遺伝学的情報やその原因検索のための検査方法などを提供するとともに，クライエントの自律的な意思決定を医学的・心理学的に支援することにある。

周産期領域では，出生前遺伝学的検査（確定的検査・非確定的検査）を希望する場合，超音波検査で異常を検出した場合，特定の遺伝性疾患（リスク評価・出生前検査）を有する場合，流産や習慣流産の場合など多くの場面で遺伝カウンセリングが必要となる。しかし実際には，出生前遺伝学的検査に関連する遺伝カウンセリングの大部分を占める理由は，漠然とした不安や高年妊娠に伴う染色体疾患を含む先天異常についての不安などである。妊婦それぞれの不安の要因について傾聴し，その不安に応じた対応法について話し合う中で妊婦が自律的な自己決定ができるようにサポートすることが必要である。

Ⅰ．出産年齢の高年齢化の影響

本邦における全出生数中の高年妊娠率（35歳以上で分娩した人の割合）は図❶に示すように，2000年には11.9％だったものが，2017年には28.6％に増加している。昭和大学病院（東京都品川区）で分娩する女性の70％が高年妊娠であるが，特に都市部で高年妊娠の割合が増加しているものと思われる。そしてその結果として，従来に比べてより多くの女性が児の先天異常に対して漠然とした不安を抱きながら妊娠期を過ごしていると考えられる。

児の先天異常と母体年齢の関係について日本産婦人科医会の外表奇形等統計調査の結果を示す[1]。この調査は全国の分娩を取り扱う施設のおおよそ10％における定点調査で，先天異常の数の変動を調査することを主目的に行われている。2010年から2014年の5年間で報告された504,754件の分娩の中で認めた12,364件の先天異常について母体年齢別に集計した結果を図❷に示す。先天異常の出生率は25歳から29歳に最も低く2.26％であり，母体年齢が若年でも高年でも増加するという結果である。ここで明らかなことは25～29歳に比べて40歳以降では1.45倍に先天

■ **Key Words**
カウンセリングマインド，1次対応，2次対応，3次対応，多職種連携，基幹施設，自己決定権

6. 周産期医療に関する遺伝カウンセリングの現状

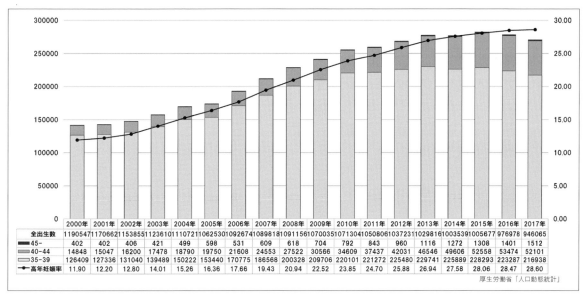

図❶　わが国の高年妊娠率の推移

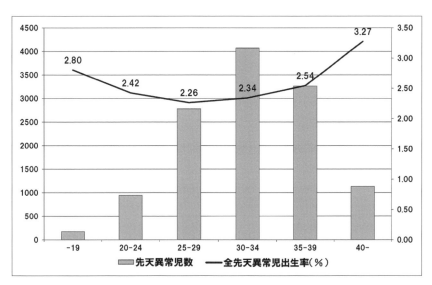

図❷　母体年齢別の先天異常児の出生率（文献2より）

異常率が増加するということである．しかし，これにはダウン症候群などのトリソミーも含まれており，加齢に伴う染色体疾患を除いた先天異常の出生の増加は極めてわずかである．
　次に母体年齢と体外受精で着床前検査を行った受精卵の染色体異常率の関連についての報告データを図❸に示す[2]．母体年齢が高くなるにつれてトリソミーの頻度が上昇している．性染色体数的

異常，転座や微小欠失・重複などの異常は年齢にかかわらずほぼ一定であり，結果として正常核型の割合は母体年齢の上昇に伴って低下する．その結果が，母体年齢とともにダウン症候群や18トリソミー，13トリソミーの染色体数的異常が増加することにもつながっている．また出産年齢の高年齢化に伴って，これら染色体数的異常について心配する女性が増えているとも推察され，この

ようなことに不安をもつ妊婦に対してはカウンセリングマインドをもって接することが妊婦健診などを担当する産科医に求められている。

Ⅱ．遺伝カウンセリングの内容と担当者

周産期の現場では，妊娠したことについての漠然とした不安を抱える妊婦から相談を頻繁に受ける。相談内容は，妊娠・出産に向けての不安，まだ見ぬ赤ちゃんの健康についての不安，出産後の生活についての不安など多岐にわたる。出生前検査を希望する女性に限定しても，もととなる不安は具体的な児の染色体異常についてのことはほとんどなく，漠然と感じる不安が出発点であることが多い。

2018年の厚労科研小西班では，妊婦の不安に対して適切に対応できる体制を検討しており，このような妊婦の不安に対する対応を1次対応，2次対応，3次対応に分けて，その実施者や実施内容を検討しているので，その内容を紹介する（図❹）。

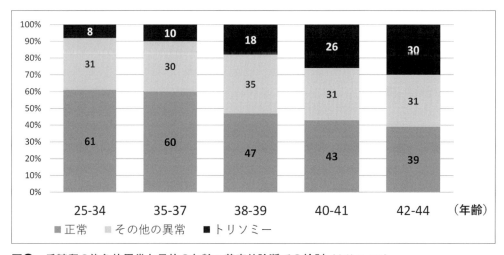

図❸ 受精卵の染色体異常と母体の年齢：着床前診断での検討（文献2より）

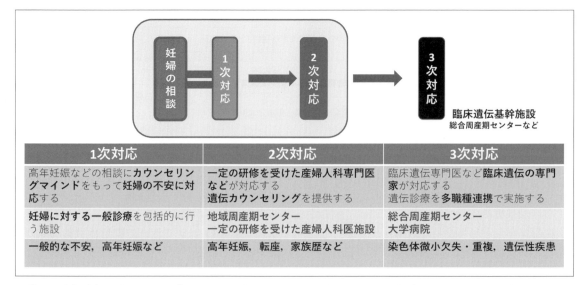

図❹ 周産期遺伝カウンセリングにおける1次・2次・3次対応の概念：厚労科研小西班での検討内容

まず，妊婦健診において，出生前遺伝学的検査に関連した質問があった場合には，検査を単に実施したり，逆に否定的な意見を述べたりせず，妊婦の自律的な意思決定に配慮し，カウンセリングマインドをもって対応することが求められる。妊婦にとっては最初に相談した医師の対応や意見がその後の判断に大きく影響するといわれていることから，この1次対応が極めて重要であり，すべての産婦人科医が妊婦の不安に寄り添う気持ちをもって対応することが求められる。この1次対応の中で出てきた実際の検査についてのより具体的な相談は，時間を改めて遺伝カウンセリングとして受けるのが適当であり，この対応が2次対応になる。

2次対応においては施設内で専門の外来枠を設定して一定の時間をかけて遺伝カウンセリングを実施する必要があるが，一般の産科医療機関でも対応可能である。実際には妊婦の相談内容は高年妊娠であることが多く，そのような症例における2次対応は一定の遺伝学的診療についての研修を受けた産婦人科医が十分に担うことができるものである。

一方，様々な家族歴や遺伝的な背景をもって遺伝カウンセリングを希望する女性も存在する。また，羊水検査などで特殊な染色体疾患が見つかった場合などはより専門的な遺伝カウンセリングが必要になる。このような女性に対しての遺伝カウンセリングは3次対応として，遺伝医療の専門家が対応するのが適切である。また，2次対応で解決しきれない相談に対しても3次対応が必要である。これらの3次対応での遺伝カウンセリングは臨床遺伝専門医が一人いればできるというものではなく，その疾患の専門医や認定遺伝カウンセラー®，臨床心理士など多職種連携により提供される必要がある。その意味で，このような機能を果たすことができるのが，地域における遺伝医療の基幹施設ということになる。

III. 出生前遺伝学的検査の現状

妊婦の年齢が上がるとともに児の染色体異常の確率が上昇し，そのことを心配して検査を希望する妊婦は増加する。前述したように昭和大学病院で分娩する女性の約70％は35歳以上の妊婦であるが，全体で約40％の妊婦が追加の検査費を負担して出生前遺伝学的検査を受けているように，出生前遺伝学的検査は特殊な妊婦が行う検査ではなくなってきている。

出生前遺伝学的検査（表❶）として確実な診断を行うには胎児細胞を直接採取して分析する必要があり，羊水穿刺や絨毛採取が行われるが，これらの方法には，少ないながら児への侵襲性のため一定の頻度で流産が起こるため，多くの妊婦が検査することはできない。そこで開発されたのが，非侵襲的なスクリーニング検査である。この検査は児の染色体疾患のリスクを推測する検査で，この結果をもとに，侵襲を伴う確定的検査を受けるかどうかを妊婦が判断することになる。スクリーニング検査として，最初にわが国に導入されたのがトリプルマーカー検査である。この検査では母体年齢ごとの染色体疾患の発生率に母体血中の3種類のタンパクやホルモンの測定値から算出されるそれぞれの尤度比を掛け合わせることで染色体疾患の発生確率が計算される。その後，測定するタンパクを1種類増やしたクアトロプル検査が一般化した。一方，検査時期を第1三半期後期として母体血清タンパク（PlGF）と超音波検査による胎児後頸部浮腫（nuchal translucency）の厚みとを組み合わせたコンバインド検査が開発され

表❶ 出生前遺伝学的検査の分類と種類

■ 非確定的検査（非侵襲検査）
　　（羊水検査など侵襲検査の実施に悩む場合の検査）
　・超音波計測（初期NTなど）による染色体疾患の可能性の評価
　・母体血清マーカー検査（クアトロプル検査，トリプルマーカー検査）
　・コンバインド検査（NT＋血清マーカー検査）
　・母体血胎児染色体検査（NIPT）

■ 確定的検査（侵襲検査）
　・絨毛染色体検査
　・羊水染色体検査

た。しかし，クアトロプル検査やコンバインド検査は，5％の偽陽性率水準でダウン症候群のおよそ80％を検出する感度の高い検査であり，加えて陰性的中率も高いものの，リスクが高いと判断された胎児にダウン症候群のある確率（陽性的中率）は10％にも満たないスクリーニング検査である。

そのような状況下で開発されたのが母体血胎児染色体検査（NIPT）である。NIPTの胎児ダウン症候群の検出率は99％以上，特異度も99.9％以上であり，極めて精度が高いがゆえに，倫理的な側面からも様々な意見が示されている。このNIPTは世界中に急速に広がり，現在100ヵ国以上で検査が可能になり，2018年に1000万件が実施されたと推定されている。わが国ではダウン症候群，18トリソミー，13トリソミーの3疾患のみを対象に2013年以降検査が行われているが，技術的には検査対象疾患として性別診断や性染色体の数的異常の検出も当然可能である。また，染色体微小欠失・重複の検出についても7Mb以上のものについては97％以上の検出率と報告されており，臨床検査として欧米では利用されている。このゲノムワイドの染色体検査は，特に胎児に形態異常のある場合などに有用な検査であり，検査で微小欠失・重複を認めた場合には羊水検査を行い，マイクロアレイ解析することで胎児異常の原因を同定できる可能性がある。さらに，単一遺伝子病についても対象となってきている。対象疾患の中には骨系統疾患などがあり，胎児超音波検査で胎児に骨系統疾患が疑われた場合に母体血で遺伝子検査を行い，診断につなげることが可能である。また，疾患の遺伝的背景のある家系内での遺伝子検査としても利用可能で，母体血漿中cell-free DNAの遺伝子検査としての応用範囲は広く，その発展性は大きいと考えられる。

しかし実際の遺伝カウンセリングでは，現状においてわが国で許容される範囲の検査について説明を行い，その中から検査を選択する必要がある。このような倫理・社会的な制約については，実際の個別の妊婦にとって十分に理解することが難しい場合もありうる。

IV．海外の出生前遺伝学的検査の現状

2018年夏の段階での欧州におけるNIPTへの対応を表❷にまとめた。NIPTが欧州の多くの国の臨床で主要な検査としての位置づけになってきていることがわかる。しかし，オランダから興味深いデータが公表されているので紹介する。オランダでは出生前検査について国が主導して取り組んでいる。2014年から2017年のプログラムでは遺伝カウンセリングの上で，希望者に妊娠初期コンバインド検査を行い，1：200以上の確率をもつ妊婦にNIPTが無償で提供されていた（Trident 1 study）。2017年以降はTrident 2 studyとして遺伝カウンセリングの上で希望する妊婦にNIPTを自己負担で提供することになった。NIPTは3種類の染色体疾患の検査とゲノムワイドの検査（〜10Mb解像度）とも妊婦が選択可能である。このような条件における検査受検率を比較した結果が図❺である。もともと2016年時点で出生前検査を希望しなかった妊婦は66％であり，Trident 2 studyがはじまって以降も57％と，多くの女性が安価で提供される出生前検査を希望しなかったことが報告されている。この要因として，オランダでは遺伝カウンセリングは一定の教育を受けた助産師などが担当しているが，検査前の遺伝カウンセリングで検査の受検は任意であり，検査を受けない権利があることが強調されているという。また，社会の中にハンディをもった子どもを受け入れ，それが特別なことではないとする認識があることもこの受検率の低さに影響していると考えられる。また図❺に示すように，NIPTを選択した妊婦の80％はゲノムワイドの検査を選択しており，このことは知りたいと考える女性はより多くの情報を求めていることを反映しているものと考えられる。

このように妊婦のおかれている社会的な環境が検査受検に大きく影響することは確かであるものの，遺伝カウンセリングを適正に行うことも妊婦の判断に大きく関わるものと考えられ，出生前検査の実施にあたっては適正な遺伝カウンセリングの実施が必要である。

表❷ 欧州の各国における NIPT の位置づけ

国	NIPT の推奨と保険償還の制限の要約	保険償還の度合
オランダ	T21，T18，T13 において 1st ライン検査として妊娠初期コンバインド検査より NIPT を推奨	2017 年より臨床検討として全妊婦対象に導入開始
ベルギー	T21 の NIPT を全妊婦への 1st ライン検査で推奨	2017 年より導入 全妊婦の負担額（8 ユーロ）
イギリス	既存の NHS 胎児異常スクリーニングプログラムへの影響を評価（コンバインドテストで >1/150 のリスクと >1/15 の T18 と T13 リスク）	導入は 2018 年より 2 年間の臨床検討 妊娠初期コンバインドテストで，>1/150 のリスクで全額償還
フランス	条件的スクリーニングとして，T21 リスク高と中の妊婦への NIPT 推奨	妊娠初期コンバインドテストで，>1/1000 リスクで全額償還 全年齢対象
スイス	妊娠初期コンバインドテストで高もしくは中リスク（1/1000）の妊婦に推奨	妊娠初期コンバインドテストで，高もしくは中リスクで全額償還
デンマーク	条件的スクリーニングとして，>1/300 リスク高の妊婦に推奨	妊娠初期コンバインドテストで，>1/300 リスク高で全額償還
スペイン	検討中	数地域で保険償還 プライベート診療で検査可能
ドイツ	検討中（2019 年 8 月に結論予定）	保険償還なし プライベート診療で検査可能
スウェーデン	T21，T18，T13 の NIPT を推奨する声明を 2015 年に発表。NIPT 提供をリスク妊婦へ推奨	保険償還なし プライベート診療で検査可能
イタリア	1st ラインもしくは 2 次検査として推奨	保険償還なし プライベート診療で検査可能
ギリシャ	国家的出生前検査プログラムなし	プライベート診療で NIPT 可能

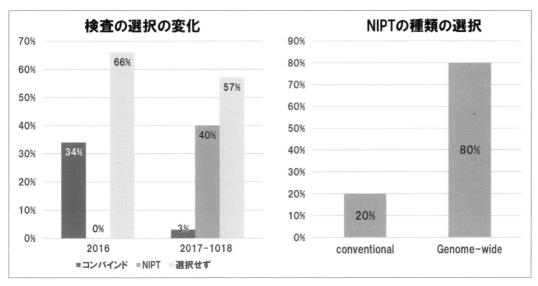

図❺ オランダにおける NIPT 無償化に伴う妊婦の行動変化

V．出生前遺伝学的検査における課題

　出生前遺伝学的検査を希望する妊婦が負っていた羊水検査などに伴うリスクが，科学技術の進歩により大幅に軽減できるようになった。出生前検査は胎児が中絶の対象となることから，その是非については議論があるものの，現に切実な悩みを抱えて妊娠する女性がいる現実やリスクを考慮し

ても検査を受検する女性が多くいる現実を受け入れ，よく理解して検査を希望する女性の自己決定権を守り，その女性により低侵襲な選択肢を確保することは重要な視点である。

科学技術の進歩はとどまるところを知らず，無限に拡大していくであろう。また科学技術の進歩によって，医療の中で患者への侵襲性が軽減されてきたのは，これまでの医療の歴史の中で繰り返されてきたことである。その最先端の技術のすべてが，われわれを幸せにするわけではない。倫理的な視点から許容できないことがあることは事実で，社会的議論の上でのコンセンサス形成は重要なステップである。しかし，このような議論においてその技術を使用し，利益を享受する可能性のある当事者の意見がなかなか表に出てくることがないように思う。漫然とした議論は，その技術によって救われる可能性のあるものの自己決定権を抑えることにもなる。現在，NIPTを含む出生前遺伝学的検査の今後の在り方について様々な議論が行われているが，よく知ったうえで希望する女性がアクセスしやすい検査体制の構築，必要なものが検査できる対象疾患の設定などが必要である。むしろ現在の医療資源の中で，このような検査実施を支える遺伝カウンセリング体制を含む医療システムの構築にこそ真剣な議論が必要であり，建設的な意見の中でより良い体制の構築につなげていく必要があると考える。

参考文献

1) 日本産婦人科医会編：外表奇形等統計調査結果 2010-2014.
2) Gardner RJM : Chromosome Abnormalities and Genetic Counseling 4th Ed, Oxford University Press, 2011.

関沢明彦
1988 年　昭和大学医学部卒業
　　　　 同医学部産婦人科学講座
1994 年　国立精神・神経センター国府台病院産婦人科
1996 年　昭和大学医学部産婦人科学講座助手
1997 年　Tufts-New England Medical Center, Division of Genetics
2001 年　昭和大学医学部産婦人科学講座講師
2007 年　同准教授
2013 年　同教授

第1章　総論

7．周産期医療における遺伝カウンセリングの留意点

四元淳子

　周産期医療における遺伝カウンセリングは，先天異常を構成する各種遺伝性疾患に大きな接点をもつことから，関連するそれぞれの疾患特性に対する十分な知識をもち，妊娠期から分娩後にかけての時期的なタイミングに配慮しながら患者と関わることが求められる．また，必要な情報を無駄なく聴取し，かつ適切に情報提供を行うことは難しく，一般化と個別化が必要である．そのいずれの場合にも疾患背景に応じた心理的配慮が必要であることに留意しなければならない．

はじめに

　周産期医療においては中心となるのはいうまでもなく母親とその子ども（胎児）である．周産期の定義としては，厳密には妊娠期22週から生後7日間を指すが，ここではもう少し広くその期間をとり，その時々における遺伝カウンセリングの留意点を述べてみたい．本稿では日本の周産期医療における遺伝カウンセリングを，先天異常に対する出生前の遺伝カウンセリングから産後の遺伝カウンセリングまでの時系列で解説した．

I．先天異常と遺伝カウンセリング

　周産期の遺伝カウンセリングの対象となるのは，主に児の先天異常である．先天異常は，新生児の3〜5％に認められるが，出生前診断によってそのすべての結果が得られるわけではない．先天異常の原因は様々で，染色体異常はその25％，出生前診断の主な対象とされている染色体異数性は全体の18％程度と考えられ，実際のところ40％程度が明確に原因を説明できない疾患である．

　近年の高年妊娠の増加に伴い，児の染色体異数性の可能性の上昇を不安に思い，出生前検査を希望する妊婦が増加している．出生前に実施される遺伝学的検査の目的と手段は様々であり，検査結果により妊婦およびそのパートナーの精神的な準備が可能となり，また適切な治療や管理に帰結することも多い．しかしながら，一部の妊婦は胎児が染色体異常の可能性が高いとの判定を受ける．あるいは，NIPTにおける判定不良や羊水検査における低頻度微細モザイクなど，不確定で曖昧な結果を得る場合もある．疾患の可能性が高いとされた場合には，十分な遺伝カウンセリングによってその後可能な検査の選択肢や適切な産科的フォローアップが提示されるが，その後に続く侵襲的検査と児の疾患に対する不安，時間的なストレス，そして診断が確定した場合の選択をどうするかなど，様々なストレスにさらされる状況を迎えることとなる．

　出生前検査を希望する妊婦に対しては，受けることで妊婦と胎児にメリットがあるかどうかについて十分に話し合う必要があるだろう．前述のように，検査を受けたところで先天異常の全容はわからない．過剰な期待をもって検査を希望する妊婦も存在する．"安心したい"という期待がどの程度満たされるのか，"備えたい"という目的に

■ **Key Words**

遺伝カウンセリング，先天異常，染色体異数性，出生前検査，家族歴，産後うつ，グリーフ

どの程度応えられるのか，異常なし，あるいは異常あり，それぞれの結果が得られた場合を想定してanticipatory guidance（予期的ガイダンス）を行うことが必要となる．

Ⅱ．出生前診断の遺伝カウンセリング

出生前診断は主にその対象が二つに区別される．一つは家系内の遺伝性疾患や風疹などの感染症，あるいは超音波による胎児の形態異常所見などにより，特定の疾患や遺伝的状況に対し明らかにリスクの上昇が認められる場合である．もう一つが高年妊娠を主訴とした出生前検査で，染色体異数性に対するリスクの上昇は否定できないものの，主に漠然とした不安を主訴とし妊婦が検査を希望する場合である．

1．出生前検査の種類

出生前検査の種類としては，絨毛採取・羊水穿刺などの侵襲的手技により胎児細胞を採取しての染色体および遺伝子検査，母体血中のcell-free DNAを利用するNIPT（non-invasive prenatal testing），そのほか超音波によるNT（nuchal translucency）測定，生化学的手法による母体血清マーカー検査，その両者を組み合わせたコンバインド検査などがある（それぞれの検査の詳細は他稿を参照のこと）．診断を目的とした絨毛・羊水検査などの侵襲的手技による確定的検査では，検査前の遺伝カウンセリングは慎重に行われてきたと考えられる．一方，非確定的検査は母体および胎児に対する侵襲性が低く，胎児に染色体異常を含む特定の疾患の可能性がどれくらいあるかの確率的評価を目的としている．偽陰性率，偽陽性率ともに高く[1)2)]，解釈が困難であり，妊婦の混乱を招くと懸念されることから事前の適切な説明が必要とされるが，筆者は妊婦の希望による非確定的検査を行う場合に，十分な遺伝カウンセリングが実施されていないことを報告した[3)]．

2．NIPTの遺伝カウンセリング

NIPTは，非侵襲的かつ母児由来のDNA断片を直接測定する遺伝学的手法であることから，その精度が評価され，従来の非確定的検査と一線を画す検査として注目を集めた．しかしながら，診断レベルで陽性か陰性かを判定するには至らないとされ，染色体疾患の評価手段として過分に評価される可能性があると米国で指摘されているとおり，その結果が誤解を招きやすいことにも留意する必要がある．さらに，結果が陽性である率は国内のNIPTコンソーシアムの報告によると高年妊娠理由で1.6%となっており，これは受検者の60人に1人程度が陽性と判定されることを意味している．陽性者の心的負担が大きいことは多くの研究で示されており，また陽性判定された中には疑陽性（5～20%程度）も含まれるため[4)]，慎重な検査前のカウンセリングが求められる．

3．侵襲的出生前検査の遺伝カウンセリング

確定診断として実施されている羊水検査と絨毛検査であるが，侵襲的な手技であること，出血や破水，感染症などの合併症や，流産や胎児死亡などのリスクについて，検査前に十分に説明を行う必要がある．その検査精度は，染色体の数の変化の診断については100%とされるが，微細な構造異常などを含めた診断精度は，絨毛検査で97.5～99.6%，羊水検査は99.4～99.8%との報告がある[5)]．さらに，絨毛検査で得られる結果は，NIPTと同様に，胎盤に限局したモザイク（confined placental mosaicism：CPM）を反映している可能性が約1%程度あることにも留意しなければならない．

また，高年妊娠を理由とした羊水・絨毛検査では，思いがけない性染色体の変化が確認されることがある．必ずしも障害に結びつかない性染色体異常や低頻度のモザイクなどが認められた時の遺伝カウンセリングは慎重に行う必要がある．

Ⅲ．遺伝カウンセリングにおける情報収集の留意点（家族歴および医学的情報）

最近では，妊娠期に妊婦の遺伝的状況を聴取することが産科の一般臨床においても日常的に行われるようになりつつある．その発展した形式が遺伝カウンセリングにおける家族歴や遺伝的状況の聴取に該当するが，必要な情報を無駄なく適切に聞き取ることは難しく，様々な留意点があること

を理解しなければならない。Koscicaらは，産科外来を受診した妊婦のうち，38％の妊婦が遺伝の専門家へと紹介されたと報告している[6]。米国産婦人科学会（ACOG）のprenatal formを使用したもので，対象となった妊婦は遺伝カウンセリングへと紹介された。適切に遺伝的状況を把握し，さらに遺伝カウンセリングにつなげていくことは，妊婦とその子どもの健康管理に大きく影響すると考えられる。

1. 具体的な聴取方法

家族歴の聴取を始める前に，まず妊婦とその家族に対し，家族歴の目的について説明し，協力を求めることが必要である。家族歴がリスク評価や診断などの有効な手掛かりとなること，そのことで有益な情報提供が可能となること，そして以降の診療において活用できることなどについて説明する。その結果，医療者と患者の間にラポール（信頼関係）が築かれることも期待される。

遺伝カウンセリングにおける家系図の記載方法については，1995年に米国人類遺伝学会誌において標準化された記載法が紹介され，その後2008年の改定を経て今日に至っている[7]。標準化された記載法に則ることで，医療者間での情報共有が可能となる（表❶）。

高年妊娠を理由とした出生前検査の場合には，詳細な家族歴の聴取は一般的ではないが，流産歴や不妊歴を聴取することで，別の疾患が疑われるきっかけとなることがあるため，基本的な内容については聴取することが求められる。各疾患状況に対する家族歴聴取を以下にまとめる。

2. 高年妊娠を理由とした出生前検査

- 年齢，妊娠週数，妊娠歴，流産歴（家系内含め），不妊歴・不妊治療歴（治療群の不安度の上昇の報告あり），感染症（例：トキソプラズマ：妊娠初期の生肉，生ハムなどの大量摂取など），遺伝性疾患の有無，先天性疾患，精神発達遅滞などについて聞き，具体的な疾患背景がないかを確認する。

3. 単一遺伝性疾患の出生前検査を希望する場合

- 診断名とその経緯について確認し，遺伝形式に応じた家族歴を聴取する。

- 家系内の遺伝子変異が同定されている場合には，出生前の遺伝子検査が可能となる場合がある。
- 疾患状況によって出生前検査の実施に対し慎重な判断が必要であり，倫理委員会の判断により実施の可否が決定する。

Ⅳ. 周産期の心理的課題

多くの研究により出生前検査で陽性と判定された妊婦の不安の上昇がみられるとしている。出生前診断と妊婦の不安や抑うつの関連をみると，最も大きく影響を与える要因としては，「受ける，受けない」の選択の違いではなく，事前に十分なカウンセリングを受けたかどうかが強く影響するとの報告がある[8]。また，妊婦のうつ病発症率や自殺率は上昇することが知られているが，産後うつの発症率が9％と高いことも報告されている。さらに，人工妊娠中絶後ストレス症候群（PASS：post abortion stress syndrome）による自殺の報告も多く，胎児に疾患があることを理由として妊娠中絶を選択した場合の心理的負担が大きいことが予測されることから，検査前の説明と意思決定の際の十分な支援が必要と考えられる。妊婦が妊娠期間を良好に過ごすことは子どもに対する母児の愛着形成に良い影響を与えると考えられている。さらに妊婦は正しく質の良い情報を求め，質の良い十分な情報により不安が軽減されることは，様々な研究により示されていることから[8,9]，検査前後の十分な遺伝カウンセリングが必要といえるだろう。

Ⅴ. 児が何らかの疾患に罹患していることが周産期に判明した場合

22週以降に児に何らかの遺伝性疾患が認められた場合には，両親に対し子どもの疾患状況にいかに適応を促していくかを主眼とした遺伝カウンセリングが行われる。具体的には，該当する疾患の症状や予後および自然歴，そして治療や養育，社会的支援などについての情報提供が行われ，必要に応じ専門家のコンサルティングが得られるように調整が行われる。

● 第 1 章 総 論

表❶ 家系図に用いる記号一覧（文献 7 より）

	男性	女性	性別不明 （性分化疾患など含）	コメント
性別	□ 40y	○ 13y	◇ 27y	年齢は記号の外に記載
罹患者	■	◐	◆	ベタ塗または密な斜線 複数の疾患は塗分け
死亡	⊘ d.76y 脳出血	⊘ d.70y 乳がん		斜線をいれる
来談者	↗□	↗○		来談者，クライエント
発端者	P↗■	P↗●		来談理由となった家系中の罹患者
妊娠	■ 19w 47,XY,+18	Ⓟ 18w 46,XX	Ⓟ 10w	妊娠週数がわかれば記載
死産	⊘ SB 30w	● SB	⊘ SB 28w	死産週数がわかれば記載

分娩に至らなかった妊娠	罹患	非罹患	コメント
自然流産	▲	△ 10w未満	年齢は記号の外に記載
人工流産	▲/ 47,XY,+18	△/	性別，週数がわかれば記載

多胎	一卵性	二卵性	コメント
	□─□	□ ○	卵性不明の場合には 2 重線の代わりに？とする

その他	コメント		
保因者	⊡	遺伝形式に関係なく，生涯疾患を発症しないと考えられる変異保有者	
未発症者	⊘	将来発症する可能性が高い変異保有者	

その他	近親婚	離婚線	不妊	選択的不妊/ 理由不明	遺伝子検査済 変異ありなし
	═	//	⊥ 無精子症	⊥	E+ または E-

例えば，一般検診のみで周産期に至った妊婦に，妊娠後期の超音波所見から児にダウン症候群の特徴が認められた場合には，まず告知のタイミングを慎重に考慮する必要がある。疾患の特徴や合併症に応じた医学的管理，児の自然歴などについての遺伝カウンセリングが産科医および小児科医，臨床遺伝専門医，認定遺伝カウンセラー®の連携によって行われる。

わが子の出産を楽しみにしていた親にとって，その子どもに先天異常があることを知ることは大きな喪失感の体験（グリーフ）となる。グリーフ（grief）とは，悲嘆と訳される言葉で，大切な人の喪失や思いがけない災害などで大きな悲しみに見舞われる状況への心的反応を示すが，"自分たちの健康で元気な子ども"の喪失，また未来や夢の喪失を同時に体験する状況も大きなグリーフとなるだろう。また，出生前診断に伴った人工妊娠中絶によるグリーフは，他者に相談しにくく，また理解を求めにくいことから，グリーフの過程が複雑化する可能性も指摘されている。妊婦やその家族の心的状況に配慮した支援の在り方が求められる。

おわりに

周産期の様々な場面で遺伝カウンセリングが必要とされる。それぞれの疾患背景を理解し，タイミングに応じた適切な遺伝カウンセリングによる支援が求められる。

参考文献

1) Wald NJ, Huttly WJ, et al : J Med Screen 16, 7-10, 2009.
2) Alldred SK, Takwoingi Y, et al : Cochrane Database Syst Rev 3, CD012599, 2017.
3) Okuyama T, Yotsumoto J, et al : J Obstet Gynaecol Res 39, 942-947, 2013.
4) Samura O, Sekizawa A, et al : J Obstet Gynaecol Res 43, 1245-1255, 2017.
5) Shaffer LG, Bui TH : Am J Med Genet C Semin Med Genet 145C, 87-98, 2007.
6) Koscica KL, Canterino JC, et al : Am J Obstet Gynecol 185, 1032-1034, 2001.
7) Bennett RL, French KS, et al : J Genet Couns 17, 424-433, 2008.
8) Zimmerman MA : Am J Community Psychol 23, 581-599, 1995.
9) Dumas L : J Perinat Educ 11, 1-9, 2002.

四元淳子

2009 年	お茶の水女子大学大学院人間文化研究科ライフサイエンス専攻特設遺伝カウンセリング講座博士課程単位取得退学
	同大学院人間文化創成科学研究科ライフサイエンス専攻遺伝カウンセリングコース特任助教
	昭和大学病院臨床遺伝医療センター遺伝カウンセラー
2013 年	亀田京橋クリニック非常勤遺伝カウンセラー
2014 年	お茶の水女子大学基幹研究院自然科学系助教
	同大学院人間文化創成科学研究科ライフサイエンス専攻遺伝カウンセリングコース
2018 年	国際医療福祉大学大学院遺伝カウンセリング分野講師

専門：周産期遺伝カウンセリング，遺伝性腫瘍遺伝カウンセリング

第1章 総論

8．周産期医療における遺伝学的検査法

佐々木愛子

近年の分子遺伝学における飛躍的な技術進歩と次世代シーケンサー（next generation sequencer：NGS）の臨床領域への導入に伴い，周産期医療，特に出生前検査における遺伝学的検査においても大きな変化が起こっている。これらを用いた検査である母体血を用いた非侵襲的出生前遺伝学的検査（non invasive prenatal testing：NIPT）や，胎児由来の細胞を用いたマイクロアレイ染色体検査など，周産期医療においてもますます遺伝学的基礎知識の習得が必要になってきた。現在，国内外で実施可能な周産期医療，特に出生前検査における遺伝学的検査法について紹介する。

Ⅰ．周産期における遺伝学的検査の種類

周産期において実施可能な遺伝学的検査は，まず非確定的検査と確定的検査の二つに分けられる。非確定的検査には，NT（nuchal translucency）など胎児超音波マーカー検査（first trimester screening：FTS），母体血清マーカーと超音波マーカーを組み合わせた初期コンバインド検査，妊娠中期母体血清マーカー検査，母体血を用いた非侵襲的出生前遺伝学的検査（non invasive prenatal testing：NIPT）が，確定的検査には羊水・絨毛を用いた核型分析（一般染色体検査），マイクロアレイ染色体検査，エクソーム解析・全ゲノム解析が挙げられる（表❶）。各検査において必要な検体は異なり，これらを使ってどのように疾患のリスク判定（非確定的検査），または疾患の罹患の有無について確定診断（確定的検査）しているのかが異なるため，検査を提供する医療従事者はこれらの検査における利点・欠点を含めた特徴について詳細を理解し，妊婦とその家族のニーズ・状況に合わせてわかりやすく説明するための"遺伝カウンセリング技術"が必要となる。

Ⅱ．各検査法の特徴

各検査の詳細は他稿に譲るが，以下に出生前遺伝学的検査の検査法の大まかな特徴，また表❷に各々の検査週数と21トリソミーの検出率をまとめた[1)2)]。日本においては，出生前遺伝学的検査を受けるかどうか，また（受ける場合に）どの検査を選択するかは，自由選択となっている。一方，北米・欧州の諸外国では全妊婦を対象に医療経済効果も考慮のうえ，個別のスクリーニング戦略が立てられている。図❶に示す一例を用いて説明する。まず全妊婦は出生前遺伝学的検査について情報提供がなされる（①）。この時点で出生前

■ **Key Words**
非確定的検査，確定的検査，胎児超音波マーカー検査（first trimester screening：FTS），
母体血を用いた非侵襲的出生前遺伝学的検査（non invasive prenatal testing：NIPT），
NT（nuchal translucency），マイクロアレイ染色体検査法，出生前エクソーム解析，
次世代シーケンサー（next generation sequencer：NGS），コピー数変化，全ゲノム解析

表❶　検査の種類と検体，その対象疾患

分類	検査の種類	検体	対象疾患
非確定	NIPT	血液	21,18,13 トリソミー
	FTS	超音波画像	21,18,13 トリソミー
	初期コンバインド検査	血液・超音波画像	21,18,(13)トリソミー
	中期母体血清マーカー検査	血液	21,18 トリソミー 開放性神経管疾患
確定	染色体検査	羊水・絨毛	染色体疾患
	マイクロアレイ染色体検査	羊水・絨毛	コピー数バリアント 一部の UPD
	単一遺伝子疾患検査	羊水・絨毛	夫婦の一方または両方が該当する 疾患の保因者である場合*
	エクソーム解析 全ゲノム解析	羊水・絨毛	遺伝子疾患（網羅的） （研究）

*日本産科婦人科学会：「出生前に行われる遺伝学的検査および診断に関する見解」参照

表❷　非確定的検査週数・検査法と 21 トリソミー検出率（文献 1, 2 より改変）

検査週数	検査法	T21 検出率（%） （偽陽性率 5%）
	母体年齢のみ	50
妊娠 15〜17 週	母体年齢＋血清マーカー検査 （3 種：AFP, hCG, uE3）	69
妊娠 15〜17 週	母体年齢＋血清マーカー検査 （4 種：AFP, hCG, uE3, InhibinA）	81
妊娠 11〜13 週*	母体年齢＋超音波マーカー＋血清マーカー検査 （3 種：NT, hCG, PAPP-A）	82〜87
妊娠 11〜13 週*	母体年齢＋超音波マーカー検査 （2 種：NT, NB）	90
妊娠 11〜13 週*	母体年齢＋超音波マーカー＋血清マーカー検査 （4 種：NT, NB, hCG, PAPP-A）	95
妊娠 11〜13 週*＋ 妊娠 15〜17 週（2 回）	母体年齢＋超音波マーカー＋血清マーカー検査 （6 種：初期：NT, PAPP-A，中期：AFP, hCG, uE3, inhibinA）	94〜96
妊娠 10〜16 週	NIPT	99.1 （偽陽性率 0.1%）

*厳密には CRL にて規定

遺伝学的検査の希望がない場合は通常の妊婦健診のみとなる（②）。残りの何らかの検査を希望した妊婦のうち，現時点では初期コンバインド検査が実施されている国が多いであろう（③）。しかし，近年では NIPT 検査価格の低下により，第一選択として NIPT を推奨する国も出てきた（④）。また依然として，一部の初診週数が遅い妊婦については中期血清マーカー検査も一部で選択されている（⑤）。一方，このようなスクリーニング制度があっても，直接侵襲検査である絨毛検査や羊水検査を選択するハイリスク群も存在する（⑥）。

初期コンバインド検査や中期母体血清マーカー検査を受け陽性結果であった場合には，妊娠週数により続けて NIPT を選択することも可能である（⑦）。NIPT で結果が陽性であった場合には，最終的に絨毛検査か羊水検査の侵襲検査を実施し確定診断する（⑧）。

このような各国のスクリーニング戦略は，出生前検査にかかる医療費総額を削減できるとともに，流死産のリスクのある侵襲的検査を減らすという効果もあり，実際に国内外で絨毛・羊水検査件数は減少していることが報告されている[3)4)]。

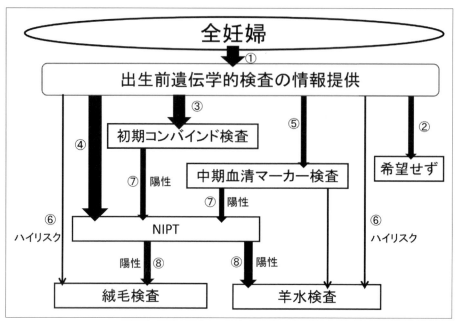

図❶ 海外におけるスクリーニング戦略の一例

1. 胎児超音波マーカー検査（First Trimester Screening：FTS）

英国の Fetal Medicine Foundation（FMF）[5] または米国の Nuchal Translucency Quality Review（NTQR）Program[6] により測定資格認定がされているリスク計算検査である。利点として，母体年齢と人種・家族歴などの背景情報に加え，胎児超音波検査にて規定のマーカー所見さえ得られれば即時的にリスク計算でき，血清マーカーのように採血・血清分離・濃度測定という過程を経なくてもよいことが挙げられる。母体年齢に加えNT，鼻骨（nasal bone：NB），静脈管血流（ductus venosus flow：DVF），三尖弁血流（tricuspid flow：TF）の四つの超音波マーカーを組み合わせることで，21トリソミーの検出率は90％以上となる。欠点としては，検査時期が11〜13週の胎児頭殿長が45〜84mmの時期に限定されること，各超音波マーカーごとに測定資格が必要であり超音波技術を要することである。2019年2月16日現在，FMFにおける日本の登録者数はNT資格者170名，NB資格者95名，DVF資格者77名，TF資格者72名となっており，実施可能施設は少ない。

2. 初期コンバインド検査

妊娠初期の母体血清マーカーであるPAPP-A，hCGと超音波マーカー検査であるNT計測を組み合わせることで，超音波測定項目を1項目のみと簡便にし，かつ21トリソミーの検出率を80％以上に維持した検査である。母体年齢と人種・家族歴などの背景情報，超音波所見，血液検査結果を用いてリスク算定する。FTSと同じく検査時期が11〜13週の胎児頭殿長が45〜84mmの時期に限定され，結果判明まで〜1週間ほどかかる。

3. 中期母体血清マーカー検査

妊娠中期（妊娠15〜17週）の母体血清マーカーであるAFP，hCG，uE3，InhibinAを組み合わせた検査である。母体年齢と人種・家族歴など背景情報と採血のみで検査が可能である。結果判明まで〜1週間ほどかかる。Inhibin Aを除くtripleマーカー検査のこともあるが，現在は四つを用いたquadrupleマーカー検査が多い。また，AFPを用いて開放性神経管疾患の疾患リスクも算出が可能である。

4. 母体血を用いた非侵襲的出生前遺伝学的検査（NIPT）

妊娠9〜10週以降に，母体血中に10〜20%程度混在する胎盤由来のcell-free DNAを用いて，児の遺伝情報を解析する方法である。NGSを用いた方法が一般的ではあるが，マイクロアレイ法やPCR法での解析も可能である。検査対象とする各染色体領域の個数・大きさにより，解析可能な情報も異なる。結果判明まで1〜2週間ほどかかる。本邦では，通常13, 18, 21トリソミーを対象にハイリスク妊娠に対して行われている[7]。これら3種のトリソミーにおける検出率は99%以上であり，偽陽性率も0.1%と低い（**表❷**）[8)9)]。

5. 絨毛検査

妊娠10〜14週に実施される確定的検査である。採取される細胞の由来は栄養膜細胞とされ，分化の過程で胎児細胞とは異なっている。よって，胎盤モザイク（1%程度）に注意する必要がある。羊水検査に比較し，比較的多量の細胞が採取されることから検査解析にある程度のDNA量を要する単一遺伝子疾患の出生前診断に適しており，通常このような症例に対しては絨毛検査の検体を用いて行われることが多い。多くは経腹的手技で採取可能であるが，胎盤位置によっては経腟的に採取する必要がある。採取手技に習熟が必要なことから本邦における実施可能施設は少ない。

6. 羊水検査

妊娠15週以降に実施される確定的検査である。羊水検査の手技自体は分娩直前まで実施可能であるが，妊娠後期に向け羊水中の角化細胞が増えてくるため，培養不成功となる可能性は増える。核型分析を行う場合には培養可能な生存細胞を採取する必要があるが，マイクロアレイ染色体検査やエクソーム解析を行う場合には，DNA採取が可能であれば必ずしも生存細胞でなくても検査可能である。また，以前は代謝性疾患家系で羊水細胞の酵素活性測定を用いた出生前遺伝学的診断も行われていたが，正常症例での羊水細胞を用いた基準値設定が困難であることなどより，近年ではほとんど実施されていない〔各検査の詳細は，本書の「第2章 2-3）非確定的遺伝学的検査（NIPTを除く）〜5）確定的出生前遺伝学的検査（羊水・絨毛染色体検査）」も参考にしていただきたい〕。

III. 周産期における遺伝学的検査の取り扱い

周産期医療分野においては，遺伝学的検査に関連して実施されている検査のうち保険収載されているものは，「胎児心エコー法（300点）」と夫婦の「染色体検査（2631点）」の2項目であり，その他の検査はすべて自費診療の対象となっている。また，妊婦健診のように自治体からの金銭的な補助の対象でもないため，検査代金はすべて妊婦とその家族の負担となる。本邦において出生前遺伝学的検査は，すべての妊婦が受けなければならない検査ではない。日本産科婦人科学会が2013年6月22日に発表した「出生前に行われる遺伝学的検査および診断に関する見解」[10]に述べられているように，出生前に行われる遺伝学的検査および診断は，"十分な遺伝医学の基礎的・臨床的知識のある専門職（臨床遺伝専門医等）による適正な遺伝カウンセリングが提供できる体制下で実施すべき検査"であり，実施する医師は"その意義を十分理解した上で，妊婦および夫（パートナー）等にも検査の特性，得られる情報の診断的評価，さらに，遺伝医学的診断意義等について検査前によく説明し，適切な遺伝カウンセリングを行った上でインフォームドコンセントを得て実施する"ものとなっている。よって，医療者側の判断のみで実施してはならない。

IV. 日本の出生前遺伝学的検査の現状

2018年の日本における出生数は92.1万件となり，2016年に100万件を割って以降3年連続で減少している。このうち，筆者らが昨年発表した厚労科学研究（小西班）の調査によると，2016年における出生前検査の推定件数は，各々，母体血清マーカー検査35,900件，羊水検査18,600件，絨毛生検1950件であった。一方，NIPTは登録制となっているものの，その実施件数は2016年度以降は日本医学会から発表されておらず，全

国件数を知ることはできない。国内でNIPTを適切に実施する目的で集まった専門家組織であるNIPTコンソーシアムからの報告では，2016年（1〜12月）のNIPTコンソーシアム参加施設での実施件数は13,628件と報告されている。しかし，2016年半ばより非認可施設でのNIPT実施も報告されていることから，実際には2018年において3万件前後のNIPTが日本で実施されていると推察される。一方，胎児超音波マーカーのみを用いた胎児リスク算定（FTS）については，Fetal Medicine Foundation（FMF）の資格保持者が各々リスク計算ソフトをダウンロードすることで各施設での実施が可能であることから，全国での実際の実施件数の把握は困難である。

筆者らが2018年に報告した厚生労働科学研究（小西班）における調査によると，2016年における出生前遺伝学的検査の延べ総数推定は約7万件であり，これは2016年における日本の全出生数97.7万件における7.2％，高齢妊婦数27.8万人における25.1％を占める。上記，調査に含まれない未確認検査数を含めたとしても日本における出生前遺伝学的検査数は，全出生数の1割にも満たないと推察される[11]。

Ⅴ．日本における出生前マイクロアレイ染色体検査と出生前エクソーム解析・全ゲノム解析

日本には海外のような専門学会による出生前のマイクロアレイ染色体検査と出生前エクソーム解析・全ゲノム解析の使用指針は発表されていない。実際には，出生前マイクロアレイ染色体検査は，胎児に超音波検査で形態異常が見られる場合や，de novoの染色体構造異常（相互転座や逆位，付加染色体など）・マーカー染色体が見られる場合に，十分な事前の遺伝カウンセリングのもと，出生前遺伝学的検査に対応可能な専門施設でのみ実施されている。出生前マイクロアレイ染色体検査にて病的コピー数バリアントが検出される割合は，各症例の検査適応により異なるが，マイクロアレイ染色体検査を行った場合でもすべての原因・予後がわかるわけではなく，あくまでも一部染色体領域のコピー数変化を調べる検査であることを理解しておく必要がある。

一方，生存する胎児を対象とした出生前エクソーム解析・全ゲノム解析は，現在日本ではほとんどなされていない。当センターでは，妊娠22週以降の出産を前提とした胎児形態異常のある胎児に対し，「未診断疾患イニシアチブ（Initiative on Rare and Undiagnosed Diseases：IRUD）研究」の一環として原因検索目的でエクソーム解析を行っているが，妊娠中絶も可能な時期における網羅的な検査としては実施していない。よって，マイクロアレイ染色体検査やエクソーム解析は症例を絞って専門施設でのみ実施されているというのが現状である。

Ⅵ．海外の出生前マイクロアレイ染色体検査と出生前エクソーム解析・全ゲノム解析

2016年にアメリカ産科婦人科学会（The American College of Obstetricians and Gynecologists：ACOG）から発表されたCommittee Opinion #682[12]では，「マイクロアレイ検査と次世代シーケンサーを用いた技術：先進的な遺伝学的診断技術の産婦人科領域における使用について」として学会の見解が示されている。これによると"出生前マイクロアレイ染色体検査は，胎児超音波検査にて単一または複数の主要形態異常を認めた症例や，侵襲検査を行う予定のある患者に年齢にかかわらず勧められる"とされ，また続けて，"臨床研究として実施する以外の全ゲノム解析やエクソーム解析の一般使用は勧められない"と記載されている。NGSを用いたエクソーム解析や全ゲノム解析などの出生前遺伝学的検査については海外においても研究段階であり一般応用はされていない。

おわりに

出生前遺伝学的検査は，科学の進歩に伴い新しい技術が導入され，ますます精密になり，従来の方法では知り得なかった胎児の微細な遺伝学的変化まで検出されるようになった。しかしながら，

これらの検査の実施には，科学的・医学的知識のみならず倫理的観点や社会的観点も含めて情報提供したうえで，患者・家族の自律性のもとに実施する必要がある．われわれ検査を提供する医療従事者は，これらの複雑な要素のバランスをどのようにとるか日々問いながら遺伝カウンセリングや検査に当たるべきである．

参考文献

1) ACOG Committee on Practice Bulletins : Obstet Gynecol 109, 217-227, 2007.
2) Nicolaides KH : Prenat Diagn 31, 7-15, 2011.
3) Sekiguchi M, Sasaki A, et al : Congenit Anom Kyoto 57, 35-36, 2017.
4) Warsof SL, Larion S, et al : Prenat Diagn 35, 972-979, 2015.
5) The Fetal Medicine Foundation
   https://www.fetalmedicine.org/（2019年2月26日参照）
6) Nuchal Translucency Quality Review
   https://www.ntqr.org/（2019年2月26日参照）
7) Sago H, Sekizawa A : Prenat Diagn 35, 331-336, 2015.
8) Palomaki GE, Kloza EM, et al : Genet Med 13, 913-920, 2011.
9) Palomaki GE, Deciu C, et al : Genet Med 14, 296-305, 2012.
10) 日本産科婦人科学会：「出生前に行われる遺伝学的検査および診断に関する見解」2013年6月22日発表
    http://www.jsog.or.jp/modules/statement/index.php?content_id=33（2019年2月26日参照）
11) Sasaki AS, Yoshihashi H, et al : Nihon Shusanki-Shinseiji Gakkai Zasshi 54, 101-107, 2018.
12) Committee on Genetics and the Society for Maternal-Fetal Medicine : Obstet Gynecol 128, e262-e268, 2016.

佐々木愛子
1999年　岡山大学医学部医学科卒業
　　　　同医学部産科婦人科学教室入局
2004年　岡山大学病院産科婦人科医員／助教
2008年　国立成育医療研究センター周産期・母性診療センター産科
2010年　岡山大学大学院医歯薬学総合研究科修了

第1章 総論

9．出生前診断の歴史

亀井良政

　出生前診断は，1950年代にRh血液型不適合の出生前診断の手法として羊水穿刺が普及したことに始まる。1956年にヒト染色体数が46本であることが確認され，1968年に初めて羊水細胞を用いたダウン症候群胎児の報告があり，その後は単に染色体の数的異常だけでなく単一遺伝子異常の評価や酵素診断が実施されるようになり，検査対象が広がった。また，検体も羊水から絨毛細胞，受精卵，さらには母体血中胎児DNA断片へと，科学の進歩とともに変遷し現在に至っている。

はじめに

　出生前診断は，従来は着床以降の胎芽・胎児を対象としたスクリーニング検査あるいは診断を指すものであったが，現在は受精卵に対する着床前診断も含まれると理解される。本稿では，これら広義の出生前診断（胎児診断・スクリーニングと着床前診断）について，歴史的背景と現状について概説する。

Ⅰ．胎児診断のプロローグ

　出生前診断の議論をするに際して常に話題となるのはダウン症候群である。ダウン症候群はいくつかの特徴的な所見についての報告が1838年から散見されるが，英国の眼科医John Langdon Downが1866年にその症状についての詳細を報告[1]したことに由来して命名されている。

　20世紀前後から染色体の研究が始まり，性染色体が動植物で同定されるようになり，雄にはY染色体が存在することが明らかとなっていた。ヒト染色体数については様々な報告があったが，最終的にヒト染色体数が46本であることが確認されたのは，1956年のTjioとLevanの報告による[2]。その後，1959年にダウン症候群の病態が21番染色体のトリソミーであることがLejeuneらによって証明された[3]。

Ⅱ．羊水穿刺

　羊水穿刺は，1880年代初頭にドイツで羊水過多に対する治療として実施されたという報告がある[4]。1930年になり，造影剤の子宮腔内注入による羊水造影検査を実施したという報告がある[5]。また，高張食塩水を子宮腔内に注入して人工妊娠中絶を実施したという報告がある[6]。1950年にはウルグアイのAlvarezが初めて羊水腔内圧を測定する目的で羊水穿刺を実施している[7]。この後，羊水穿刺は主としてRh血液型不適合妊娠における羊水中ビリルビン値の評価目的で急速に普及した[8]。

Ⅲ．羊水染色体検査

　1956年には胎児の性別を判定する目的で羊水

■ ***Key Words***

羊水穿刺，羊水染色体検査，妊娠初期絨毛検査，母体血清マーカー検査，着床前診断，ダウン症候群，無侵襲的出生前検査（NIPT），18トリソミー，13トリソミー，PGT-A，RhD

穿刺を実施したという報告がある[9)-11)]。1966 年に Steele と Breg が培養した羊水細胞から核型分析が可能であることを初めて示し[12)]，1968 年には Valenti らが羊水細胞を用いてダウン症候群の出生前診断を初めて報告している[13)]。さらに 1972 年には，それまで盲目的に実施してした羊水穿刺について，デンマークの Bang と Northeved が初めて超音波ガイド下に実施したと報告している[14)]。

わが国では，1970 年代初頭には羊水染色体検査が導入され，公費負担する自治体も現れた。その後，国会における優生保護法の改正案（胎児条項）をめぐり優生政策に対する非常に強い批判意見が提出され，公費負担も中止となり，羊水検査の実施数も減少したという経緯がある。胎児条項については，1996 年に優生保護法が母体保護法へと改正され，人工妊娠中絶，不妊手術の適応として先天異常と関連づける条項が削除された（表❶）。

Ⅳ．絨毛採取・染色体検査

1983 年にはイタリアの生物学者 Simoni が画期的な新技術として妊娠初期絨毛検査による染色体分析技術が臨床応用されるようになった[15)]。この後，絨毛検査はわが国にも導入されるようになったが，新たな社会的議論を巻き起こすこととなったため，日本産科婦人科学会は 1988 年 1 月に「先天異常の胎児診断，特に妊娠初期絨毛に関する見解」（表❷）を公示した。この適応基準は，その後の指針にも大きな影響をもたらし，日本産科婦人科学会はもちろん日本人類遺伝学会などの出生前診断に関する指針にも踏襲され現在に至っている。

表❶ 出生前診断をめぐる国内の見解の推移

年	内容
1986 年	日本産科婦人科学会 「パーコールを用いての XY 精子選別法の臨床応用に対する見解」 （2006 年　削除）
1988 年	日本産科婦人科学会 「先天異常の胎児診断，特に妊娠初期絨毛検査に関する見解」
1994 年	日本人類遺伝学会 「遺伝カウンセリング・出生前診断に関するガイドライン」
1996 年	母体保護法改正
1998 年	日本産科婦人科学会 「着床前診断に関する見解」 （2006 年，2010 年，2015 年，2018 年　改訂）
1999 年	厚生科学審議会 「母体血清マーカー検査に関する見解」
2001 年	文部科学省・厚生労働省・経済産業省 「ヒトゲノム・遺伝子解析研究に関する倫理指針」
2003 年	遺伝医学関連 10 学会 「遺伝学的検査に関するガイドライン」
2007 年	日本産科婦人科学会 「出生前に行われる検査および診断に関する見解」 （2011 年　改訂）
2011 年	日本医学会 「医療における遺伝学的検査・診断に関するガイドライン」
2013 年	日本産科婦人科学会 「出生前に行われる遺伝学的検査および診断に関する見解」 「母体血を用いた新しい出生前遺伝学的検査に関する指針」
2019 年	日本産科婦人科学会 「母体血を用いた出生前遺伝学的検査（NIPT）に関する指針」

表❷ 「先天異常の胎児診断，特に妊娠初期絨毛に関する見解」（抜粋）

妊娠初期絨毛検査法の適応
 a．夫婦のいずれかが染色体異常の保因者
 b．染色体異常児を分娩した既往を有するもの
 c．高齢妊娠
 d．重篤な伴性（X 連鎖）劣性遺伝性疾患の保因者
 e．重篤で胎児診断が可能な先天性代謝異常症の保因者
 f．重篤で DNA 診断が可能な遺伝性疾患の保因者
 g．その他重篤な胎児異常のおそれがある場合

（日本産科婦人科学会 1988 年 1 月）

Ⅴ．形態異常の評価

羊水造影を併用した母体腹部レントゲン撮影によって子宮内の観察を試みたのは 1930 年が最初である[5)]。この際には胎盤位置の確認を行ったという。その後，この技術は次第に確立され，胞状奇胎や胎児の神経管閉鎖障害，腹壁異常，胎児水腫，消化管通過障害や先天性横隔膜ヘルニアの出

生前診断に1980年代初頭まで用いられていた。

一方，胎児を直接観察する方法として内視鏡の技術が開発された[16]。文献上最初の報告は1945年のWestinによるもののようであるが，1966年にはAgüeroらが，1972年にはValentiがendoamnioscopyと称して報告をしている[17]。その主な目的は，胎児を直視下で観察するよりは臍帯血のサンプリングをすることであった。1990年前後には胎児鏡検査（fetoscopy）として一部の施設で利用されていたようだが，後述するようなリアルタイム超音波診断装置の普及に伴い，侵襲的な胎児鏡の使用頻度は激減した。時代を経て1990年代半ば以降，双胎間輸血症候群に対する子宮内胎児治療[18]の手法として再度脚光を浴びるようになり，現在に至っている。

1970年代にリアルタイム超音波診断装置の技術革新が始まり，産婦人科臨床に普及するようになると，様々な先天形態異常や胎児発育不全が診断されるようになった。1980年代には胎児行動観察が始まりbiophysical profile scoreの概念が確立された。同時に経腟超音波診断装置の開発，さらには1990年代には胎児胎盤血流測定が始まり，出生前診断の主役に躍り出て現在に至っている。

Ⅵ. 生化学的分析

前述したように，出生前診断としての生化学的検査は，Bevisらが1952年に血液型不適合妊娠における胎児貧血の有無の評価のために羊水中ビリルビン値測定を報告したのが始まりである[8]。

1965年にJeffcoateらが，羊水分析による副腎性器症候群の出生前診断を初めて報告し[19]，さらに1968年にはNadlerがガラクトース血症の出生前診断を報告している[20]。その後，様々な先天性酵素欠損症の出生前診断が羊水穿刺により実施されるようになり，現在に至っている。

Ⅶ. 母体血清マーカー検査

1974年にスペインのAvendañoが，神経管閉鎖障害（NTD）では脳脊髄液中に多量に存在するAFPが胎児では羊水中に漏れ出すために，母体血清中のAFP濃度測定がNTDのスクリーニングに有用であることを初めて報告した[21]。この流れの中で，逆に母体血清中のAFP値が異常低値の一群があることが判明し，これら母体の胎児は高率にダウン症候群に罹患していることが1976年にNorgaard-Pedersenらによって初めて報告された[22]。この報告以降，その簡便さからダウン症候群のリスクの評価のために母体血清中のAFP値を測定することが次第に普及するようになり，1980年代半ばには妊娠中期におけるNTDとダウン症候群の胎児スクリーニングの手法として確立された。

この後さらにいくつかの母体血清マーカーが追加され，1980年代末にはトリプルマーカー（AFP, hCG, E3）が，1990年代前半にはクアトロマーカー（AFP, hCG, E3, inhibin-A）が胎児マススクリーニングの手法として普及した。

わが国には1994年に導入され急送に普及したが，妊婦の不安を引き起こすという反対意見もあり，1999年に厚生省は「母体血清マーカーに関する見解」を公表し，母体血清マーカー検査については積極的に妊婦に説明してはならない，とされた。これ以降，母体血清マーカー検査の実施数は減少した。

現在では，妊娠初期の母体血清マーカー〔free β-hCG, pregnancy-associated plasma protein A (PAPP-A)〕に加えて，後述するnuchal transluceny (NT) の計測値を加えて統合的に評価する妊娠初期コンバインド検査が提供されている。

Ⅷ. 着床前（受精卵）診断

妊娠成立前の胚を用いて遺伝子・染色体分析を実施する着床前診断の背景には，1978年のイギリスのSteptoe, Edwardsによる世界初の体外受精児の出生の報告がある[23]。着床前診断の歴史は，X連鎖遺伝病の児を出産する可能性のある夫婦に胚の性別診断として実施した英国のHandysideらによる1990年の報告に始まる[24]。

その後，多くの単一遺伝子病，染色体構造異常，染色体スクリーニング，性別診断，さらにはdonor baby（夫婦の白血病罹患児に対する骨髄移植目的でHLA型の一致する受精卵の選別）など，

海外ではその適応は非常に多岐にわたっている。

一方，わが国での着床前診断については，1998年10月に日本産科婦人科学会が「着床前診断に関する見解」で着床前診断を承認する方向性が示された。この要点は，臨床研究として重篤な遺伝性疾患に限って一例一例を個別に審議したうえで実施するという点である。その後，2004年6月にDuchennne型筋ジストロフィー症例の着床前診断が承認され，2006年2月には流産の反復による身体的・精神的苦痛の回避を望む夫婦の心情に配慮して，染色体相互転座に起因する習慣流産（反復流産を含む）が着床前診断の審査の対象として追加された。その後現在に至るまで，この後者の症例が着床前診断の大多数を占めている。2018年6月には，審査時間の短縮を目的とした改定が行われ，日本産科婦人科学会による1例ごとの個別審査から，学会から施設認定を受けた各施設の倫理委員会による審査，へと簡略化された。

なお着床前診断の用語について，2017年の国際的な用語の変更に伴い，従来のPGS（preimplantation genetic testing or screening）とPGD（preimplantation genetic diagnosis）が廃止され，新たに染色体の数的異常の検出を目的としたPGT-A（preimplantation genetic testing for aneuploidy）と単一遺伝子病の検出を目的としたPGT-M（preimplantation genetic testing for monogenic/single gene diseases）を用いることとなった。さらに2018年12月には日本産科婦人科学会はこのPGT-Aに関する公開シンポジウムを開催し，PGT-Aを特別臨床研究として実施することが検討された。今後，PGT-Aについては臨床応用が国内でも進んでゆくものと思われる。

IX．無侵襲的出生前検査（NIPT）

NIPTの歴史の端緒は，1997年，香港のLoら[25]が，男児を妊娠した母親の血漿からY染色体由来のDNAを検出できることを報告したことに始まる。当初はRhD陰性妊婦における胎児RhD遺伝子の診断など，母体が有していないDNA断片を検出することしかできなかったが，ヒト全ゲノム解析が完了したことと，次世代シークエンサーの登場で短時間に大量のDNA断片の塩基配列の解読が可能となったことから，massively parallel sequencing法が開発され[26]，2011年から胎児ダウン症候群などのスクリーニングを目的として米国で臨床応用されて市場に投入され，検査可能な対象疾患は18トリソミー，13トリソミーなど次第に増加しつつ急速に全世界に普及した（表❸）。

わが国でも，2013年4月よりNIPTが臨床研究として開始された。この際には対象患者ならびに実施可能施設について，多くの条件が設定された。さらに，母体血でのDNA診断が一気に拡大・進展する様相を示したために，「出生前に行われる遺伝学的検査および診断に関する見解」（表❹）として，特にゲノム解析技術の応用に関して詳細な記載を行い，遺伝学的検査の定義を行った。

表❸　NIPT検査技術の進歩と対象疾患の拡大の推移

2011年	ダウン症候群
2012年	18トリソミー，13トリソミー，性別，多胎妊娠
2013年	性染色体，微小欠失（22q11.2, 15q, 5p, 1p36），22トリソミー，16トリソミー
2014年	微小欠失（11q, 8q, 4p）
2015年	Genome-wide染色体異常
2017年	単一遺伝子病パネル

表❹　「出生前に行われる遺伝学的検査および診断に関する見解」（抜粋）

侵襲的な検査や新たな分子遺伝学的技術を用いた検査の実施要件
1. 夫婦のいずれかが染色体異常の保因者である場合
2. 染色体異常症に罹患した児を妊娠，分娩した既往を有する場合
3. 高齢妊娠の場合
4. 妊婦が新生児期もしくは小児期に発症する重篤なX連鎖遺伝病のヘテロ接合体の場合
5. 夫婦の両者が，新生児期あるいは小児期に発症する重篤な常染色体伴性劣性遺伝病のヘテロ接合体の場合
6. 夫婦の一方もしくは両者が，新生児期あるいは小児期に発症する重篤な常染色体優性遺伝病のヘテロ接合体の場合
7. その他，胎児が重篤な疾患に罹患する可能性のある場合

（日本産婦人科学会 2013年6月）

その後認定施設は徐々に増加したが，2016年後半から認定を受けていない施設におけるNIPTの実施の実態が明らかになり，一切遺伝カウンセリングを実施しない，あるいは検査内容について誤った説明をするために，受検者に被害が生じていることが明らかとなった。このような背景を元に，日本産科婦人科学会は2019年4月に新たな指針を公示し，利益の追求のみを目的とした安易なNIPT検査が実施されることがないように，遺伝カウンセリングの徹底と実施施設要件の修正を行った。

このほか，比較的歴史の浅いSNPマイクロアレイや全エクソーム解析を用いた出生前遺伝学的検査については他稿に譲るが，今後も検査・診断方法はますます多彩で複雑化するものと思われる。

おわりに

遺伝学は一歩間違えると優生学になる危険を常にはらんでいる。今後，臨床遺伝学は予防医学の一端を担うべく，発症前予防・治療のために利用されるべきである。現実にダウン症候群については，すでに胎児期早期からの診断と治療により知的発達障害が予防できる可能性を示す報告が出ている。出生前診断も，異常な胎児を排除するのではなく，胎児治療の可能性を常に念頭に置きながら前に進むべきであろうと思う。

参考文献

1) Down JL : On some of the mental affections of children and youth. Lettsomian Lectures Delivered before Medical Society London, 1887.
2) Tjio JH, Levan A : Hereditas 42, 1-6, 1956.
3) Lejeune J, Gautier M, et al : C R Hebd Seances Acad Sci 248, 1721-1722, 1959.
4) Lambl D : Zentralbl Gynaekol 5, 329, 1881.
5) Menees TD, Miller JD, et al : Am J Roentgenol 24, 363, 1930.
6) Aburel ME : Gynecol Obstet 36, 398, 1937.
7) Gadow EC : Prenat Diagn 18, 870, 1998.
8) Bevis DCA : Lancet 259, 395-398, 1952.
9) Fuchs F, Riis P : Nature 177, 330, 1956.
10) Shettles LB : Am J Obstet Gynecol 71, 834-838, 1956.
11) Makowski EL, Prem L, et al : Science 123, 542-543, 1956.
12) Steele MW, Breg WR Jr : Lancet 287, 383-385, 1966.
13) Valenti C, Schtta EJ, et al : Lancet 292, 220, 1968.
14) Bang J, Northeved A : Am J Obstet Gynecol 114, 599-601, 1972.
15) Simoni G, Brambati B, et al : Hum Genet 63, 349-357, 1983.
16) Perez-Medina T, et al : Diagnostic and Operative Hysteroscopy, JP Medical, 2011.
17) Valenti C : Am J Obstet Gynecol 114, 561-564, 1972.
18) Ville Y, Hyett J, et al : N Engl J Med 332, 224-227, 1995.
19) Jeffcoate TN, Fliegner JR, et al : Lancet 286, 553-555, 1965.
20) Nadler HL : Pediatrics 42, 912-918, 1968.
21) Avendaño O : Rev Chil Obstet Ginecol 39, 23-31, 1974.
22) Norgaard-Pedersen B, Jorgensen PI, et al : Acta Obstet Gynecol Scand 55, 59-62, 1976.
23) Steptoe PC, Edwards RG : Lancet 312, 366, 1978.
24) Handyside AH, Kontogianni EH, et al : Nature 344, 768-770, 1990.
25) Lo YM, Corbetta N, et al : Lancet 350, 485-487, 1997.
26) Chiu RW, Chan KC, et al : Proc Natl Acad Sci USA 105, 20458-20463, 2008.

亀井良政
1985年　東京大学医学部医学科卒業
　　　　同医学部附属病院産科婦人科研修医
1991年　同助手
1994年　（財）東京都老人総合研究所神経生理部門主任研究員
1999年　Case Western Reserve University 医学部 Neurosciences 部門主任研究員
2008年　東京大学医学部附属病院女性診療科・産科講師/病棟医長
2013年　埼玉医科大学病院産婦人科教授
2014年　埼玉医科大学病院院長補佐（併任）

第2章

小児・周産期遺伝医学研究・診療各論

第2章 小児・周産期遺伝医学研究・診療各論

1．小児編
1）片親性ダイソミーと小児遺伝性疾患

鏡　雅代

片親性ダイソミー（UPD）は一対の染色体が片親に由来する。一対が伝わる heterodisomy，一本のみが伝わる isodisomy がある。正常表現型の未診断例も存在すると推測されるが，インプリンティング領域を含む染色体の UPD はインプリンティング異常症を引き起こす。片親からヘテロ変異が伝わった場合は，isodisomy により劣性遺伝病が顕在化する。UPD の発症には，受精時の配偶子の異数性（特に卵子）の関与が多く，母親年齢の高齢化による UPD 発症リスクの増加の報告を認める。

はじめに

片親性ダイソミー（uniparental disomy：UPD）は一対の染色体が片親に由来する状態である[1]。一対が伝わる場合を heterodisomy，一本のみが伝わる場合を isodisomy という。UPD は 3500 出生に 1 名の発症との報告がある[2]。UPD はコピー数正常であることから，正常表現型にて未診断の例も多いと考えられる。一方，UPD の染色体上に片親性に発現するインプリンティング遺伝子が含まれる場合，インプリンティング異常症が発症する。また isodisomy では，片親から伝わったヘテロ変異がホモ変異となることから劣性遺伝病が顕在化する（図❶）。

I．UPD の発症機序

UPD は，配偶子の異数性が関連する trisomy rescue（TR），gamete complementation（GC），monosomy rescue（MR），体細胞分裂時のエラーにより生じる post-fertilization mitotic error（PE）

によって生じる[3]。ロバートソン転座[用解1]をもつ母性片親性ダイソミー（maternal UPD）の発症機構も加え，図❷に記す。TR による maternal UPD は異数性をもつ卵子と正常精子が受精し 3 倍体となったのち，正常精子由来の染色体が消失することにより胎児発育が継続する。MR は正常卵子と零染色体の精子が受精し，正常卵子由来の染色体が倍化することにより生じる。GC はともに異数性をもつ卵子と精子の受精により生じるが，確率的に非常に低いと考えられる。TR および GC による maternal UPD は heterodisomy を示し，MR によるものは isodisomy を示す。PE による maternal UPD は正常卵子と正常精子の受精後の体細胞分裂時のエラーにより生じる。組み換えがある場合は一部両親性の部分をもつ segmental isodisomy となり，ない場合は全領域の isodisomy となる。ロバートソン転座をもつ親から転座の染色体が伝わることによって起こる maternal UPD は heterodisomy を呈する。転座をもつ UPD の次子再発率評価には，親の染色体検

■ **Key Words**
片親性ダイソミー（UPD），heterodisomy，isodisomy，インプリンティング異常症，卵子，異数性，trisomy rescue，monosomy rescue，gamete complementation，post-fertilization mitotic error

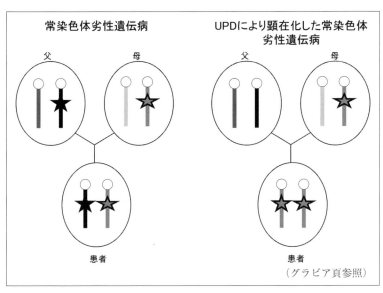

図❶ Isodisomy による劣性遺伝病の顕在化

Ⅱ. UPD の同定方法

転座を伴わない UPD は正常染色体数であることから，UPD の同定には親由来を判定するための解析が必要となる。

1. Single nucleotide polymorphism（SNP）アレイ解析

コピー数異常を同定できる comparative genomic hybridization（CGH）アレイと SNP アレイを組み合わせることにより，UPD の同定が可能となった。コピー数異常がない loss of heterozygosity（LOH）は，

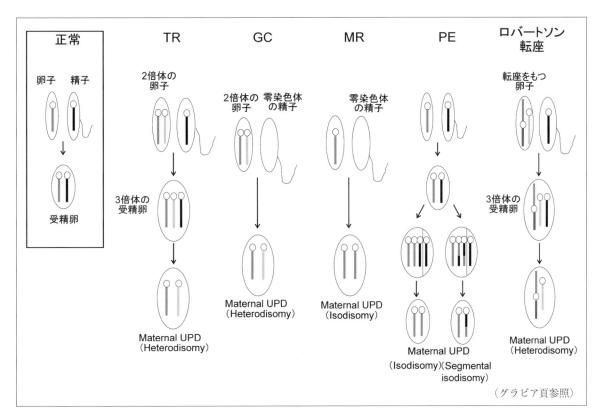

図❷ maternal UPD の発症機序

TR：trisomy rescue，GC：gamete complementation，MR：monosomy rescue，PE：post-fertilization mitotic error
赤，橙：母由来染色体，青：父由来染色体，灰色：UPD と関連する染色体以外の染色体

isodisomyであることを示す。heterodisomyのUPDは，両親性のダイソミーと区別できないことから，両親のSNPアレイデータとの比較が必要である。

2. マイクロサテライトマーカー解析

染色体上に散在するリピート多型を用いて染色体の親由来を調べる方法である。マイクロサテライトマーカーはデータベース上に登録があり，プライマー配列も記載されている。両親，患者のDNAを用いて，リピート多型を含んだ領域をPCR法で増幅し，そのPCR産物のサイズおよびピークの高さから染色体の親由来，正常細胞系列とのモザイクの有無について同定が可能である。

Ⅲ．染色体別のUPD

UPDデータベースをもとに報告済みのUPDを表❶にまとめた。19番染色体以外の常染色体でUPDの報告を認めた。インプリンティング異

表❶ uniparental disomy（UPD）症例の概要 *1

染色体	Maternal UPD		Paternal UPD	
	正常表現型症例の数 *2	異常表現型症例の数（表現型）*3	正常表現型症例の数 *2	異常表現型症例の数（表現型）*3
1	1	1（自閉症）	4	1（低身長，顔貌異常）
2	3	1（尿道下裂，発達遅延）	3	1（重度知的障害，顔貌異常）
3	0	0	1	0
4	3	1（大うつ病性障害），1（軽度知的障害）	0	1（腎奇形，顔貌異常）
5	0	0	0	1（発達遅延，大頭症，尿道下裂）
6	0	5（子宮内胎児発育遅延）	0	多数（新生児一過性糖尿病）
7	0	多数（Silver-Russell症候群）	0	1（過成長）*4
8	1	1（顔貌異常），1（発達遅延）	0	0
9	0	1（IgA腎症，甲状腺機能低下症，低身長），1（心疾患，発達遅延）	0	0
10	1	0	0	0
11	0	4（Silver-Russell症候群）	0	多数（Beckwith-Wiedemann症候群）
12	1	0	0	0
13	3	0	4	0
14	0	多数（Temple症候群）	0	多数（Kagami-Ogata症候群）
15	0	多数（Prader-Willi症候群）	0	多数（Angelman症候群）
16	1	多数（子宮内胎児発育遅延）	0	0
17	1	1（けいれん，発達遅延）	1	0
18	1	0	2	1（言語発達遅延，第4指のオーバーラップ）
19	0	0	0	0
20	0	多数（子宮内胎児発育遅延，摂食障害，筋緊張低下）	1	多数（偽性副甲状腺機能低下症）
21	4	2（発達遅延）	3	0
22	7	0	2	0
X	0	0	1	1（発達遅延，筋緊張低下，低身長）
Y	0	0	0	0

インプリンティング異常症と知られている症候群は下線で記した。
*1 UPD database（http://upd-tl.com/upd.html）をもとに記載。
*2 正常表現型の患者は染色体構造異常精査により同定された。
*3 UPDの染色体以外の染色体異常，既知遺伝病の症例，臨床情報が得られない症例は除外した。
*4 文献16より。

常症と関連のない染色体の UPD は，染色体構造異常の精査や，基礎疾患の原因精査，胎児期の染色体異常に対する出生後の再検査にて同定された症例が多い。正常表現型症例も認める。

Ⅳ．UPD とインプリンティング異常症（表❷）

インプリンティング遺伝子は片親性に発現する遺伝子であり，父性発現遺伝子と母性発現遺伝子がある。インプリンティング遺伝子はクラスターを作って染色体上に散在する。インプリンティング領域内の遺伝子の発現調節は differential methylated region（DMR）と呼ばれる CpG アイランドのメチル化修飾が親由来によって異なっている領域が制御する[4]。インプリンティング遺伝子はこれまでに約 160 同定されているが[5]，その機能については不明なものが多い。インプリンティング遺伝子は胎盤・脳で強く発現しており[6]，

表❷ UPD と関連したインプリンティング異常症（文献 8 より改変）

インプリンティング異常症	有病率	OMIM[*1]	責任領域	UPD の種類	UPD の頻度[*2]	臨床像
新生児一過性糖尿病	1/300,000	601410	6q24	UPD(6)pat	40%	子宮内発育遅延，新生児期の一過性糖尿病，巨舌，臍帯ヘルニア，筋緊張低下
UPD(6)mat	不明	-	6 番染色体	UPD(6)mat	100%	子宮内発育遅延，早産
Silver-Russell 症候群	1/75,000 - 1/100,000	180860	7p11.2 11p15	UPD(7)mat UPD(11p15)mat	～10% single case	子宮内発育遅延／出生後成長障害，出生時相対的大頭，体の左右非対称，前額突出，哺乳不良
Beckwith-Wiedemann 症候群	1/15,000	130650	11p15	UPD(11p15)pat	～20%	出生前後の過成長，臓器肥大，巨舌，臍帯ヘルニア，新生児期低血糖，半身肥大，腫瘍発症リスク
Temple 症候群	不明	616222	14q32	UPD(14)mat	78%	子宮内発育遅延／出生後成長障害，筋緊張低下，哺乳不良，体幹部肥満，思春期早発症，小さな手足
Kagami-Ogata 症候群	不明	608149	14q32	UPD(14)pat	65%	羊水過多，腹壁異常，ベル型・コートハンガー型小胸郭，特徴的顔貌（豊かな頬，長く突出した人中，眼瞼裂狭小など）
Prader-Willi 症候群	1/25,000 - 1/10,000	176270	15q11-q13	UPD(15)mat	<30%	出生後成長障害，知的障害，新生児期筋緊張低下，性腺機能低下，肥満／過食
Angelman 症候群	1/20,000 - 1/12,000	105830	15q11-q13	UPD(15)pat	1-3%	知的障害，小頭症，重症の言語発達遅滞，容易に引き起こされる笑い，失調性運動，痙攣，側弯
UPD(16)mat	不明	-	16 番染色体	UPD(16)mat	100%	子宮内発育遅延
UPD(20)mat	不明	-	20 番染色体	UPD(20)mat	100%	子宮内発育遅延／出生後成長障害，哺乳不良
偽性副甲状腺機能低下症	不明	103580	20q13.32	UPD(20)pat	2.5%	副甲状腺ホルモンなどのホルモン抵抗性，オルブライト遺伝性骨異栄養症，皮下骨腫，哺乳不良，異常な成長パターン

UPD(6)mat：maternal uniparental disomy chromosome 6, UPD(16)mat：maternal uniparental disomy chromosome 16,
UPD(20)mat：maternal uniparental disomy chromosome 20
灰色背景は maternal UPD で生じるインプリンティング異常症。
[*1] Online Mendelian Inheritance in Man（https://www.ncbi.nlm.nih.gov/omim/?term=）
[*2] それぞれのインプリンティング異常症の遺伝学的原因における UPD の頻度。

胎盤，胎児や脳の発育に関係していると考えられている。一般的に母性発現遺伝子は発育の抑制，父性発現遺伝子は発育の促進に働く[7]。

インプリンティング異常症と知られている8疾患〔新生児一過性糖尿病，Silver-Russell症候群（SRS），Beckwith-Wiedemann症候群（BWS），Temple症候群（TS14），Kagami-Ogata症候群（KOS），Prader-Willi症候群（PWS），Angelman症候群（AS），偽性副甲状腺機能低下症〕はUPD以外にもDMRのメチル化異常であるエピ変異，DMRを含む微小欠失によっても発症する[8]。既知インプリンティング異常症におけるUPDの頻度は様々である。11番染色体インプリンティング異常症であるSRSやBWSで認めるUPDはともに正常細胞とのモザイクのみ同定されており，正常細胞とのモザイクでのみ生存できると推測される[9]。14番染色体インプリンティング異常症については，鏡像関係にあるTS14，KOSともにUPDが70％を占める[10)11]。15番染色体インプリンティング異常症のPWSはインプリンティング領域内にリピート配列が存在することから，欠失によるものが最も多く，maternal UPDは30％以下となっている。鏡像関係にあるASは母性遺伝子UBE3Aの変異などによっても引き起こされることから，父性片親性ダイソミー（paternal UPD）の占める割合は1～3％程度である[8]。

最近，6番染色体，16番染色体，20番染色体のmaternal UPDがSGA性低身長患者や，SGA性低身長を呈するSRSの臨床診断基準を満たす患者において同定されている[12)-14]。maternal UPDでは母性発現遺伝子が過剰発現，父性発現遺伝子の発現が消失することから，発育は抑制されることが予想され，実際，maternal UPDにより引き起こされるSRS，TS14，PWS，6番染色体，16番染色体，20番染色体のmaternal UPDは子宮内胎児発育遅延，低身長を呈する。対照的に，paternal UPDでは過成長を示すことが多い。14

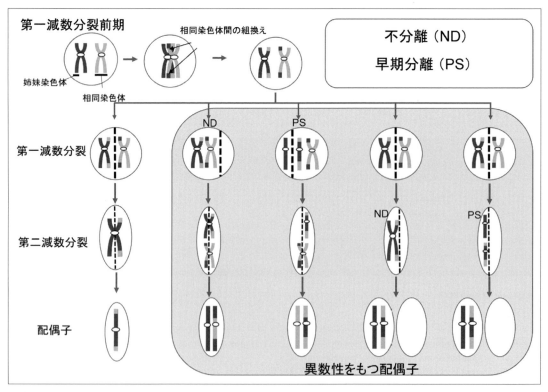

図❸　異数性をもつ配偶子の形成

番染色体の paternal UPD で生じる KOS，11番染色体の paternal UPD で生じる BWS では胎児期の過成長を認める．最近，7番染色体の paternal UPD をもつ過成長の症例が報告されている[15]．加えて，インプリンティング異常症間の臨床像のオーバーラップが最近知られてきた．TS14 は SRS や PWS とのオーバーラップが報告されており[10]，疾患横断的な解析が必要である．

V．UPD の発症リスク

UPD は配偶子の異数性に起因する原因，特に卵子の異数性に起因するものが多い[16]．胎児期に作られた卵母細胞は第一減数分裂前期で分裂を停止し，第二次性徴開始により分裂を再開し，性周期ごとに排卵される．生涯を通じて生産される精子と異なり，卵子は胎児期以降生産されない．近年，母親の加齢が卵子の異数性に関与するとの報告が多数されている[17]．加齢により，相同染色体や姉妹染色体の不分離や，早期分離による染色体の異数性が増加することも報告されている[18]（図❸）．実際，PWS における研究で UPD 症例の母の年齢が一般集団に比較して高いことが明らかとなっている[16]．

おわりに

遺伝子解析の技術の進歩により UPD が同定されるようになり，その病的意義について注目されるようになってきた．インプリンティング異常症，劣性遺伝病の顕在化に加え，まだ機能がわかっていないインプリンティング遺伝子の発現異常が表現型にどのように寄与するのか今後の研究の進展が期待される．

用語解説

1. **ロバートソン転座**：アクロセントリック型の染色体（13，14，15，21，22番染色体）のうちの2本が転座して短腕を失い，染色体数45になったもの．均衡型転座の場合は，遺伝子の増減はなく正常表現型．

参考文献

1) Shaffer LG, Agan N, et al : Genet Med 3, 206-211, 2001.
2) Yamazawa K, Ogata T, et al : Am J Med Genet C Semin Med Genet 154C, 329-334, 2010.
3) Robinson WP : Bioessays 22, 452-459, 2000.
4) Reik W, Walter J : Nat Rev Genet 2, 21-32, 2001.
5) Zink F, Magnusdottir DN, et al : Nat Genet 50, 1542-1552, 2018.
6) Keverne EB : Proc Natl Acad Sci USA 112, 6834-6840, 2015.
7) Moore T, Haig D : Trends Genet 7, 45-49, 1991.
8) Eggermann T, Perez de Nanclares G, et al : Clin Epigenetics 7, 123, 2015.
9) Luk HM, Ivan Lo FM, et al : Am J Med Genet A 170, 1938-1941, 2016.
10) Kagami M, Nagasaki K, et al : Genet Med 19, 1356-1366, 2017.
11) Kagami M, Kato F, et al : Eur J Hum Genet 20, 928-932, 2012.
12) Eggermann T, Oehl-Jaschkowitz B, et al : Mol Genet Genomic Med 5, 668-677, 2017.
13) Inoue T, Yagasaki H, et al : J Med Genet 56, 413-418, 2019.
14) Kawashima S, Nakamura A, et al : J Clin Endocrinol Metab 103, 2083-2088, 2018.
15) Nakamura A, et al : J Med Genet 55, 567-570, 2018.
16) Matsubara K, Murakami N, et al : J Hum Genet 56, 566-571, 2011.
17) Demko ZP, Simon AL, et al : Fertil Steril 105, 1307-1313, 2016.
18) Webster A, Schuh M : Trends Cell Biol 27, 55-68, 2017.

参考ホームページ

- Uniparental disomy（UPD）
 http://upd-tl.com/upd.html

鏡　雅代	
1994 年	旭川医科大学医学部卒業 北海道大学医学部小児科関連病院
2003 年	北海道大学大学院医学研究科内科系専攻修了（学位取得）
2005 年	国立成育医療研究センター研究所分子内分泌研究部研究員
2010 年	同分子内分泌研究部上級研究員
2012 年	同分子内分泌研究部臨床内分泌研究室室長

第2章 小児・周産期遺伝医学研究・診療各論

1．小児編
2）染色体微細構造異常と小児神経疾患

山本俊至

染色体微細構造異常とは，染色体標本を光学顕微鏡下で観察しても確認できない程度の微細な異常であり，古典的な染色体微細欠失症候群はいくつか知られていたが，マイクロアレイ染色体検査などの網羅的ゲノム解析手法が普及して以降，多くの新規症候群が明らかになってきた。それらは欠失によるハプロ不全で引き起こされるだけではなく，ゲノム構造の特徴などによって引き起こされる重複でゲノムコピー数が増加することが症状を引き起こす場合もある。一部の例外を除き，ほとんどの染色体微細構造異常は発達遅滞などの何らかの神経症状と関連している。

はじめに

染色体微細構造異常とは，通常の染色体Gバンド法では診断ができないサイズの構造異常のことを示す。Gバンド法によって顕微鏡的に確認できる染色体のバンドのサイズはおよそ10Mb程度である。したがって10Mbより小さなサイズの構造異常をGバンド法で確認することは困難である。ただ，染色体微細構造異常の概念は，1980年代後半にはすでに認識されるようになっていた。その頃は，遺伝子組換え実験が行われるようになってきた時代であり，ヒト染色体断片のDNA配列でサザンブロッティングなど，いわゆるハイブリダイゼーションの手法が盛んに用いられるようになってきた時代である。この頃，次々と明らかになったのは22q11.2欠失症候群やWilliams症候群など，いわゆる古典的な染色体微細欠失症候群である。

Ⅰ．古典的染色体微細欠失症候群

古典的染色体微細欠失症候群においては，特徴的な症状から，疾患の臨床的な概念がまず初めに確立していたという特徴がある。例えば22q11.2欠失症候群は，Fallot四徴症に軽度発達遅滞を示すことが知られており，Williams症候群は大動脈弁上狭窄に軽度発達遅滞，特徴的な顔貌などを示すことが有名である。そのため，発達遅滞に筋緊張低下，肥満を主な症状とするPrader-Willi症候群，大頭症に発達遅滞を伴うSotos症候群や，先天性心疾患に特徴的な顔貌，発達障害を合併するSmith-Magenis症候群なども含めた古典的な染色体微細構造異常による症候群は，臨床的な症状から当該疾患を疑い，疾患責任領域の染色体断片を利用したFISH法で診断をするという診断手順が定着している（表❶）。

ここに挙げた古典的な染色体微細欠失症候群のもう一つの特徴は，血縁関係が全くない患者間においても，欠失範囲が共通しているということが

■ **Key Words**

古典的染色体微細欠失症候群，low copy repeat（LCR），ゲノム病，隣接遺伝子症候群，染色体中間部，サブテロメア，マイクロアレイ染色体検査，ゲノムコピー数異常

表❶ 古典的染色体微細欠失症候群と主な臨床症状等

染色体領域	主な関連遺伝子	欠失の場合	主な症状	重複の場合	主な症状
22q11.2	TBX1	22q11.2 欠失症候群	Fallot 四徴症	22q11.2 重複症候群	発達障害
7q11.23	ELN	Williams 症候群	大動脈弁上狭窄	7q11 重複症候群	発達障害
5q35	NSD1	Sotos 症候群	大頭症	5q 重複症候群	発達障害
17p11.2	RAI1	Smith-Magenis 症候群	先天性心疾患	Potoki-Lupski 症候群	発達障害
15q11.2	SNRPN/UBE3A	Prader-Willi/Angelman 症候群	筋緊張低下/てんかん	15q11.2 重複症候群	自閉症

挙げられる。この理由は欠失をきたす染色体領域のゲノム構造の特徴に由来する。上に挙げた染色体微細欠失症候群患者において欠失する染色体領域の両断端には，low copy repeat（LCR）と呼ばれる似通ったリピート構造が存在している。そのため，配偶子形成過程における減数分裂において，本来相同染色体間で組換えを起こすはずが，LCR がずれて非相同染色体組換え（non-allelic homologous recombination：NAHR）を起こすことで，LCR の間の染色体領域が欠失してしまうことがある（図❶）。このため，de novo で生じた染色体微細欠失であっても，非血縁者間で全く同じ切断端を示すのである。このように，そもそもの疾患の引き金がゲノムの構造に由来するということで，これらの疾患を「ゲノム病」と呼称することがある。

先に古典的な染色体微細欠失症候群においては，臨床的に特徴的な症状が共通しているということを述べたが，de novo で生じた欠失であっても，患者間で欠失領域が共通しているというのが症状も共通していることの原因となっている。

Ⅱ．染色体サブテロメア異常

染色体はその構造上の特徴から，端の部分である染色体末端（テロメア）部分が影響を受けることが多い。最末端のテロメアよりやや内側の部分をサブテロメアと称するが，サブテロメア領域の微細構造異常も疾患の原因としてよく知られている。例えば 4 番染色体短腕サブテロメア領域の欠失は，Wolf-Hirshhorn 症候群の原因となることがよく知られている。Wolf-Hirshhorn 症候群では特徴的な顔貌に成長障害，てんかんを合併する。17番染色体短腕サブテロメア領域の欠失は，特徴的な顔貌に滑脳症，難治てんかんを合併することで

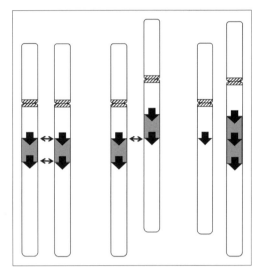

図❶ 非相同染色体組換えのメカニズム
減数分裂においては相同な染色体領域間で組換えが生じる（左）。非相同染色体組換えは近傍にあるLCRを介して，本来とは別の染色体領域間で組換えが生じ（中），結果として LCR 間の微細な染色体断片が欠失あるいは重複する（右）。

よく知られている Miller-Dieker 症候群の原因となる。これ以外にも，特徴的な顔貌にてんかん，先天性心疾患などを合併する 1p36 欠失症候群や，発達遅滞に甲高い泣き声を特徴とする 5p- 症候群など，多くの染色体サブテロメア欠失症候群が知られている（表❷）。これらの領域の微細な異常は，広い意味では染色体微細構造異常の概念に含まれるが，狭義の染色体微細構造異常は先に挙げた，染色体中間部の微細構造異常を指す。

Ⅲ．マイクロアレイ染色体検査

染色体微細欠失症候群は，20 世紀の終盤には古典的なものがすでに知られていたが，それ以外には疾患概念が広がることがなかった。それ

は，染色体微細構造異常を網羅的に調べる方法がなかったからである．21世紀に入り，2003年にヒトゲノムプロジェクトが終了し，ヒトゲノムの一次構造が明らかになったことで，その情報を利用したマイクロアレイや次世代シーケンスの技術が開花した．特に，マイクロアレイ染色体検査[用解1]の普及により，これまで知られていなかった実に多くの染色体微細構造異常，あるいはゲノムコピー数異常による新たな症候群が発見されるに至った[1]．マイクロアレイ染色体検査は，全染色体領域を網羅的に調べることができ，しかも切断端を分子レベルで明らかにすることができるため，単に患者の染色体異常の診断に利用されただけではなく，多くの患者情報を利用したgenotype-phenotype関連解析によって，遺伝子座の特定を行う研究にも威力を発揮してきた．

染色体サブテロメア異常においてもそうであるが，染色体微細欠失によって引き起こされる臨床症状は，例えば22q11.2欠失症候群におけるFallot四徴症は*TBX1*のハプロ不全によるし，17p-によるMiller-Dieker症候群の滑脳症はこの領域にある*LIS1*遺伝子の欠失によるというように，欠失する遺伝子によって規定される．欠失する染色体領域には一般的に数十程度の遺伝子が含まれるが，それ以外の顔貌の特徴や発達遅滞などは，隣接する別の複数の遺伝子のハプロ不全によると考えられ，そのことからこのような状態を「隣接遺伝子症候群」と呼称する場合もある．ただ脳の機能に関わる遺伝子は染色体上に非常に多く存在しているため，一部の例外を除いてほとんどの染色体微細構造異常においては，発達遅滞など何らかの神経症状をきたすこととなる．

Ⅳ．新たな染色体構造異常

マイクロアレイ染色体検査によって初めて疾患概念が確立した染色体微細構造異常を**表❸**にまとめた．これらの多くは精神発達遅滞などの非特異的な症状しか示さない．逆に言えば，これら新たに明らかになってきた染色体微細構造異常は，発達遅滞などの非特異的な症状しか示さず，特異的あるいは特徴的な症状を示さないため，これまで明らかにすることができなかったといえる．

新たに見出された染色体微細構造異常の中で，最も頻度が高いと考えられているのは16p11.2領域の微細異常である[2]．この領域の異常は自閉症

表❷ サブテロメア欠失症候群

領域	症候群
1p	1p36 欠失症候群
1q	1q44 欠失症候群
2q	2q37 欠失症候群
3p	3p25 欠失症候群
3q	3q29 欠失症候群
4p	Wolf-Hirshhorn 症候群
5p	5p- 症候群
6p	6p25 欠失症候群
7q	Currarino 症候群
11q	Jacobsen 症候群
17p	Miller-Dieker 症候群
18q	18q- 症候群
22q	Phelan-McDermid 症候群
Xp	Turner 症候群

表❸ 主な新規染色体微細構造異常

LCRによる共通した異常
1q21.1 欠失症候群
3q29 欠失症候群
15q13.3 欠失症候群
16p11.2 欠失/重複
16p12.1 欠失/重複
16p13.1 欠失/重複
17q12 欠失/重複
17q21.31 欠失/重複
LCRによらないランダムな異常
proximal 1p36 欠失
1q32 欠失
1q41q42 欠失
2p15p16.1 欠失
2q23.1 欠失
5q14 欠失
5q31.3 欠失
6q25.2q25.3 欠失
8q24 欠失
9q22.3 欠失
11p13 欠失
16q24.3 欠失
17p13.1 欠失
Xp22.3 欠失
Xp21q22 欠失
Xp11.4 欠失
Xq11.1 欠失

患者の100人に1人存在すると報告されている。この領域の特徴は、欠失でも重複でもほぼ同じ症状を示すということである。

それ以外に明らかになったこととしては、古典的染色体微細欠失症候群において欠失する領域が、逆に重複している例が多く見つかってきたことである（表❶）。古典的染色体微細欠失症候群は、22q11.2欠失症候群においてはFallot四徴症、Williams症候群においては大動脈弁上狭窄といったように、他の症候群ではほとんど認められないような特徴的な所見を示すことが、疾患概念が早期に確立していたことの理由に挙げられる。それに対して、古典的染色体微細欠失症候群で欠失する領域が重複した場合は、発達遅滞や発達障害などの非特異的な神経症状しか認められないことがほとんどである[3]。古典的染色体微細欠失症候群における欠失がLCRを介した非相同染色体組換えによって生じるのであるならば（図❶）、欠失と同じような確率でこの部分の重複を示す例があるはずであると考えられてきた。そのためのスクリーニング研究も行われてきたが、マイクロアレイ染色体検査が普及するまでは明らかにすることができなかったのは、臨床症状があまりに非特異的であったから対象を絞り込むことができなかったためと考えられる。

V. LCRによらない染色体微細構造異常

マイクロアレイ染色体検査によって初めて疾患概念が明らかになった染色体微細構造異常は、古典的染色体微細欠失症候群同様、欠失/重複がLCRによって引き起こされるため、患者間で領域が全く同じというパターンを示すものも多く含まれる。ただ実際には、LCRを介さないものが多く明らかになってきた（表❸）。染色体微細構造異常による症状が、症候群として広く認知されるためには、それを示す患者の臨床症状の中に共通性が見出されなければならない。

その一例としてWAGR症候群が挙げられる。WAGR症候群は無虹彩症にWilms腫瘍、腎障害、発達障害などを合併する症候群であり、染色体11p13領域の微細欠失による[4]。11p13領域には無虹彩症の原因となる*PAX6*やWilms腫瘍の原因となる*WT1*などが密接して存在する（図❷）。したがって、これらの遺伝子を含む領域の染色体中間部欠失をきたすと、染色体の切断端はランダムであっても、患者はみな無虹彩症、Wilms腫瘍などの一連の症状をきたすこととなる。

VI. 染色体微細重複

染色体微細重複として、臨床的に最も多く認められるのはXq28に位置する*MECP2*領域の微細重複である[5]。*MECP2*は女児に特有の重度知的障害を伴う自閉症として知られるRett症候群の原因遺伝子である。*MECP2*重複症候群は男児に特有の疾患であり、発達退行、難治てんかん、易感染症を示し、20歳頃に亡くなるケースが多い難病である。知的障害を示す男児において、しばしば認められる。この部分の重複は、女性においては無症状であり、罹患男児の母親においてしば

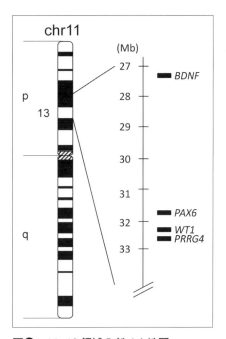

図❷ 11p13領域のゲノム地図

*PAX6*と*WT1*は非常に狭い領域に近接して存在しており、この領域が欠失すると、ともに欠失することが多い。隣接領域に存在する*BDNF*や*PRRG4*はWAGR症候群における発達障害に関連するとされている。

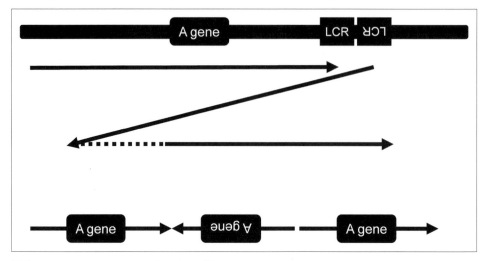

図❸ DUP TRP/INV DUP のメカニズム
A 遺伝子の下流に LCR が反対向きに位置している。染色体複製の際，A 遺伝子から連続してきたものが，逆向きの LCR で途切れ，逆方向に複製が再開される（上）。このままでは LCR より右側の領域が複製されないままになってしまうため，修復機構が働き，再度順列方向への複製が開始される。結果として A 遺伝子が 3 重複するが，中心部分は逆向きに挿入されている（下）。

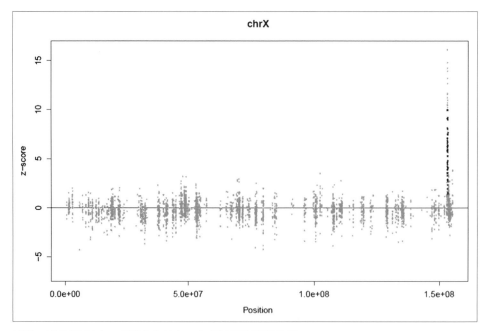

図❹ XHMM によって明らかになった *MECP2* 重複の例
X 染色体領域の拡大図。横軸はゲノム位置，縦軸は Z-score。
次世代シーケンスで得られた BAM ファイルを用いて解析した結果，Xq28 領域に Z-score のピークが認められ，確認のために行ったマイクロアレイ染色体検査で *MECP2* 重複が同定された。

しば認められる。

　*MECP2*重複症候群患者で認められる重複サイズは患者間で共通ではないが，重複のテロメア側の断端は患者間で共通していることが多い。この部分には繰り返し配列の領域があり，stalling and template switching（FoSTeS）と呼ばれるより複雑な染色体修復機構が関わっている。Pelizaeus-Merzbacher病の原因の多くを占める*PLP1*遺伝子領域の重複も同様である[6]。この二つの領域ではduplication-inverted triplication-duplication（DUP-TRP/INV-DUP）という稀な修復機構によって3重複を示す例の報告がある（図❸）[7]。

Ⅶ. 小児神経疾患における染色体微細異常

　先に解説したように，一部の例外を除いて，多くの染色体微細異常は，精神発達遅滞や発達障害，てんかんなどの神経症状を示す。そのため原因不明の小児神経疾患においては，染色体微細異常を疑う必要がある。ただ近年，次世代シーケンサーによる網羅的なゲノム解析が普及してきており，これによって3割程度の患者において，何らかの疾患関連遺伝子変化が認められるようになってきた。マイクロアレイ染色体検査による診断率がおおよそ17％程度であるので，未診断疾患患者の効率よい診断アルゴリズムとしては，当然次世代シーケンサーによる網羅的なゲノム解析をファーストチョイスとしたほうがよいとの考え方がある。次世代シーケンスのデータを2次利用し，eXome Hidden Markov Model（XHMM）などで再解析することで，ゲノムコピー数異常の同定も行うことが可能となってきている[8]。図❹にXHMMによって明らかになった*MECP2*重複の例を挙げる。未診断小児神経疾患の診断アルゴリズムは今後も変遷してゆくものと思われる。

用語解説

1. **マイクロアレイ染色体検査**：網羅的にゲノムコピー数を解析する手法。通常数万個のプローブを張り付けたマイクロアレイを用い，蛍光色素で標識した患者由来DNAをハイブリダイゼーションさせる。最終的に蛍光強度をゲノムコピー数に換算して解析する。

参考文献

1) 山本俊至：臨床遺伝に関わる人のためのマイクロアレイ染色体検査, 診断と治療社, 2012.
2) Shimojima K, Inoue T, et al：Eur J Med Genet 52, 433-435, 2009.
3) Shimojima K, Okamoto N, et al：J Hum Genet 56, 810-812, 2011.
4) Yamamoto T, Togawa M, et al：Am J Med Genet A 164a, 634-638, 2014.
5) Yamamoto T, Shimojima K, et al：Hum Genome Var 1, 14001, 2014.
6) Yamamoto T, Shimojima K：Congenit Anom Kyoto 53, 3-8, 2013.
7) Shimojima K, Mano T, et al：Eur J Med Genet 55, 400-403, 2012.
8) Yamamoto T, Shimojima K, et al：Hum Genome Var 3, 16025, 2016.

山本俊至	
1989年	鳥取大学医学部医学科卒業 同医学部大脳神経小児科
2002年	オーストラリア アデレード大学臨床遺伝学センター客員研究員
2003年	神奈川県立こども医療センター遺伝科医長
2006年	東京女子医科大学国際統合医学インスティテュート特任講師
2010年	同統合医学研究所准教授
2017年	同大学院医学研究科先端生命医科学系専攻遺伝子医学分野/東京女子医科大学病院ゲノム診療科教授 聖マリアンナ医科大学小児科客員教授（兼務）

第2章 小児・周産期遺伝医学研究・診療各論

1．小児編
3）小児遺伝性疾患の遺伝子治療

大橋十也

小児遺伝性疾患への遺伝子治療は近年，長足の進歩を遂げている。その大きな要因はウイルスベクターの開発にある。遺伝性疾患に限ればアデノ随伴ウイルスベクター，レンチウイルスベクターがその代表であろう。前者は主にウイルスベクターを直接体内に投与する *in vivo* 法で，後者は造血幹細胞などへ体外で遺伝子導入後移植する *ex vivo* 法で用いられている。承認薬も遺伝性疾患に対しては五つあり，リポ蛋白リパーゼ欠損症，原発性免疫不全症，網膜疾患，脊髄性筋萎縮症，サラセミアである。しかしながら，非常に高額である点は今後考えていかなくてはならない問題点である。

はじめに

1990年頃開始された遺伝子治療は，当初は動物モデルでは有効な結果が出るもののヒトでの有効性を証明できず期待ほどは進まなかった。これは遺伝子導入技術をはじめとする基盤技術が未成熟であったことに起因していた。その後，倫理的にも医学的にも不適切な遺伝子治療臨床試験が先天代謝異常症の一つであるオルニチントランスカルバミレース欠損症で行われ，遺伝子治療そのものが原因で死亡者が出るという非常にショッキングな事件がアメリカで起こった。また原発性免疫不全症で行われた遺伝子治療ではベクターのランダムなゲノム挿入が原因で発がん遺伝子が活性化し白血病が発症するという副作用も起きた。これらがあいまって遺伝子治療の発展は大きくブレーキがかかった。しかしながら遺伝子治療研究者の地道な努力により基盤技術の発展とともに近年，再度大きな脚光を浴びている。事実，世界的には九つの遺伝子治療製品が承認され（表❶），欧米だけでも五つの製品が承認されている。がん関係では腫瘍溶解ウイルス，CAR-T療法などの発展によるところが大きいが，遺伝性疾患ではアデノ随伴ウイルス（AAV）ベクター，レンチウイルス（LV）ベクターの発展が大きく寄与している。本稿では小児遺伝性疾患の遺伝子治療で大きな成果を収めて現行の治療法のアンメットニーズに応える遺伝子治療法の主なものにつき概説する。

I．リポ蛋白リパーゼ欠損症

本症は欧米で初めて遺伝子治療薬が承認された疾患として有名である。リポ蛋白リパーゼの欠損により高脂血症，膵炎，糖尿病などを呈する疾患である。発症は通常10歳以下である。初発症状は膵臓の炎症に起因する腹痛である。欠損酵素の遺伝子を搭載したAAVベクターを筋肉内投与

■ *Key Words*

アデノ随伴ウイルスベクター，レンチウイルスベクター，リポ蛋白リパーゼ欠損症，脊髄性筋萎縮症，血友病，原発性免疫不全症，Leber先天性黒内障，βサラセミア，ライソゾーム蓄積症，ムコ多糖症，異染性脳白質変性症，副腎白質ジストロフィー

表❶　承認されている主な遺伝子治療製品

国	製品名	会社	適応	遺伝子
中国（2002）	Gendicine	SiBiono 社	頭頸部扁平上皮がん（HNSCC）	p53
フィリピン（2006）	RexinG	EpeiusBiotrchnology 社	化学療法耐性化膵がん，乳がん，肉腫（sarcoma）	Cyclin G1
中国（2006）	OncorineH101	Sunway Biotech 社	鼻咽頭がん	
ロシア（2011）	Neovasculgen	HSC 社	アテローム性動脈硬化症に起因する末梢動脈疾患（PAD）を含む重症虚血肢（CLI）	Vascular Endothelial Growth Factor
欧州（2012）	Glybera	Uniqure 社	リポ蛋白リパーゼ欠損症	リポ蛋白リパーゼ遺伝子
米国（2015）	IMLYGIC	BioVex 社	悪性黒色腫	腫瘍溶解ウイルス
英国（2016）	Strimvelis	GSK 社	ADA 欠損症（免疫不全症）	ADA
米国（2017）	LUXTURNA	Spark Therapeutics 社	Leber 先天性黒内障	RPE65
米国（2018）	tisagenlecleuce	Novartis 社	難性白血病	CAR-T
米国（2019）	Zolgensma	Novartis 社	脊髄性筋萎縮症	SMN1
米国（2019）	LentiGlobin	Bluebird Bio 社	βサラセミア	β-globin

する臨床試験が行われた。27例を対象にした臨床試験で膵炎の発作頻度が減少したことにより2012年にEMA（欧州の規制当局）より承認を受けた。本薬剤は数回のラウンドに分かれて投与されるが，1回のラウンドに必要な薬価は100万ドルという高額であった。結果，2017年には，疾患の希少性，高額な薬価，そして対価に見合う効果への疑問などにより販売中止になった。価格設定を誤ると治療が受け入れられないという問題点を浮き彫りにし，今後の遺伝子治療の開発に問題を提起した。

Ⅱ．脊髄性筋萎縮症（Spinal Muscular Atrophy：SMA）

本症の遺伝子治療の結果は素晴らしいものであり，FDA（アメリカの規制当局）やEMAから早期に承認すべきとの指定を受けていた。SMAはSMN1遺伝子の変異により下位運動ニューロンの変性が起き，その結果，筋萎縮が起こる。頻度は1000人に1人程度であり，キャリアの頻度は54人に1人である比較的頻度の高い疾患である。SMAはその重症度により1〜4に分類されている。SMAタンパクを作るSMN遺伝子は二つあり，一つはメインのSMN1であり，もう一つはSMN2である。SMN2はエクソン7がスプライシングで消失してしまうためSMNの機能としては非常に低い。この性質を利用してアンチセンスオリゴヌクレオチドでSMN2遺伝子のエクソン7のスプライシングを抑制する核酸薬が承認されている[1,2]。しかしながら，繰り返しの髄腔内投与が必要になるなどアンメットニーズも存在し，それを克服する治療法が模索されていた。遺伝子治療はAAV9ベクターに機能のあるSMN1遺伝子を搭載し経静脈的に投与する治療であり，その結果が発表された[3]。15例のSMA1患者に対して低用量，高用量のAAVベクターが投与された。主要評価項目は安全性で，副次評価項目は死亡もしくは永続的補助呼吸の開始までの時間であった。その他，探索的な解析として発達スコアなども測定された。結果として，安全性に関してはステロイドでコントロール可能な肝逸脱酵素の上昇を認めた程度であった。有効性は生後20ヵ月の時点で治療された患者は全例生存し呼吸器装着もなかった。ヒストリカルコホートではそのような患者は8％であり，副次評価項目ではあるものの顕著な有効性を認めた。また高用量群では発達スコアも治療後急速に増加した。以上より本治療法は非侵襲的であり，副作用も少なく，効果は顕著で非常に有望な治療法として2019年，米国FDAで承認された。

Ⅲ．血友病

血友病には第Ⅷ因子が欠損する血友病Aと第Ⅸ因子が欠損する血友病Bがある。両者とも臨

床開発が順調にいっている。

1. 血友病 A

第Ⅷ因子の遺伝子が大きく，現在遺伝病の遺伝子治療，特に肝臓を標的とした遺伝子治療で汎用されている AAV には搭載できないため，LV やアデノウイルスベクターを用いた臨床試験が行われたが，結果は芳しくなかった。近年，第Ⅷ因子の B ドメインを欠損させ，なおかつコドンを最適化した第Ⅷ因子遺伝子を搭載した AAV5 を静脈内投与する臨床試験が行われ，非常に良好な結果が得られた[4]。特に高用量を投与した場合は 9 例中 6 例が第Ⅷ因子の活性は正常化し，投与後少なくとも 1 年は効果が継続し，出血のエピソードも減少した。また予防的第Ⅷ因子投与の減少がすべての患者で認められた。有害事象としては軽度の ALT の上昇と以前より合併していた関節症状の悪化であった。また第Ⅷ因子に対する中和抗体の出現は認められなかったとしている。

2. 血友病 B

第Ⅸ因子の遺伝子は第Ⅷ因子とは異なり遺伝子サイズが小さいので AAV を使った臨床試験が以前より進んでいた。しかしながら，AAV のカプシドに対する細胞障害性 T 細胞の出現など AAV に対する免疫応答が問題になっており，ベクターの投与量の減少が大きな課題であった。一方，以前より第Ⅸ因子には機能獲得性の遺伝子変異が知られており，第Ⅸ因子 Padua と呼ばれていた。第Ⅸ因子 Padua をコードする遺伝子を AAV ベクターに搭載して患者に投与する臨床試験が行われた[5]。第Ⅸ因子 Padua は通常の 8～12 倍の活性があるため AAV の投与量を減らせる可能性があり，AAV を減量できれば免疫応答を減弱できる可能性があった。それをめざし，5×10^{11}/kg と低用量の AAV の投与が行われた。これは血友病 A の高用量群の 100 分の 1 以下の量である。結果，第Ⅸ因子の量は正常の 33％程度に維持され，出血回数の低下，予防的第Ⅸ因子の投与量の低下も認められた。また有害事象は ALT の軽度上昇程度であった。

Ⅳ. 原発性免疫不全症

原発性免疫不全症は遺伝子治療の中で最も早期に臨床試験が行われた疾患である。アデノシンディアミナーゼ（ADA）欠損症はその中でも一番早く臨床試験が行われた。ADA 遺伝子をレトロウイルスベクターに搭載して造血幹細胞（HSC）に導入し，それを患者に戻すという治療である[6]。42 例に投与され生存率 100％，ADA の補充療法が必要なくなった患者は 72％と非常に良好な結果であり，2016 年に欧州で遺伝子治療薬として EMA に承認された。またサイトカイン受容体の共通鎖の欠損する X-SCID でもレトロウイルスベクターを用いた HSC を標的とした遺伝子治療の有効性が 2000 年に報告された[7]。しかしながらベクター挿入部位近傍の発がん遺伝子の活性化により白血病を発症するという有害事象が報告された[8]。その後，安全性を強化したベクター（SIN ベクター）の開発などにより良好な結果が出てきている。また血小板減少・湿疹・反復する細菌性および日和見感染症などを主な症状とする X 連鎖性劣性遺伝形式をとる免疫不全症である Wiskott-Aldrich 症候群は WASP の異常で起こるが，LV を用いた HSC を標的とした遺伝子治療が順調に進んでいる[9]。LV はレトロウイルスベクターのようにゲノムの発現調節領域に挿入されることが少ないため近傍の発がん遺伝子を活性化させることは報告されていない。

Ⅴ. Leber 先天性黒内障（LCA）

レーバー先天性黒内障は幼児期に視力障害で発症する疾患である。多くの場合，青年期には失明し，根本的な治療法はない。LCA のうち LCA2 は網膜色素上皮の遺伝子 RPE65 の変異が原因である。RPE65 遺伝子を搭載した AAV ベクターを網膜下に注入する臨床試験が患者 31 名を対象として行われた[10]。1 年時点で，平均両側 MLMT（multi-luminance mobility testing）変化スコアは差 1.6 で（p=0.0013），一次エンドポイント有効率は 65％であった。重篤有害事象や有害免疫反応はなかった。以上の結果により FDA で 2017

年に承認された。

VI. βサラセミア

βグロビンの異常によりαグロビン鎖が赤血球に沈着し，貪食細胞に貪食されることで溶血が起きる疾患である。HSCに正常βグロビン遺伝子をLVで導入する試験が進んでいる[11]。結果として輸血の減少もしくは中止，ヘモグロビンの上昇が認められている。本治療法も2019年FDAに承認された。

VII. ライソゾーム蓄積症

ライソゾーム蓄積症（LSD）はライソゾームに存在する水解酵素自体もしくはその活性化因子などの遺伝的欠損により，様々な基質が蓄積し神経症状を含む全身臓器にわたる症状を呈する疾患で，40種類以上の疾患が知られている。現在行われている治療法としてはまず，酵素補充療法（ERT）が挙げられる。本療法は中枢神経症状以外の症状には効果があり，現在九つのLSDへの酵素補充療法が行われている。もう一つの頻用される治療法としてはHSC移植（HSCT）があり，分化した正常造血細胞より分泌された酵素が患者細胞に取り込まれ効果を発揮している。HSCTは，ムコ多糖症I型，ゴーシェ病，ムコ多糖症II型，異染性脳白質変性症，GM1ガングリオシドーシス，I-Cell病など様々なライソゾーム蓄積症に対して行われている。しかしながら両療法は一定の効果が認められるものの，ERTは非常に高価なこと，生涯にわたり治療を継続しなければならないことなどの欠点が，またHSCTはドナーが得られないこと，また拒絶，GVHDなどの手技そのものに併発するなどの副作用があることなどの欠点がある。また両療法とも中枢神経系に対する治療効果は限定的であることも問題点として挙げられる。これらを克服する目的で遺伝子治療法の研究開発が盛んに行われている。以下に現時点でのLSDへの遺伝子治療法の開発状況を概説する。

1. 異染性脳白質変性症（MLD）

ライソゾーム酵素であるアリルスルファターゼAの欠損により，その基質であるサルファチドと呼ばれる糖脂質がミエリン形成細胞である希突起神経膠細胞に蓄積し，希突起神経膠細胞が障害を受けることにより脱髄を起こす。中核をなす症状は中枢神経症状，末梢神経症状である。病型としては後期乳児型，若年型，成人型の三つに分類される。脳内のミクログリアはHSC由来であるため，正常者をドナーとしてHSCTが行われているが，治療効果を示すまで時間がかかることなどにより，早期発症で進行も早い後期乳児型や，発症後時間が経過し神経症状がすでに進行してしまっている例には効果はあまりないと報告されている。それらを克服するために自己のHSCを標的とした遺伝子治療法が検討されている。遺伝子治療の場合，HSCに酵素を大量発現可能であるので，HSCTより，より効果を発揮する可能性がある。遺伝子治療は第I／II相試験がイタリアで行われ，途中解析の結果が発表になった[12]。主要評価項目は安全性と効果（発達と酵素活性）であった。結果は，GMFM Scoreによる発達評価やMRI Scoreは治療群では1例を除き無治療の同胞や未治療のMLDに比べ有意な改善を認めていた。以上，中間解析とは言え非常に良好な結果を示した。

2. ムコ多糖症

ライソゾームに存在するグリコサミノグリカンを分解する酵素の欠損により細胞内にグリコサミノグリカンが蓄積する疾患であり，欠損する酵素の種類により六つの型に分けられている。症状は精神発達遅滞，痙攣などの中枢神経症状，臍ヘルニア，鼠径ヘルニア，騒音呼吸，関節拘縮，骨変形，心弁膜症，心肥大などを呈する疾患である。本症のI，II，IV，VI型にはERTが存在するが，血液脳関門が存在するため脳への効果はない。それを克服目的で遺伝子治療の臨床試験が行われている。現時点で論文として発表されているのはムコ多糖症IIIA型[13]およびB型[14]に対して欠損酵素の遺伝子を搭載したアデノ随伴ウイルスを脳実質内に投与する第I／II相試験の結果である。安全性には問題なく，効果を示唆する報告であった。またI型に対するHSCを標的とした，LV

を用いた遺伝子治療も行われており，非常に有望な結果が学会で発表されている．

Ⅷ．副腎白質ジストロフィー（ALD）

本症の原因遺伝子はABC輸送体タンパクATP-binding cassette transporterの一つであり，遺伝子産物はadrenoleukodystrophy proteinと呼ばれている．遺伝形式はX連鎖劣性遺伝であり，主に男児に発症する．主な症状は中枢神経系の脱髄による神経症状と副腎不全である．発症時期などにより小児大脳型，思春期大脳型，adrenomyeloneuropathy，成人大脳型，小脳・脳幹型，アジソン病，女性発症者に分類される．中枢神経障害への治療法としては以前より発症早期のHSCTが有効であることが知られていたが，ドナーがいなければ施行できない．その欠点を克服する目的で，HSCを標的としたLVを用いた遺伝子治療がフランスで行われ，有望な結果が発表された[15]．その結果を踏まえて治験が開始された．主要評価項目は重大な機能障害（major functional disabilities：MFD）をもたない男児の割合である．MFDとはコミュニケーション能力の消失，皮質盲，経管栄養，車椅子への依存，自発運動の消失，完全失禁の六つを指す．開始は2013年10月であるが，2016年3月までに17例が治療を受けた．結果，すべての患者にMFDを認めなかった．以上の結果より，FDAより優先審査をすべき治療法の指定を受けており，承認も近いと思われる．

以上より，遺伝性疾患に対する遺伝子治療は長足の進歩を遂げている．現行の医療のアンメットニーズに応える治療法として今後も発展が続くと思われる．

参考文献

1) Mercuri E, Darras BT, et al：N Engl J Med 378, 625-635, 2018.
2) Finkel RS, Mercuri E, et al：N Engl J Med 377, 1723-1732, 2017.
3) Mendell JR, Al-Zaidy S, et al：N Engl J Med 377, 1713-1722, 2017.
4) Rangarajan S, Walsh L, et al：N Engl J Med 377, 2519-2530, 2017.
5) George LA, Sullivan SK, et al：N Engl J Med 377, 2215-2227, 2017.
6) Aiuti A, Slavin S, et al：Science 296, 2410-2413, 2002.
7) Cavazzana-Calvo M, Hacein-Bey S, et al：Science 288, 669-672, 2000.
8) Hacein-Bey-Abina S, Von Kalle C, et al：Science 302, 415-419, 2003.
9) Aiuti A, Biasco L, et al：Science 341, 1233151, 2013.
10) Bainbridge JW, Mehat MS, et al：N Engl J Med 372, 1887-1897, 2015.
11) Thompson AA, Walters MC, et al：N Engl J Med 378, 1479-1493, 2018.
12) Sessa M, Lorioli L, et al：Lancet 388, 476-487, 2016.
13) Tardieu M, Zerah M, et al：Hum Gene Ther 25, 506-516, 2014.
14) Tardieu M, Zerah M, et al：Lancet Neurol 16, 712-720, 2017.
15) Eichler F, Duncan C, et al：N Engl J Med 377, 1630-1638, 2017.

大橋十也	
1981年	東京慈恵会医科大学卒業 聖路加国際病院小児科研修
1983年	東京慈恵会医科大学小児科助手
1996年	同総合医科学研究センターDNA医学研究所講師，同小児科（兼務）
2001年	同助教授，同小児科（兼務）
2007年	同教授，同小児科（兼務）
2013年	同総合医科学研究センターセンター長
2019年	同副学長

第2章 小児・周産期遺伝医学研究・診療各論

1．小児編
4）ゲノム編集技術の小児遺伝性疾患への臨床応用

三谷幸之介

ゲノム編集法の進歩は，従来の遺伝子付加治療では困難であった遺伝子ノックアウトや遺伝子修復による治療ストラテジーを現実のものとした。一方，ゲノム編集の臨床応用には，従来の遺伝子治療の課題に加えて，人工制限酵素のオフターゲット変異などによるDNA変異導入のリスクなどゲノム編集技術に特有の課題がある。より広範な小児の遺伝性疾患に対する治療応用に向けて，既存の治療法と比較しての客観的なリスクベネフィットを考える必要がある。

はじめに

近年，染色体DNA配列を正確に改変する「ゲノム編集」と呼ばれる技術が爆発的に進歩し，医療への応用も進んでいる。ゲノム編集の臨床応用に向けて克服すべき課題については，従来の遺伝子治療の課題に加えてゲノム編集技術に特有の課題がある。本稿では，特に小児遺伝性疾患の治療技術としてのゲノム編集の現状と課題について考えたい。

2000年のX連鎖重症複合免疫不全症（SCID-X1）の遺伝子治療臨床試験では，治療遺伝子であるインターロイキン2受容体γ鎖遺伝子cDNAの造血幹細胞への導入により，遺伝子治療のみで顕著な治療効果が得られた初めての例として大きな反響を呼んだ[1]。一方，副作用として何人かが白血病を発症した。その主な原因は，治療用γレトロウイルスベクターが挿入された染色体部位近傍のがん遺伝子の活性化であった。このことから，より理想的なストラテジーとして，染色体の病因遺伝子の変異を正確に修復する，いわゆる遺伝子修復治療技術の開発が進められてきた（図❶）。修復された病因遺伝子は，外来のものではなく本来もつ染色体上の調節領域によって発現が正確に調節される。もしくは，近傍にがん関連遺伝子がなく，かつ転写活性が高い染色体部位に治療遺伝子の発現カセットをノックインすることによって，より安定で安全な治療効果が期待される。

I．ゲノム編集技術の発展

哺乳類細胞の染色体上にDNA二本鎖切断を導入すると，細胞のDNA修復経路が活性化され，その部位の遺伝子修復活性が上昇することは，1990年代より知られていた。Sangamo社が2005年に特定のDNA配列を認識するzing finger proteinと制限酵素FokIとを融合したいわゆるzinc finger nuclease（ZFN）を用いてヒトT細胞での遺伝子改変の論文を発表した[2]。そして，2011年のtranscription activator-like effector nuclease（TALEN）を経て，2013年に細菌の獲得免疫システムであるclustered regularly interspaced short

■ **Key Words**
ゲノム編集，遺伝子治療，人工制限酵素，遺伝子修復，CRISPR，遺伝子ノックアウト，相同組換え

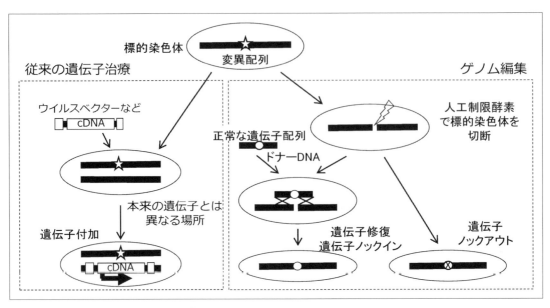

図❶ 従来の遺伝子治療とゲノム編集

palindromic repeat（CRISPR）/CRISPR-associated 9（Cas9）の哺乳類細胞への応用が発表され[3)4)]，その簡便性と効率の高さからゲノム編集は一気に大学生でも使える技術になり，現在の隆盛に至っている．

II．遺伝子ノックアウトを利用した遺伝子治療

CRISPRのような人工制限酵素を発現させると標的のDNA配列が高効率で切断される．この切断部位は，通常は細胞のDNA修復機構の一つである非相同末端結合により再結合される．しかし，修復された配列を酵素が再び切断し，それを修復する，というサイクルを繰り返す間に，エラーによって切断部位に挿入もしくは欠失が生ずる．その結果，標的DNAがエクソン内にある場合にはその遺伝子はノックアウトされる．このような外来DNAを残さない遺伝子ノックアウトは従来の遺伝子ターゲティング（相同組換えを利用した標的遺伝子の改変技術）でもcDNA付加型の遺伝子治療でも不可能であり，遺伝子治療のストラテジーに新しい可能性を与えた．実際，現在までに，AIDSの治療と白血病の治療のためのユニバーサルなキメラ抗原受容体発現T細胞（CAR-T）樹立にゲノム編集が使われ，すでに臨床での成果が報告されている．AIDSの例では，HIVの感染に必須の*CCR5*共受容体遺伝子に対するZFNのmRNAを造血細胞にエレクトロポレーションで導入して，*CCR5*の発現をノックアウトする．その結果，*CCR5*がない免疫細胞は，患者の体内でHIVから守られる[5)]．現在，CD34陽性細胞を標的にした臨床試験が行われている．ユニバーサルCAR-Tとは，患者ごとに遺伝子導入が必要な従来のCAR-T法とは異なり，様々な患者で共通に使用可能なCAR-Tである．実際の例は，CD19陽性の急性リンパ性白血病（acute lymphoid leukemia：ALL）を標的としたCAR-Tを，患者のヒト白血球型抗原に拘束されずに使用するために行う遺伝子改変であり，TALENのmRNAのエレクトロポレーションによって，T細胞受容体α鎖遺伝子と，ALLに対する抗CD52抗体薬でCAR-Tが除かれないように*CD52*遺伝子とをノックアウトしている[6)]．また，CRISPRによりPD-1遺伝子をノックアウトしたT細胞を用いるがん免疫療法も進められているという．これらの応用は，対象疾患が重篤でありかつ成人に

利用するため，リスクベネフィットの観点からも安全面での課題をそれほど重視する必要はない。

Ⅲ．遺伝子治療モデルにおけるゲノム編集の効率

一方，前述したように，ゲノム編集法の中でも相同組換えなどによって正確な組換えを利用する相同組換え修復（homology directed repair：HDR）は，遺伝病のより理想的な遺伝子発現法として考えられる。

ヒトの造血幹前駆細胞（CD34陽性細胞）に対するゲノム編集はここ2～3年で大きく進歩している。Deverらは，βグロビン遺伝子座に対するCRISPR/Cas9のRNP（ribonucleoprotein）とアデノ随伴ウイルスによる修復用の正常ドナーDNAの導入を組み合わせることによって，かつドナーDNAに組み込んだ短縮型神経成長因子受容体遺伝子の強発現細胞を選択することによって，高効率での遺伝子修復を報告している。前述のCD34陽性細胞をゲノム編集後に超免疫不全NSGマウスに移植したところ，16週後に3.5%がゲノム編集細胞であったが，移植前に前述の方法で選択することによって，一次移植もしくは二次移植のNSGマウス中のヒト細胞の90%でゲノム編集が得られた[7]。一般にCD34陽性細胞由来の造血コロニーでHDRの効率を測定した場合には70～90%であるが，NSGマウスの免疫系を再構成するような幹細胞分画のゲノム編集の効率はいまだに10～20%である。しかし，これらの報告のように，様々な工夫により少しずつ改善している。

一方，マウスを用いたin vivoの治療モデルにおいては，肝臓でのゲノム編集治療として，ZFNを用いた血友病Bの治療やアルブミン遺伝子座への治療遺伝子のノックインが報告されており，in vivoのDNA導入により1～3%の肝細胞でHDRが得られている。このストラテジーの臨床試験が，一昨年の11月より始まっている（**表❶**）[8]。また，CRISPRを用いて遺伝性高チロシン血症Ⅰ型モデルマウスやオルニチントランスカルバミラーゼ欠損症モデルマウスの治療が報告されており，ノックアウトの効率は40%，遺伝子修復の効率は～10%である[9,10]。筋肉では，デュシェンヌ型筋ジストロフィーモデルマウスに対するゲノム編集治療が試みられているが，効率は一般的に低かった。しかしながら，技術の進歩により，サルの肝臓での遺伝子ノックアウトやイヌの筋肉での遺伝子修復など，大型の疾患モデル動物での治療成功例が報告されるようになりはじめた[11,12]。

従来の遺伝子治療法が現在のような成功を収めるに至ったのは，様々な細胞・組織への遺伝子導

表❶ 臨床試験中もしくはそれに近い遺伝性疾患のゲノム編集治療の例（文献8より）

企業	名称	疾患	ストラテジー	遺伝子導入法	状況
Sangamo Therapeutics	SB-913	ムコ多糖症Ⅱ型	in vivoで肝細胞のアルブミン遺伝子座に治療遺伝子（IDS）を挿入	ZFNとIDSドナーDNAをコードしたAAV6の静脈注射	Phase 1（MPSI型や血友病の治療も同様のストラテジーでスタート）
CRISPR Therapeutics, Vertex Pharmaceuticals	CTX-001	β-サラセミア，鎌状赤血球症	自家CD34陽性細胞でBCL11Aを破壊して胎児性ヘモグロビンを産生	SpCas9タンパク質とgRNAのエレクトロポレーション	Phase 1/2（ヨーロッパ：β-サラセミア，米国：鎌状赤血球症）
Editas Medicine, Allergan Pharmaceuticals	EDIT-101	レーバー先天性黒内障タイプ10	in vivoでCEP290遺伝子のスプライシング異常を生じるDNA変異を破壊	SaCas9とgRNAをコードしたAAV5の網膜下注射	2018年にIND申請予定
Intellia Therapeutics, Regeneron Pharmaceuticals	NTLA-1001	遺伝性トランスサイレチンアミロイドーシス	in vivoで変異型トランスサイレチン遺伝子の破壊	SpCas9 mRNAとgRNAのlipid nanoparticleを投与	2019年にIND申請予定

入効率が100％近くになったためである．しかしながらゲノム編集においては，そのステップに加えて，DNA切断，NHEJのエラーによる遺伝子ノックアウト，相同組換えによる遺伝子修復など，達成しなければならないステップが多く，全体の効率はまだ低い．そのために，現状のゲノム編集の効率では適用疾患はきわめて限られる．今後，ゲノム編集を用いた遺伝子治療がより広範な疾患に応用されるためには，さらなる遺伝子導入技術の改良が必須である．しかし，後述するオフターゲット変異や in vivo での酵素の免疫原性を考えると，ウイルスベクターからの高効率かつ安定な遺伝子発現はゲノム編集には向かない場合が多い．例えばCRISPRの場合には，RNP（Cas9タンパク質とgRNAの複合体）を標的細胞・組織へこれまで以上に高い効率で導入する技術の開発が望まれる．

Ⅳ．安全性の評価

ゲノム編集の臨床応用を考えるうえで最も重要なのは「安全性」である．安全性が確保されないのであれば，従来の治療法にとって代わるのは難しい．人工制限酵素が類似配列に変異を入れる，いわゆるオフターゲット変異は様々な方法で解析される．理論的に一番正確なのは全ゲノムシークエンス（whole genome sequence：WGS）であろう．しかしコストが高いうえ，仮に全ゲノムの100倍のカバレッジで塩基を決定して一つの変異を見つけたとしても検出感度はたかだか1％ということになり，それ未満の頻度の変異は検出困難である．一方，現在主に用いられているのは，ゲノム編集の標的配列に類似の配列をコンピュータ解析によって同定する方法である．簡便であるために広く使われているが，実際のオフターゲット部位とはそれほど一致しないという報告もある[13]．網羅的でありかつ偏りのない方法として，例えばGUIDE-seqのような実際に細胞の中で人工制限酵素がどの配列を切断するかを検出する方法や[13]，CIRCLE-seqのように標的細胞のDNAを試験管内で人工制限酵素によって切断してその部位を特定する方法もある[14]．特に後者は，個人間のゲノム配列のSNPによる違いを検出可能である．いずれにしても，WGS以外の方法はあくまでも潜在的なオフターゲット部位のスクリーニング法であり，実際のゲノム編集細胞でのオフターゲット変異の頻度を調べるには，それぞれの予想部位に対してゲノム編集処理後に高い重複回数でDNA配列を決定する必要がある．しかし，0.1％くらいと考えられる次世代シークエンシングのエラーの頻度が，検出感度の限界となる．また，ゲノム編集細胞に生じる変異の結果で一番問題となるのは細胞のがん化であろうが，これらの方法では細胞のがん化の原因となる染色体転座を感度よく検出するのは難しい．そして何よりも，これらの解析で得られるのはDNAレベルの変異に過ぎず，細胞の形質の変化に結びつくような変異を見分けることはできない．

人工制限酵素によるオフターゲット変異のみが問題ではない．DNA複製の結果で生じる突然変異はさらに高頻度に生じる．例えば，ゲノム編集で変異を直し，それ以外の配列は全く正常な幹細胞が1個あるとする．それを移植可能な10^9個まで増殖させるとすると，1回のDNA複製あたり10^{10}塩基に1塩基の頻度でDNA複製エラーにより自然変異が入るので，平均して細胞あたり10ヵ所ほどの変異が入ることになる．すなわち，例えば患者由来iPS細胞で遺伝子を修復したあとで増殖・分化させて患者に移植するストラテジーは，導入される変異頻度の点からも現実的ではない．しかし何よりも，実際の患者の試料で人工制限酵素のオフターゲット変異の解析を困難にする要因として，ヒトゲノム配列のバリアントを考えなければならない点がある．私たち個人間のゲノムDNA配列の違いは約0.1％と言われており，SNPだけでなくindelやもっと大きなサイズの多型が存在し，上述した様々な変異と比べて桁違いに多い．このために実際には，ゲノム配列の個人間の多様性の中に，人工制限酵素のオフターゲット変異やDNA複製による変異は埋もれてしまい，DNAレベルの変異のリスクの解釈は非常に困難になる．以上の変異に加えて，HDRを利用する場合には修復用ドナーDNAの人工制限酵

素の切断部位やランダムな染色体部位への組み込みも無視できない。また，*in vivo* でのゲノム編集では，細菌などに由来する人工制限酵素のヒト体内での免疫原性や，ウイルスベクターなどで安定に持続的に人工制限酵素を発現することによるオフターゲット変異の蓄積などの課題がある。解決すべき技術上の課題はまだ多い。特に，Cas9 タンパク質などの免疫原性の問題は，これまでの研究ではほとんど無視されている。

ゲノム編集細胞を作製してから患者に移植するいわゆる *ex vivo* の方法は，ES 細胞や iPS 細胞を治療目的で使用する場合と似ている。2013 年に独立行政法人医薬品医療機器総合機構（PMDA）の細胞組織加工製品専門部会が「iPS 細胞等をもとに製造される細胞組織加工製品の造腫瘍性に関する議論」という報告書を出した。それによると，幹細胞の安全性の基準となるのは，ゲノム不安定性とがん関連遺伝子の変異とされている。一方，米国 FDA では，上述の網羅的で偏りのないオフターゲット部位検出法で同定した潜在的オフターゲット部位の詳細な解析と，造血幹細胞の場合には，実際に患者に投与するのと同数のゲノム編集処理済み細胞を NSG マウス 100 匹以上に分けて移植し，5 ヵ月間の観察を要求する。

V．リスクベネフィットから考える対象疾患

リスクベネフィットを考えるうえでは，従来の遺伝子治療と同様に，疾患の選択も大きな影響を与える。特に，一番考慮すべきことは既存の治療法と比較してのリスクベネフィットである。ゲノム編集が必須である疾患を考えた場合，言うまでもなく優性遺伝病はその対象となる。また，制御された遺伝子発現が必要とされる CD40 リガンド欠損症や Fas リガンド欠損症などの免疫疾患も，ゲノム編集によるベネフィットが大きく有力な対象疾患である。さらに，少なくとも現時点での遺伝子修復効率はそれほど高くないため，低い遺伝子発現でも治療レベルが期待される疾患も対象として考えられるが，その多くは通常の遺伝子付加治療がすでに成功している。ゲノム編集ありきではなく，遺伝子付加治療とのリスクベネフィットを慎重に比較する必要がある。

おわりに

以上，ゲノム編集治療の遺伝性疾患への応用に関して，課題を中心に解説した。昨年はヒト受精胚でのゲノム編集が大きな問題となったが，倫理的な問題が大きく現実的なオプションとは言いがたいため，本稿では省略した。ゲノム編集技術が素晴らしい進歩を遂げていることは疑いの余地がない。特に遺伝子ノックアウトは遺伝子治療の新たな可能性を広げ，これから様々な臨床プロトコールに用いられるであろう。一方，遺伝子修復や遺伝子ノックインの効率はまだ改善の余地が大きく，遺伝子デリバリー技術の改良・開発が望まれる。また *in vivo* での応用も，免疫原性や効率といった様々な課題が残っている。しかし，ゲノム編集技術は日進月歩の勢いで進化を遂げており，それほど遠くない将来に，より広範な疾患に対する遺伝子治療のストラテジーとなるであろう。

参考文献

1) Cavazzana-Calvo M, Hacein-Bey S, et al：Science 288, 669-672, 2000.
2) Urnov FD, Miller JC, et al：Nature 435, 646-651, 2005.
3) Cong L, Ran FA, et al：Science 339, 819-823, 2013.
4) Mali P, Yang L, et al：Science 339, 823-826, 2013.
5) Tebas P, Stein D, et al：N Engl J Med 370, 901-910, 2014.
6) Qasim W, Zhan H, et al：Sci Transl Med 9, 2017.
7) Dever DP, Bak RO, et al：Nature 539, 384-389, 2016.
8) Sheridan C：Nat Biotechnol 36, 907-908, 2018.
9) Yang Y, Wang L, et al：Nat Biotechnol 34, 334-338, 2016.
10) Yin H, Song CQ, et al：Nat Biotechnol 34, 328-333, 2016.
11) Wang L, Smith J, et al：Nat Biotechnol 36, 717-725, 2018.
12) Amoasii L, Hildyard JCW, et al：Science 362, 86-91, 2018.
13) Tsai SQ, Zheng Z, et al：Nat Biotechnol 33, 187-197, 2015.
14) Tsai SQ, Nguyen NT, et al：Nat Methods 14, 607-614, 2017.

三谷幸之介	
1984年	東京大学医学部保健学科卒業
1989年	同大学院医学系研究科保健学専門博士課程修了（保健学博士）
1990年	国立予防衛生研究所エイズ研究センターリサーチレジデント
1991年	米国ベイラー医科大学ハワードヒューズ医学研究所リサーチアソシエイト
1994年	東京大学医学部疾患遺伝子制御（サンド）講座助手
1996年	米国カリフォルニア大学ロサンゼルス校医学部微生物学免疫学講座 Assistant Professor
2003年	埼玉医科大学ゲノム医学研究センター遺伝子治療部門部門長・助教授
2007年	同部門長・教授

第2章 小児・周産期遺伝医学研究・診療各論

1．小児編
5）遺伝性希少疾患の患者登録

徐　朱玹・奥山虎之

近年，遺伝性希少疾患の病態解明の進歩に伴い新しい治療法の開発が急速に進んでいるが，多くの遺伝性希少疾患は，その患者数や重症度など，患者の実態が明確にされていない。これらの患者情報は，診療レベルの向上や新規治療薬の開発のためには必要不可欠なものである。これまでに一部の疾患において単発的な患者登録は多かったが，資金問題や人材不足により長期運営には至らず，消滅したものも少なくない。今後は，多様化する患者情報を総合的・体系的にまとめ，創薬へ二次利用可能な，患者家族とともに成長できる患者登録が求められる。

はじめに

近年，遺伝性希少疾患の病態解明の進歩に伴い，新しい治療法の開発が急速に進展した。しかしながら，多くの遺伝性希少疾患において，患者数や患者の重症度，生活の質（QOL）など患者の実態が明確にされていない。これらの患者情報は，診療レベルの向上や新規治療薬の開発のためには必要不可欠なものである。ここでは，著者の経験をもとに，患者登録の必要性と種類について述べ，患者登録の実例として先天代謝異常症患者登録制度（JaSMIn）を紹介し，患者登録の課題について提言する。

I．患者登録の必要性

新しい治療法や治療薬を開発するには，その薬の安全性と有効性を検証するために，臨床試験，つまり治験を行う必要がある。しかし，特定の病気の患者がどこに何人いて，どのような症状をもち，どのような治療を受け，どれほどの効果が得られているかなどの情報がなければ，治験の計画を立て，患者をリクルートすることは難しい。また，患者数の少ない希少疾患の場合は，複数の国の患者を集めて国際共同治験を行うこともあるが，日本の患者情報が不十分なため国際共同治験に参加できず，欧米での承認後に国内の治験に着手した結果，深刻なドラッグラグ問題が生じていた。世界で新しい治療薬が開発されても日本の患者はすぐに使用できないのである。さらに，新しい治療薬を開発し承認を受けた後も日常診療において長期的な安全性と有効性を調べ，臨床に役立つエビデンスを蓄積して診療レベルの向上につなげるためには，患者情報を継続して集める必要がある。

II．患者登録の種類

患者登録は，登録の主体は誰か，登録の内容は何か，またその目的と役割によって様々な種類に分けることができる（図❶）。登録の主体は，医師や研究者のような医療従事者，患者や患者会，

■ Key Words

患者登録，先天代謝異常症

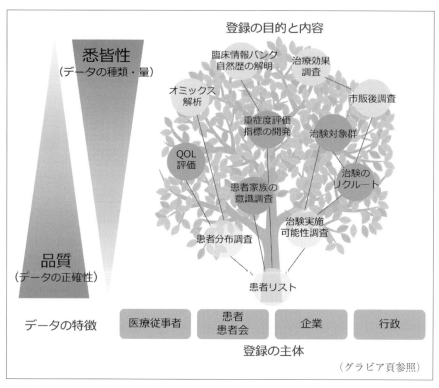

図❶ 患者登録の種類

薬を開発する企業，関連政策を行う行政などがある．また，目的と役割によって登録内容は異なり，病名，年齢，住居地域などの簡単な情報を登録する患者リストから，診断状況，臨床症状，検査・治療歴，医療機関情報，就学・就労状況などの詳細な情報を登録する臨床情報バンクまで様々なタイプがあり，患者登録は階層性をもつ．なお，登録されたデータの種類と量が多いほどデータの正確性が低下する傾向があり，最低限の品質を維持しながら悉皆性を向上させる努力が必要である．

III．患者登録の実例：JaSMIn の紹介

ここでは，先天代謝異常症患者登録制度（JaSMIn：Japan Registration System for Metabolic & Inherited Diseases）の誕生の経緯と登録状況，現状の活動について紹介し，患者登録に必要な仕組み，運用方法，登録情報の活用方法について解説する．

1．先天代謝異常症患者登録制度（JaSMIn）の誕生

先天代謝異常症は，患者数が極端に少ない遺伝性超希少疾患の集合体である．近年，酵素補充療法や造血幹細胞移植，遺伝子治療など，新しい治療法の開発と臨床応用が急速に進んでいるが，わが国における患者情報は明確ではない．われわれはこのような状況を解決するため，研究グループが中心となり，患者の臨床症状や病歴，診断の経緯や各種検査の所見，治療歴，就学・就労の状況など，できるだけ詳細な情報を医師が集める登録制度を立ち上げた．しかし，残念ながら資金と人材不足により長期に継続することはできなかった．そこで，医師ではなく患者または保護者自ら登録を行う"self-registration（自己登録システム）"方式を取り入れ，患者氏名，性別，連絡先，年齢，病名，過去と現在の治療歴だけの必要最低限の情報を集め，特定の疾患のみならず，すべての先天代謝異常症を対象とした JaSMIn（ジャスミン）

が誕生した。

JaSMInは，患者自ら登録を行うことで登録数が飛躍的に増加したことはもちろん，学会を中心に運用，専用事務局を設置することで長期運用のための体制を整えた結果，2013年に登録を開始し6年経過した現在も順調に登録数を伸ばしている。また，必要最低限の情報を登録することで，新しい治療薬の開発と臨床試験に素早く対応できることを目標に「患者リスト」としての役割を担っている。

2．JaSMInの登録状況

JaSMInは，2013年1月から登録を開始し，2019年1月現在，12疾患群60以上の疾患に対して1437名の患者登録が確認されている（**表❶**）。

男性患者が全体の55.6％，女性患者は44.3％，不明0.1％と，男性患者がやや多い傾向にある。年齢分布では，20歳未満の患者が全体の59.9％で，新生児期から小児期での発症が多い先天代謝異常症の特徴を表している。一方，20歳以上の成人患者も全体の4割を占めており，疾患によって年齢分布の違いはあるものの，様々な治療法の開発により小児患者の予後が改善されたことで原疾患や合併症をもったまま成人になる患者が増えてきた。これは，小児の遺伝性疾患に共通しているものと思われ，小児科から成人科への診療科移行（トランジション）についての検討が求められている。

3．JaSMInの活動

JaSMInの活動は，大きく四つに分けることができる。①登録について周知し，患者を募集，新規登録を行い情報を「収集」する，②登録情報を安全かつ効率よく「管理」する，③登録情報を研究へ「活用」する，④その研究の成果を患者に「還元」するの四つである（**図❷**）。

（1）患者情報の収集と管理

登録を希望する患者は，専用のはがきに必要事項を記入し事務局のある国立成育医療研究センターへ郵送する。事務局では，記入内容，メールアドレスなどの連絡先の利用状況を確認し，専用のシステムへデータを入力，登録が完了した患者には登録カードを発行する（**図❸**）。またJaSMInは，患者の実名登録である。そのため，われわれは登録情報を安全かつ効率よく保管・管理できる専用のデータ入力システムを開発した。サーバーは事務局のある国立成育医療研究センターの所定の場所に設置し，入力を行う端末を制限することで医療施設レベルのセキュリティを担保した。なお，このデータ入力システムはカスタマイズが可能であり，目的や役割に応じて対象疾患や登録情報が異なっても新たな登録システムとして対応できる柔軟性ももつ。さらに，登録情報の医学的正確性を担保するため，学会の専門医グループが定期的にデータクリーニングを行っている。

（2）登録情報の活用と患者への還元

JaSMInでは，登録情報を関連研究に活用するため，学会内に委員会を設置し，研究の立案，審査，管理体制を構築した。現在までに，JaSMInのシステムまたは登録情報を利用した研究は計7件あり，その内容は簡単なアンケート調査から創薬のための基礎データ収集まで様々である（**表❷**）。JaSMInと関連して行った研究成果については，学会や学術論文にて発表・報告活動を続けており，現在までに計26件の学会・学術論文報告がある。このように，関連領域の専門家と情報を共有することで，患者登録の必要性を広く周知し，患者登録と研究応用の活性化を図るものである。

またJaSMInでは，登録患者への還元として，専用ツールを利用し様々な情報提供を行っている。登録患者には，専用ホームページとメールマガジンを通じて，現在の登録状況，JaSMInを活用した研究の進捗状況，研究成果報告活動，疾患の基礎知識や最新治療法に関する解説，患者家族が参加できるイベントなどの情報を定期的に提供している。これらの活動により，2019年1月現在，電話やメールなど何らかの手段で事務局と連絡が可能な患者は全体の99.4％を占めており，患者家族とのつながりを維持しているという点で高く評価できるものである。

このように，登録情報を活用して研究を行う研究者や企業は，必要な情報へアクセスでき，ターゲット（またはマーケット）が明瞭になることで，

表❶ 疾患別登録患者数

疾患群	疾患名	人数
アミノ酸代謝異常症	アルギニノコハク酸尿症	9
	オルニチントランスカルバミラーゼ（OTC）欠損症	47
	カルバモイルリン酸合成酵素Ⅰ（CPS I）欠損症	8
	カルバモイルリン酸合成酵素（CPS）欠損症（病型不明）	2
	高チロシン血症Ⅰ型	1
	高チロシン血症Ⅱ型	1
	高フェニルアラニン血症	8
	高メチオニン血症（メチオニンアデノシルトランスフェラーゼ欠損症）	2
	シスチン尿症	2
	シトリン欠損症	82
	シトルリン血症	16
	テトラヒドロビオプテリン欠損症（BH4欠損症）	3
	脳回転状脈絡膜網膜萎縮症（高オルニチン血症）	2
	非ケトーシス型高グリシン血症	4
	フェニルケトン尿症	156
	ホモシスチン尿症	15
	メープルシロップ尿症	20
	リジン尿性蛋白不耐症	1
	その他のアミノ酸代謝異常症（詳細不明）	1
有機酸代謝異常症	イソ吉草酸血症	5
	グルタル酸血症Ⅰ型	9
	グルタル酸血症Ⅱ型	6
	複合カルボキシラーゼ欠損症（MCD）	7
	プロピオン酸血症	55
	メチルマロン酸血症	46
	D-2-ヒドロキシグルタル酸尿症	1
	L-2-ヒドロキシグルタル酸尿症	1
	3-ヒドロキシ-3-メチルグルタル酸血症	2
	3-メチルクロトニル-CoAカルボキシラーゼ欠損症（メチルクロトニルグリシン尿症）	14
脂肪酸代謝異常症	カルニチンパルミトイルトランスフェラーゼ（CPT）Ⅰ欠損症	1
	カルニチンパルミトイルトランスフェラーゼ（CPT）Ⅱ欠損症	7
	極長鎖アシルCoA脱水素酵素（VLCAD）欠損症	17
	全身性カルニチン欠乏症（カルニチントランスポーター異常症）	10
	中鎖アシルCoA脱水素酵素（MCAD）欠損症	17
	ミトコンドリア三頭酵素（TFP）欠損症	3
	その他の脂肪酸代謝異常症（詳細不明）	1
ライソゾーム病	異染性白質ジストロフィー	22
	ガラクトシアリドーシス	8
	クラッベ（Krabbe）病	12
	ゴーシェ（Gaucher）病	57
	シスチノーシス（シスチン症）	8
	神経セロイドリポフスチン症	3
	ダノン病	3
	ニーマンピック（Niemann-Pick）病C型	14
	ファブリー（Fabry）病	64
	フコシドーシス	1
	ポンペ（Pompe）病	33
	ムコ多糖症	140
	ムコリピドーシス	12
	GM1-ガングリオシドーシス	4
	GM2-ガングリオシドーシス	18
糖質代謝異常症	ガラクトース血症（病型不明）	5
	ガラクトキナーゼ欠損症（ガラクトース血症Ⅱ型）	4
	グルコーストランスポーター1（GLUT-1）欠損症	41
	糖原病（ポンペ病以外）	49
	フルクトース-1,6-ビスホスファターゼ（FBPase）欠損症	2
ペルオキシゾーム病	副腎白質ジストロフィー（ALD）	40
脂質代謝異常症	無ベータリポ蛋白血症	1
プリン・ピリミジン代謝異常症	レッシュナイハン症候群	1
金属代謝異常症	ウィルソン（Wilson）病	180
	メンケス（Menkes）病	9
ミトコンドリア病	リー（Leigh）脳症，MELAS，PDHC異常症の他	114
小児神経伝達物質病	小児神経伝達物質病	4
ビタミン代謝異常症	コバラミン代謝異常	1
その他	診断名未確定	5
	合計	1437

図❷ JaSMIn の活動

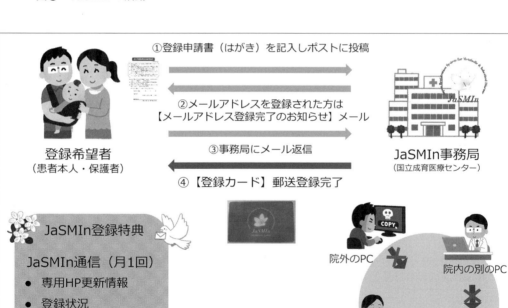

図❸ JaSMIn 患者登録の流れ

表❷ JaSMInを活用した研究例

研究名	内容
先天代謝異常症の子どもをもつ家族のエンパワメント-生活状況の把握とQOL関連因子の探索-	371家族にアンケート調査を実施，家族エンパワメントおよびQOLの実態を明らかにすることで介入方法を検討する
ミトコンドリア病におけるレジストリ事業を中心とした疫学研究，および診療ガイドライン策定や特殊診断の確立などに関する臨床研究	ミトコンドリア病レジストリを構築し診療ガイドラインを作成する
ムコ多糖症Ⅱ型患者の成長・発達状況に関する研究	ムコ多糖症Ⅱ型患者の発達状況を調査，自然歴を明らかにし，治験の基礎データにする
ニーマンピック病C型治療薬の開発	ニーマンピック病C型の国内患者データを収集する
Wilson病の小児から成人への移行期医療体制構築に資するアンケート調査	患者，家族を対象にアンケート調査を実施，移行期医療・成人医療体制の問題を明らかにし，移行期医療のモデルプランの資料とする
成人期以後の診療科移行に関する意識調査	JaSMIn登録患者全員を対象にアンケート調査を実施，患者，家族の診療科移行に関する真のニーズを明らかにする
小児期ファブリー病患者の疾患特異的QOL尺度の開発	ファブリー病特有の疾患背景や治療方法によるQOLへの影響を解明するため，ファブリー病の疾患特異的QOLを開発する

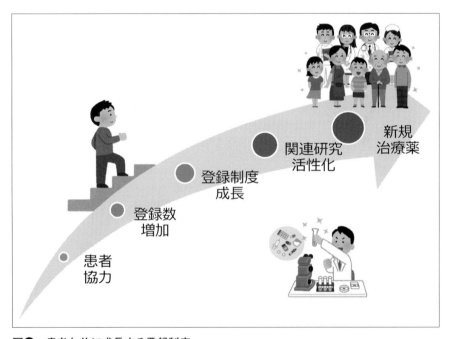

図❹ 患者と共に成長する登録制度

臨床試験や開発を計画したり患者のリクルートを行うことが可能となる．一方，登録患者はコミュニティに所属している安心感を得ることができ，同じ疾患をもつ患者家族同士での交流ができる．また，最新治療や研究の情報を入手し，研究グループともつながることで臨床試験へ参加できる機会が得られる．

Ⅳ．患者登録の課題

これまでに患者登録は，関連学会や研究グループを中心に単発的に一部の疾患について行うものが多かった．しかし，資金問題や人材不足などにより長期運営には至らず，消滅したものも少なくない．また，すべての疾患に対し統一したシステ

ムを構築することは超難題で，登録の目的と内容によっては複数の患者登録が存在するが，それぞれの登録において横断的データシェアリング（二次利用）ができず，創薬に十分に活用されていないのが現状である．さらに，近年は遺伝子治療の開発が進んでおり，オミックス解析によるゲノムおよび分子レベルの情報を臨床情報と総合的に集約できる患者登録が必要とされている．

おわりに

患者登録は，診療レベルの向上や新規治療薬の開発のためには必要不可欠なものである．長期運用の難しさや登録情報の活用など，今後も解決しなければならない課題は多いが，患者登録において最も重要なのは，患者・家族，患者団体との協力，ネットワーク作りである．患者の協力があってこそ患者登録を立ち上げることができ，登録数が増え登録システムが成長することができる．登録システムが成長し，登録情報が充実すれば，関連研究も活性化し，新薬をいち早く患者に届けられるものである．患者登録は患者とともに成長するものである（図❹）．

参考ホームページ

- 先天代謝異常症患者登録制度 JaSMIn
  https://www.jasmin-mcbank.com/
- ミトコンドリア病患者登録 J-MO Bank
  http://mo-bank.com/
- 神経・筋疾患者登録 Remudy
  http://www.remudy.jp/
- 免疫不全症データベース PIDJ
  http://pidj.rcai.riken.jp/

徐　朱玹
2003年	梨花女子大学生物学科卒業（韓国）
2007年	お茶の水女子大学大学院特設遺伝カウンセリングコース博士前期課程修了
2012年	お茶の水女子大学大学院遺伝カウンセリングコース博士後期課程修了
2013年	国立成育医療研究センター認定遺伝カウンセラー／臨床研究員

奥山虎之
1983年	慶應義塾大学医学部卒業
1990年	セントルイス大学分子生物学教室ポストドクトラルフェロー
1991年	慶應義塾大学医学部 医学博士取得
1994年	ワシントン大学医学部血液腫瘍科リサーチアソシエート
1995年	国立小児病院（現国立成育医療センター）小児科医長
2002年	国立成育医療研究センター遺伝診療科医長
2007年	同臨床検査部長
2010年	同ライソゾーム病センター長（併任）
2019年	同臨床検査部統括部長

第2章 小児・周産期遺伝医学研究・診療各論

1. 小児編
6）脳形成障害とてんかん症候群

加藤光広

　脳障害は，脳形成障害のように脳の形態異常を示す場合（構造異常）と，てんかん症候群のように構造異常を示さない場合（機能異常）がある。両者に共通する原因遺伝子の同定により，両者の関連性が分子レベルで説明されるようになった。孔脳症，裂脳症における*COL4A1*変異の同定は，一見，環境性（外因）を疑わせる構造異常でも，遺伝性（内因）が関係することを示す。大田原症候群やWest症候群など孤発性のてんかん性脳症ではイオンチャネル以外にも多彩な原因遺伝子と分子病態が続々判明している。遺伝子診断から個別化治療への基盤整備が必要である。

はじめに

　成人に比べ小児では生殖細胞系列変異による遺伝性疾患が多い。その多くは脳・神経機能や筋・骨格系に影響を与え，小児神経科医が診療する機会が多い。小児神経科医である筆者は，脳形成障害，特に神経細胞移動障害[用解1]を基盤とする二重皮質症候群（皮質下帯状異所性灰白質）の患者との出会いを契機に，滑脳症[用解2]に関心を抱き，遺伝子解析を含む包括的な診療と研究を行ってきた。脳形成障害，特に滑脳症は乳児期からてんかん発作で発症することが多い。大脳に異常があればてんかん発作を起こすことは，その併存率の高さから当然のように考えられがちだが，ではなぜ脳形成障害でてんかん発作の頻度が高いのか，その病態はほとんどわかっていなかった。そもそもてんかんの病態が電気生理学的な興奮と抑制の均衡の破綻（興奮増加または抑制減少）であるとは推測されていたが，その分子機構は長らく未解明であった。

　てんかんの約5%は家族性に発症する[1]。裏を返せば，95%は孤発性であり，世間一般がイメージする「てんかんは遺伝する」は多くが誤解である。家族性に発症するてんかんの多くは覚醒時大発作てんかん，小児欠神てんかん，若年性ミオクロニーてんかんなどの特発性全般てんかんである。これらはいずれも薬剤反応性が良好で，適切な服薬により発作は抑制される。特発性全般てんかん以外でも，小児期発症のてんかん症候群では，薬剤反応性もしくは年齢とともに自然収束するものが多い。それらの一部は遺伝性を示し，イオンチャネルに関連する遺伝子変異が主な原因である。その一方，難治性てんかんでは当初イオンチャネル以外の遺伝子変異が多く同定された。特に，抑制系の介在ニューロンの発生に関与する*ARX*遺伝子の異なる変異が滑脳症などの脳形成障害と，非症候性の知的障害やWest症候群（点頭てんかん）などのてんかん症候群の原因として同定され，脳形成障害におけるてんかん発作の病態が分子レベルで理解されるようになった[2)-4)]。

■ *Key Words*
滑脳症，多小脳回，裂脳症，孔脳症，Walker-Warburg症候群，微小管，West症候群，大田原症候群，てんかん性脳症，イオンチャネル

その後，難治性てんかんでもイオンチャネルに関連する遺伝子の変異が同定され，治療反応性が異なる両者の間に共通する分子病態が存在することが明らかになった．最近では，脳形成障害でもイオンチャネルに関連する遺伝子の変異が同定されている．脳形成障害とてんかん症候群の原因遺伝子は多数同定されており，本稿ではわれわれの研究成果を中心に述べる．

I．脳形成障害

脳形成障害の原因は基本的に胎生期の異常である．サイトメガロウイルスなどの胎内感染や低酸素や血行障害などの環境要因でも病変をきたすが，多くは遺伝子変異もしくはゲノムの構造異常など遺伝的な異常が原因であり，疾患ごとに多数の原因遺伝子（遺伝型）が同定されている．脳形成障害は病理診断から頭部 MRI による画像診断の時代となり，形態学的な特徴（表現型）と病態に基づいて細分類されている[5)6)]．遺伝型と表現型の関連性は複雑であり，一つの遺伝子が複数の疾患の原因となる多面変異（pleiotropy）と，複数の原因遺伝子が同じ表現型を示す遺伝子座異質性を考慮する必要がある．

1．滑脳症

滑脳症の基本病態は，神経細胞の「移動障害」である[7)]．大脳皮質の肥厚と脳回幅の拡大（無脳回，厚脳回）をきたす画像所見（図❶）が典型的であり，古典型滑脳症と呼ばれる[8)]．神経細胞集団が上衣下層もしくは白質に留まり，皮質に到達できなかった集塊が異所性灰白質である（図❷）．滑脳症と異所性灰白質の病態は共通し，併発することもある．皮質の層構造の異常がすべての滑脳症に認められるが，原因遺伝子によって病理像は異なる[9)]．神経細胞移動異常症としての広義の滑脳症には Walker-Warburg 症候群[用解3]などの丸石様異形成と，細胞移動後の分化異常が病態とされる多小脳回も包含される．

LIS1 は古典型滑脳症の原因遺伝子として最も頻度が高い．*LIS1* 単独変異では前頭が厚脳回で後頭が無脳回を呈することが多い．Miller-Dieker 症候群は，*LIS1* から *YWHAE*（14-3-3ε）と *CRK*

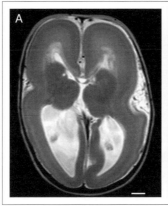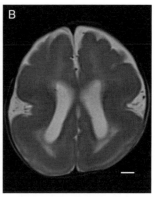

図❶　古典型滑脳症の頭部 MRI T2 強調画像軸状断

右下の白い線は 1cm の長さを示す．
A．特異顔貌と内臓奇形（本例では心奇形）を示す Miller-Dieker 症候群はグレード 1 に該当する大脳全体の無脳回と皮質の肥厚を示す．
B．*LIS1* 単独変異（本例では *LIS1* のナンセンス変異）では，後頭が無脳回，前頭が厚脳回の後頭優位のグレード 3 の古典型滑脳症が多い．

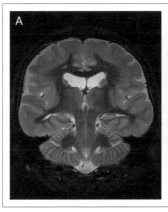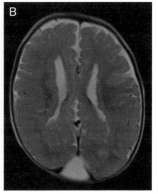

図❷　異所性灰白質の頭部 MRI

A．T2 強調画像冠状断．*DCX* 変異による皮質下帯状異所性灰白質では正常もしくは厚脳回の直下に前頭葉から後頭葉にかけて全周性の灰白質が認められる．
B．軸状断．*FLNA* 変異による脳室周囲結節性異所性灰白質では脳回形成は正常で，側脳室に面して灰白質が認められる．

の両遺伝子を含む17p13.3領域の微細欠失が原因であり、グレード1の無脳回と特異顔貌や内臓奇形がみられる。隣接遺伝子症候群としてのMiller-Dieker症候群はFISH法で診断可能であるが、併発奇形のない古典型滑脳症でFISH法で微細欠失が同定されない場合は、後頭優位の病変では*LIS1*、前頭優位の病変では*DCX*のSanger法およびMLPA法による解析が必要となる[10]。次世代シーケンスでもかまわないが、費用対効果比から現状では画像診断に基づいた候補遺伝子解析が推奨される。

皮質直下の深部白質に神経細胞集団が帯状に存在する皮質下帯状異所性灰白質は、*DCX*変異が主な原因である。*DCX*はX連鎖性であり、患者の約9割は女性である。男性の*DCX*変異例は、より重篤な無脳回もしくは厚脳回を呈する。皮質下帯状異所性灰白質の男性では、*DCX*の体細胞モザイク変異が疑われる[11]。女性では無症状でも*DCX*変異の保因者の可能性に留意し慎重な遺伝相談が必要である。

2. チューブリン病

古典型滑脳症の原因遺伝子である*LIS1*、*DCX*は微小管を介して細胞動態に作用する。微小管はチューブリン（tubulin）[用解4]がヘテロ二量体として規則的に共重合して管状になり、末端でチューブリンが重合・解離し、長さが調整される。チューブリン自体の異常による様々な疾患が明らかになり、チューブリン病と呼ばれるようになった[7)12)13)]。*TUBA1A*の遺伝子変異頻度が最も高い。*TUBA1A*変異は、小頭症、無脳回、脳梁欠損、橋小脳低形成を特徴とする小滑脳症のほかに、多小脳回やDandy-Walker症候群など多様な脳形成障害をきたす。

3. 多小脳回・孔脳症・裂脳症

多小脳回はMRIのT2強調画像で、新生児期には病名どおりに小さい脳回がたくさん認められるが、乳児期後半以降は厚脳回や丸石様異形成と所見が類似し鑑別が難しくなる。厚脳回、丸石様異形成と異なり、多小脳回は中心溝とシルビウス裂の周辺に偏在することが鑑別のポイントである（図❸）。多小脳回は上述した環境要因のほかに、1p36.3欠失症候群、22q11.2欠失症候群などの染色体異常、Aicardi症候群や中隔視神経異形成症、先天代謝異常症など多彩な基礎疾患に併発する。

孔脳症・裂脳症は歴史的に用語が混乱している。現状の一般的な解釈では、先天的にくも膜下腔と脳室が交通した状態が孔脳症であり、孔脳症の病変辺縁の皮質に多小脳回を認めれば裂脳症である。両者は脳血管の破綻が共通し、違いは出血時期のみ（裂脳症は神経細胞の移動中で、孔脳症は移動後）と考えられていた。裂脳症と孔脳症に共通する原因遺伝子として*COL4A1*変異が同定された。確かに病態の一部は共通するが、*COL4A1*変異は裂脳症で孔脳症より3倍頻度が高く同定される[14]。*COL4A1*変異は血管の脆弱性をきたすとともに、出血を伴わず重篤な脳形成異常（Walker-Warburg症候群）をきたす[15]。出血による二次損傷が孔脳症と裂脳症の原因と考えられていたが、裂脳症では脳形成自体の発生異常も病態として推測される。

Ⅱ．てんかん症候群

特発性（idiopathic）てんかん、すなわち家族性に発症し遺伝性が示唆されるが、てんかん以外の症状がなく、代謝・器質異常などの原因がない症例の責任遺伝子が初めて同定されたのは、1995

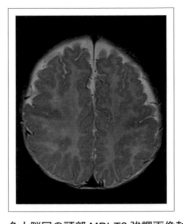

図❸　多小脳回の頭部MRI T2強調画像軸状断
*PIK3R2*変異による巨脳症は多小脳回を伴い、中心溝の周囲の脳回・脳溝が不規則に入り組んでいる。前頭極から内側面と後頭極の皮質は正常である。

年，常染色体優性夜間前頭葉てんかんにおいてであった[16]。その後，たくさんの原因遺伝子が明らかにされ，特発性てんかんは素因性（genetic）てんかんと改称された。当初はイオンチャネルに関連する遺伝子がたくさん見つかり，てんかんもチャネル病の一つに分類された。近年は患児と両親のトリオ検体を次世代シーケンサーを用いてエクソーム解析を行い，孤発性が多い小児期発症のてんかん性脳症の原因が数多く同定されている（表❶）。

エクソーム解析による網羅的な遺伝子解析は時として予想外の結果をもたらす。SCN3A は電位依存性ナトリウムチャネルの Nav1.3 をコードし，発達性てんかん性脳症[用解5]や焦点性てんかんの原因遺伝子として報告されていた。われわれは前頭優位の左右対称性多小脳回の2例でSCN3A に同じ de novo のミスセンス変異 p.Ile875Thr を同定した[17]。2例とも新生児もしくは乳児期から難治性のてんかん発作を発症していたものの，これまでにSCN3A を含めてイオンチャネルと脳形成障害との因果関係は明らかではなく，この変異が多小脳回の原因かどうか逡巡していた。2018年，Zaman らは4例の乳児期発症てんかん性脳症でSCN3A 変異を報告し，うち2例が多小脳回を示し，われわれの症例と同じ p.Ile875Thr 変異であった[18]。ナトリウムチャネルは Dravet 症候群における SCN1A 変異や大田原症候群などの発達性てんかん性脳症における SCN2A，SCN8A 変異が報告されている。SCN3A の Ile875Thr 変異が多小脳回を示す病態は不明だが，SCN1A 変異が限局性皮質異形成や異所性灰白質で報告されているほか[19]，最近，NMDA 受容体のサブユニットをコードする GRIN1，GRIN2B が，発達性てんかん性脳症の原因遺伝子であるとともに多小脳回など脳形成障害の原因遺伝子でもあることが報告されている[20,21]。今後，イオンチャネルを介した電気信号の変化が脳の形態形成に与える影響と，脳形成異常と機能異常としてのてんかん性脳症の病態の異同の解明が期待される。

おわりに

脳形成障害とてんかん性脳症などの小児神経疾患は，「治らない」と考えられてきた。しかし代謝異常症における酵素補充療法や，AADC 欠損症への遺伝子治療，脊髄性筋萎縮症に対するアンチセンス核酸医薬や遺伝子治療など，原因遺伝子

表❶ OMIM に登録されている早期乳児てんかん性脳症（EIEE）の原因遺伝子

常染色体優性 34 遺伝子				常染色体劣性 29 遺伝子				X 連鎖 7 遺伝子	
EIEE04	STXBP1	EIEE42	CACNA1A	EIEE03	SLC25A22	EIEE39	SLC25A12	EIEE01	ARX
EIEE05	SPTAN1	EIEE43	GABRB3	EIEE10*	PNKP	EIEE40?	GUF1	EIEE02	CDKL5
EIEE06*	SCN1A	EIEE45	GABRB1	EIEE12	PLCB1	EIEE44	UBA5	EIEE08	ARHGEF9
EIEE07	KCNQ2	EIEE46	GRIN2D	EIEE15?	ST3GAL3	EIEE48	AP3B2	EIEE09	PCDH19
EIEE11	SCN2A	EIEE47	FGF12	EIEE16	TBC1D24	EIEE49	DENND5A	EIEE36	ALG13
EIEE13	SCN8A	EIEE54	HNRNPU	EIEE18	SZT2	EIEE50	CAD	MCAHS	PIGA
EIEE14	KCNT1	EIEE56	YWHAG	EIEE21?	NECAP1	EIEE51	MDH2	CDG IIm	SLC35A2
EIEE17	GNAO1	EIEE57	KCNT2	EIEE23	DOCK7	EIEE52	SCN1B		
EIEE19	GABRA1	EIEE58	NTRK2	EIEE25	SLC13A5	EIEE53	SYNJ1		
EIEE24	HCN1	EIEE59	CABBR2	EIEE28	WWOX	EIEE55?	PIGP		
EIEE26	KCNB1	EIEE62	SCN3A	EIEE29	AARS	EIEE60	CNPY3		
EIEE27	GRIN2B	EIEE64	RHOBTB2	EIEE34	SLC12A5	EIEE61	ADAM22		
EIEE30	SIK1	EIEE65	CYFIP2	EIEE35	ITPA	EIEE63	CPLX1		
EIEE31	DNM1	EIEE66	PACS2	EIEE37	FRRS1L	EIEE68	TRAK1		
EIEE32	KCNA2	EIEE67	CUX2	EIEE38	ARV1				
EIEE33	EEF1A2	EIEE69	CACNA1E	*EIEE10＝てんかん発作を伴う小頭症（MCSZ）					
EIEE41	SLC1A2	EIEE70	PHACTR1						

*EIEE06＝Dravet 症候群

の同定を契機に分子病態の解明が進み，特異的な治療法の開発が急速に進んでいる．脳形成障害とてんかん性脳症でも分子病態の解明が進み，大田原症候群やWest症候群など孤発性のてんかん性脳症や限局性皮質異形成の原因が同定され，てんかんの病態がチャネル以外に介在ニューロン，シナプス放出，mTOR信号伝達など多彩であることが判明した[22)-25)]．海外では次世代シーケンス技術が診療に活かされ，分子病態に基づく治療が始まりつつある．国内でも個別化治療に向けた遺伝子診断の基盤整備が必要である．

用語解説

1. **神経細胞移動障害**：大脳新皮質は脳室帯，脳室下帯，基底核原基で細胞が増殖した後，脳表に向かって放射状もしくは脳表に対し接線状に移動し，ヒトでは6層構造が形成される．神経細胞移動障害は，細胞移動に必要な先導突起の伸展，核移動，後方の突起の退縮のいずれかの不具合によって皮質の層構造の異常が生じた状態である．
2. **滑脳症**：グレード分類は，古典型滑脳症の画像所見の重症度に基づいた6段階の分類である．グレード1：完全な無脳回．グレード2：全体が無脳回だが，1～2個の脳溝が存在．グレード3：無脳回と厚脳回の併存．グレード4：厚脳回もしくは厚脳回と正常脳回の併存．グレード5：無脳回もしくは厚脳回と皮質下異所性灰白質の併存．グレード6：皮質下異所性灰白質のみ．
3. **Walker-Warburg症候群**：先天性筋ジストロフィーと脳幹屈曲と丸石様異形成を特徴とする脳形成障害を示す．福山型先天性筋ジストロフィーに類似するが，脳形成障害はより重篤である．福山型先天性筋ジストロフィーと異なり，筋病変を伴わず，脳形成障害のみの症例も存在する．
4. **チューブリン**：毛利秀雄によって同定・命名された微小管の構成タンパク質．α，βなど，異なる遺伝子によってコードされる複数の種類が存在する．
5. **発達性てんかん性脳症**：2017年に国際抗てんかん連盟の用語委員会がてんかん症候群の新用語として，小児期に発症する難治性てんかんで，てんかん以外の認知や運動などの脳機能障害を併発する疾患群を包括する概念に命名した．歴史的には，元来，大田原俊輔が小児のてんかん症候群には発達の概念が欠かせないとして年齢依存性てんかん性脳症と呼称されていた．その後，乳児期発症のてんかん性脳症で原因遺伝子が多数同定されることから早期発症（early onset）てんかん性脳症（EOEE）と呼ばれることが多くなった．OMIMでは早期乳児（early infantile）てんかん性脳症（EIEE）の分類名である．いずれも同じ疾患群を意味する．

参考文献

1) 日本神経学会：てんかん診療ガイドライン2018，医学書院，2018.
2) Kato M, Das S, et al：Hum Mutat 23, 147-159, 2004.
3) Kato M, Saitoh S, et al：Am J Hum Genet 81, 361-366, 2007.
4) 加藤光広：脳と発達 42, 333-338, 2010.
5) Barkovich AJ, Guerrini R, et al：Brain 135, 1348-1369, 2012.
6) Barkovich AJ, Millen KJ, et al：Brain 132, 3199-3230, 2009.
7) Kato M：Front Neurosci 9, e1-8, 2015.
8) Kato M, Dobyns WB：Hum Mol Genet 12 Spec No 1, R89-96, 2003.
9) Forman MS, Squier W, et al：J Neuropathol Exp Neurol 64, 847-857, 2005.
10) Haverfield EV, Whited AJ, et al：Eur J Hum Genet 17, 911-918, 2009.
11) Kato M, Kanai M, et al：Ann Neurol 50, 547-551, 2001.
12) Bahi-Buisson N, Poirier K, et al：Brain 137, 1676-1700, 2014.
13) Oegema R, Cushion TD, et al：Hum Mol Genet 24, 5313-5325, 2015.
14) Yoneda Y, Haginoya K, et al：Ann Neurol 73, 48-57, 2013.
15) Labelle-Dumais C, Dilworth DJ, et al：PLoS Genet 7, e1002062, 2011.
16) Steinlein OK, Mulley JC, et al：Nat Genet 11, 201-203, 1995.
17) Miyatake S, Kato M, et al：Ann Neurol 84, 159-161, 2018.
18) Zaman T, Helbig I, et al：Ann Neurol 83, 703-717, 2018.
19) Barba C, Parrini E, et al：Epilepsia 55, 1009-1019, 2014.
20) Fry AE, Fawcett KA, et al：Brain 141, 698-712, 2018.
21) Platzer K, Yuan H, et al：J Med Genet 54, 460-470, 2017.
22) Saitsu H, Kato M, et al：Nat Genet 40, 782-788, 2008.
23) Lim JS, Kim WI, et al：Nat Med 21, 395-400, 2015.
24) Nakashima M, Saitsu H, et al：Ann Neurol 78, 375-386, 2015.
25) 加藤光広：小児科診療 81, 107-112, 2018.

参考ホームページ

- 難病情報センター（神経細胞移動異常症）
  http://www.nanbyou.or.jp/entry/4397
- OMIM（EIEE1）
  https://omim.org/entry/308350
- 滑脳症親の会（Lissangel）
  http://www5e.biglobe.ne.jp/~kasha_1/
- Aicardi症候群家族会（姫君会）
  https://yurikok99.wixsite.com/aicardi
- West症候群患者家族会
  https://ウエスト症候群.jp
- Dravet症候群
  http://dravetsyndromejp.org
- 限局性皮質異形成（FCD）研究会
  http://plaza.umin.ac.jp/~fcd_com/sp/index.html

加藤光広

1988年	山形大学医学部医学科卒業
1990年	松戸市立病院新生児科
1991年	鳥取大学医学部脳神経小児科
1992年	北九州市立総合療育センター小児科
1993年	国立精神・神経センター神経研究所疾病研究第2部
1997年	山形大学医学部小児科（2001年から2年間シカゴ大学人類遺伝学講座留学）
2015年	昭和大学医学部小児科
2018年	昭和大学病院てんかん診療センター（兼務）

第2章 小児・周産期遺伝医学研究・診療各論

2．周産期編
1）出生前遺伝学的検査で認められる染色体異常

川崎秀徳・山田崇弘

高年妊娠において頻度が増加する染色体異数性や構造異常は種類が非常に多岐にわたるだけでなく，表現型の幅も非常に広い．構造異常が認められても表現型の異常に直結しないことや正常変異も存在することから，その解釈には慎重を要する．また，出生前診断においては時間的な制約に常に注意する必要があり，限られた時間，そして限られた材料の中で，両親が意思決定できるよう支援を行うことが医療者として何よりも大切である．

はじめに

わが国の分娩時35歳以上の高年妊婦はここ20年で約2.5倍に増加し，出生前遺伝学的検査受検者も非確定的検査では母体血清マーカーと無侵襲的出生前遺伝学的検査（NIPT）を合わせて年間約5万件，確定的検査では羊水検査と絨毛検査を合わせて年間約2万件と，ここ10年で約2.4倍に増加したと推定されている[1]．このように諸外国と比較して，その受検率は低いものの，高年妊娠の増加とNIPTへの注目もあり，近年は増加がみられている．出生前遺伝学的検査は今後さらに普及していくものと考えられ，周産期医療に関わる医療従事者にとって出生前診断に関わる遺伝カウンセリングはますます重要となる．その中で出生前遺伝学的検査で検出される染色体異常についての自然史を含めた情報提供はこれまで以上に重要になっている．

本稿では，この出生前染色体検査の結果として得られる染色体異常について概説する．

I．出生前遺伝学的検査で認められる染色体異常の実際

染色体異常の多くが自然流産に至るため，染色体異常の頻度は対象を何に設定するかによって大きく異なり（表❶）[2]，新生児においては生産児153人あたり1人程度の頻度で染色体異常が認められるとされている（図❶）[3]．染色体異常は数的異常と構造異常とに大きく分類される．数的異常の場合には，染色体数の過不足がみられるため，基本的に胎児の形態異常または知的障害のどちらか，あるいはその両方を伴う．しかし，構造異常の場合にはゲノム量の不均衡の有無や切断点

表❶ 染色体異常の分類とその頻度（％）（文献2より）

染色体異常	人工流産	死産	生産
すべてのトリソミー	25	4	0.3
性染色体モノソミー	8.7	0.1	0.05
三倍体	6.4	0.2	−
四倍体	2.4	−	−
構造異常	2	0.8	0.5
合計	約50	約5	約0.9

■ *Key Words*
数的異常，倍数体，異数体，構造異常，不均衡型構造異常，均衡型構造異常，正常変異，モザイク

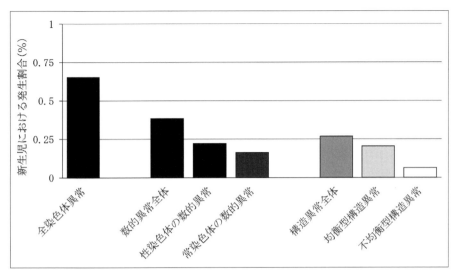

図❶　新生児における染色体異常の発生割合（文献3より）
120,290人の新生児の染色体検査結果に基づく，新生児スクリーニングにおける染色体異常の発生割合を示す。

に存在する遺伝子の機能などによって表現型に影響が出ることもあれば出ないこともある。ただ，表現型が正常である構造異常においても，次世代を考えた場合には表現型に異常のある子どもが生まれるリスクが高くなるものもあり，周産期医療においては無視できない検査結果となる。

ここからは染色体の数的異常と構造異常，そしてそれぞれで認められるモザイクに関して概説する。

Ⅱ．染色体の数的異常

染色体の数的異常は倍数体（polyploid）と異数体（aneuploid）とに大別される。倍数体には三倍体（triploid：3n）や四倍体（tetraploid：4n）が含まれ，異数体には特定の染色体のトリソミー（trisomy）やモノソミー（monosomy）が含まれる。

1. 倍数体

ハプロイドの整数倍の染色体数のものを指す。三倍体は二精子受精や減数分裂時の異常による二倍体の配偶子形成が主な原因とされている。ごく稀に出生に至るが，その場合には余分な染色体セットが父親由来の場合のみで，部分胞状奇胎を合併し，生命予後は不良である。四倍体は受精卵の初期卵割の完了異常によって生じると考えられるが，ほとんどが自然流産に至る。

2. 異数体

異数体は特定の染色体数の異常のことで，ヒトの染色体異常の中で最も頻度が高い。異数体の発生機序は完全に解明されているわけではないが，一般的に減数分裂時の不分離が原因と考えられている。

トリソミーはどの染色体にも起こりうるが，モザイクではなく全細胞がトリソミーである場合のほとんどは致死的とされ，常染色体においては最も遺伝子数の少ない21，18，13番染色体の3種類のトリソミーのみが生存可能とされている。一方，モノソミーはX染色体モノソミー（Turner症候群）を除いてほとんどが致死的であり，常染色体モノソミーが生産児に認められる時には原則モザイクである。

常染色体の異数体として生存可能なのは前述のとおり21，18，13トリソミーのみである。21トリソミー（Down症候群）は約600出生に1人と最も頻度の高い染色体異常で，知的発達障害，先天性心疾患，耳鼻科的異常，消化管奇形などを高率に合併するが，平均寿命は現在約60歳に到達

している．成長障害，重度発達遅滞，先天性心疾患，呼吸器疾患，消化管奇形などを主症状とする18トリソミーと，成長障害，重度発達遅滞，全前脳胞症，先天性心疾患などを主症状とする13トリソミーは，ともに予後不良疾患とされてきたが，標準的な新生児集中管理と心臓や消化管に対する積極的な外科的介入により生命予後が改善することが近年証明され，教科書上の"致死的"という記載が最近見られなくなっている[4]．このように各トリソミーとも新生児科，小児外科，小児心臓外科の診療技術の進歩，出生前診断技術の向上により生命予後は大幅に改善しており，これらトリソミーの出生前遺伝学的検査を取り扱う場合には最新の医療情報を収集することが極めて重要である．

性染色体の異数体は様々あるが，Turner症候群とKlinefelter症候群がその代表である．Turner症候群はX染色体の全体もしくは一部の欠失により，低身長と卵巣機能不全をきたす症候群である．受胎例の99％以上は自然流産するとされるが，出生に至った場合の生命予後はよい．一方，Klinefelter症候群はX染色体を2本以上，Y染色体を1本以上もつ男性原発性性腺機能低下症と定義され，比較的高身長で第二次性徴に乏しい体型を主症状とする．ともに不妊の原因になることがあり，その観点でも周産期医療において重要な疾患である．

Ⅲ．染色体の構造異常

染色体の構造異常は以下に挙げる様々な仕組みで起こるが，その頻度は新生児約374人あたり1人で，数的異常に比べて少ない．一組の染色体セットに正常な染色体構成要素が過不足なく揃っている均衡型構造異常と，染色体構成要素の過不足がある不均衡型構造異常とに大別される．染色体構造異常の代表的なメカニズムの各模式図を図❷に示す[5,6]．

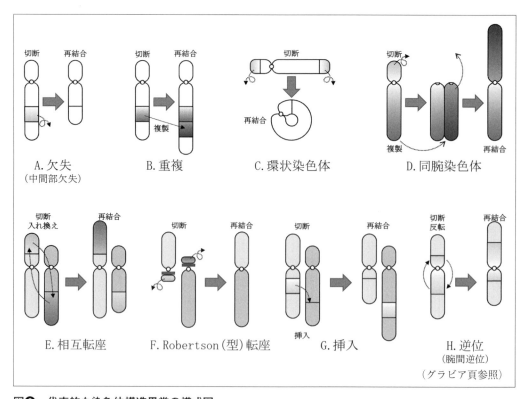

図❷　代表的な染色体構造異常の模式図

1. 不均衡型構造異常

不均衡型構造異常の頻度は生産児1500～1600人あたり1人とされている。染色体の一部の欠失（部分モノソミー）あるいは重複（部分トリソミー），もしくはその両方を伴うため，表現型に何かしらの異常を伴うことが多い。不均衡型構造異常をきたす代表的なメカニズムには表❷に挙げるようなものがある[5]。

不均衡型構造異常が認められた場合，胎児の表現型を推定する目的と，染色体異常の由来を調べる目的で両親の染色体検査を提案することが多い。両親のどちらかに均衡型構造異常が認められた場合には，構造異常の由来がはっきりし，表現型が予測できるようになる可能性がある。このように両親の染色体検査は臨床上の意義が大きい一方で，その保因者診断によって家系内の関係性に影響が出る可能性もあり，その提案ならびに結果開示には慎重を期する必要がある。

2. 均衡型構造異常

均衡型構造異常は生産児約500人あたり1人という高い頻度で認められる（表❸）[5]。臨床症状を呈さないことが多い一方で，遺伝子内に切断点が存在する場合や細胞遺伝学的に均衡型であっても分子レベルで不均衡が存在する場合などは臨床症状を呈することもある。また本人に臨床症状がない場合でも，不均衡型の配偶子が形成されることで，次世代で不均衡型構造異常を呈する可能性があり，周産期医療において非常に重要である。

出生前遺伝学的検査において均衡型構造異常が検出された場合にも，両親の染色体検査が提案される。両親のどちらかが同じ構造異常保因者であれば児に表現型の異常は原則的に起こらないが，児が de novo の構造異常の場合には6～7％程度の割合で表現型の異常が出ると言われている[7]。

このような染色体構造異常の中で，inv(9)(p12q13)やinv(1)(p13q21)のように，表現型にも生殖能力にも染色体不分離にも影響を及ぼさないものは，正常変異（variants）あるいは染色体異形性（chromosomal heteromorphisms）と呼ばれ，注意が必要である[8]。なかでもinv(9)(p12q13)は，日本人の1.45～2.47％に認められたと報告されており極めて頻度が高い[8,9]。正常変異は表現型にも次世代にも影響を及ぼさないため，出生前確定検査で染色体構造異常が認められた場合には，その構造異常が正常変異ではないか必ず確認する必要がある。

表❷　染色体不均衡型構造異常の分類（文献5より）

不均衡型構造異常	略語	特徴
A. 欠失（deletion）	del	染色体に生じた切断片が失われ，部分モノソミーを生じた状態。ハプロ不全により何かしらの表現型異常を呈することが多い。欠失の部位により端部欠失と中間部欠失に分けられる
B. 重複（duplication）	dup	相同染色体間の不均等交叉のために，染色体の一部分がタンデムに並び，部分トリソミーとなった状態。欠失に比べて臨床的な影響は少ないが，何らかの表現型異常を呈することは多い
マーカー染色体（marker chromosome）	mar	染色体標本中に，20番染色体より小さい，同定困難な染色体断片が観察される状態。新生児2500人に1人の頻度で認められる。マーカー染色体の由来によって，表現型異常をめったに起こさないものから100％起こすものまで様々である
C. 環状染色体（ring chromosome）	r	1本の染色体が2ヵ所で切断され，切断端同士が再結合して輪状の構造をとったもの。マーカー染色体として認められることが多い。体細胞分裂時の不安定性があるため，モザイクとして認められることが多い
D. 同腕染色体（isochromosome）	i	長腕・短腕のいずれかの腕が欠如し，他方の腕が鏡像様に重複した染色体のこと。片方の腕の部分モノソミーと他方の腕の部分トリソミーを生じる
二動原体染色体（dicentric chromosome）	dic	セントロメアを有する二つの染色体断片の断端同士が再結合して生じた稀な染色体のこと。二動原体染色体を有する個体は生存不可能なことも多いが，片方のセントロメアが不活化されたり，分裂後期に二つのセントロメアが常に協調的に移動したりする場合には，体細胞分裂時の安定性を保つことができ，生存可能である

表内のアルファベットは図❷に対応している。

表❸ 染色体均衡型構造異常の分類（文献5より）

均衡型構造異常	略語	特徴
E. 相互転座 （reciprocal translocation）	t	複数の非相同染色体に生じた切断片が相互に交換されて再結合した結果生じる染色体再構成。染色体構成要素の過不足がないため、通常表現型に影響を及ぼさないが、不均衡型の配偶子が形成されるリスクが高く、自然流産の原因となったり、次世代で不均衡型構造異常を呈したりすることがある
F. Robertson（型）転座 （Robertsonian translocation）	rob	2本の端部着糸型染色体（13、14、15、21、22番染色体）がセントロメア近傍で融合し、短腕を消失して生じる染色体再構成。ヒトでは最も頻度の高い染色体再構成であるが（1000人に1人と言われる）、なかでもrob(13;14)(q10;q10)とrob(14;21)(q10;q10)の頻度が特に高い。核型としては45本の染色体構成となるが、これらの染色体の短腕には遺伝子が存在しないため、表現型は正常となる。一般の転座同様、不均衡型の配偶子形成のリスクが高い
G. 挿入 （insertion）	ins	ある染色体から生じた切断片が、別の染色体に挿入されることで生じる染色体再構成。3ヵ所の切断点が生じない限り起こらないため、頻度は比較的稀であるが、他の均衡型構造異常に比べて染色体異常のある子が生まれるリスクが最大50％と高く、臨床的な意義は大きい
H. 逆位 （inversion）	inv	1本の染色体で2ヵ所の切断点が生じ、切断片が逆向きに再結合することで生じる染色体再構成。原則として表現型の異常を呈さない。逆位を起こしている領域にセントロメアが含まれない腕内逆位と、セントロメアが含まれる腕間逆位とに大別される。他の均衡型構造異常同様に次世代への影響が重要となる。第一減数分裂時に正常な染色体と逆位を有する染色体の相同部位が対合し、形成されたループ内で組換えが起こると、不均衡型染色体を有する配偶子が形成されることがある。腕内逆位の場合には生存不可能な無動原体あるいは二動原体染色体が形成されて自然流産に至るリスクが上がるものの、生存に至る例は均衡型染色体を呈する場合が多い。一方、腕間逆位の場合には重複および欠失の両方を有する不均衡型の配偶子が形成されるリスクがある

表内のアルファベットは図❷に対応している。

Ⅳ．染色体異常のモザイク

受精後の体細胞分裂における染色体不分離や再構成によって、1人のヒトに複数種類の染色体構成を有する細胞が認められる現象をモザイクという。一般に染色体異常のモザイク例の表現型は、非モザイク例に比べて軽症になることが多いとされるが、染色体異常のモザイク比率が臓器ごとで異なるため、染色体異常をモザイクで認めた症例の表現型を正確に予想することは非常に困難である。羊水や絨毛におけるモザイク率が胎児組織におけるモザイク率を反映していない可能性があるうえ、絨毛検査の場合には胎盤限局性モザイク（confined placental mosaicism）であって胎児は正常核型であるという可能性もあり、羊水検査や絨毛検査の評価には注意が必要である。出生後に児の表現型ならびに遺伝型を再評価することが肝要である。

おわりに

これまで述べてきたように出生前遺伝学的検査において染色体異常の症例に遭遇する機会は多い。得られた遺伝型から表現型を推測できることもある一方で、表現型を正確に予想することが難しいことが少なくない。人工妊娠中絶を検討する場合には、両親は限られた情報ならびに限られた期間の中で意思決定をする必要があり、そこに関わる医療従事者の情報提供の内容のみならずその伝え方が非常に重要となる。

参考文献

1) 佐々木愛子, 左合治彦：日遺伝カウンセリング会誌 39, 97-101, 2018.
2) Cunningham F, Leveno K, et al：Williams Obstetrics 23rd ed, 268, McGraw Hill Professional, 2009.
3) Milunsky A, Milunsky JM：Genetic Disorders and the Fetus: Diagnosis, Prevention and Treatment 6th ed, 194-200, Wiley-Blackwell, 2011.
4) 西 恵理子, 古庄知己, 他：小児内科 47, 1735-1768, 2015.
5) Nussbaum RL, McInnes RR, et al：Thompson &

Thompson Genetics in Medicine 8th ed, 64-74, Elsevier, 2015.
6) 新川詔夫, 太田　亨：遺伝医学への招待 改訂第5版, 40-50, 南江堂, 2014.
7) 関沢明彦, 佐村　修, 他：周産期遺伝カウンセリングマニュアル 改訂2版, 68-71, 中外医学社, 2017.
8) 梶井　正：染色体異常をみつけたら 改訂八版, 01. 正常変異, 2006.
9) Sofuni T, Naruto J, et al : Jpn J Hum Genet 24, 194-195, 1979.

川崎秀徳
2005年　京都大学医学部医学科卒業
　　　　国立病院機構京都医療センター初期研修医
2007年　埼玉医科大学総合医療センター小児科助教
2009年　同小児心臓科助教
2010年　同小児科助教
2017年　京都大学医学部附属病院遺伝子診療部医員
2018年　同大学院医学研究科社会健康医学系専攻医療倫理学・遺伝医療学助教

第2章 小児・周産期遺伝医学研究・診療各論

2．周産期編
2）染色体異常の発生機序

河村理恵・倉橋浩樹

染色体異常は，生殖細胞レベルでは先天異常や不妊・習慣流産などのリプロダクションに影響し，体細胞レベルではがんや白血病の発生に関与する。近年の網羅的ゲノム解析技術によるゲノムの質的量的解析の進歩や，異常染色体の切断点や融合点のゲノム配列データの蓄積により，多くの染色体異常の発生メカニズムが解明されつつある。生殖細胞系列の染色体異常の発生メカニズムは，精子や卵子のような生殖細胞の発生過程の特殊性と密接に関与する。これらの発生メカニズムを理解することは，科学理論に基づいた遺伝カウンセリングが可能となり，情報提供の信頼度を高める。

はじめに

出生児の3〜5%に先天異常がみられ，先天性疾患の原因として約25%に染色体異常を認める。しかし，自然流産は全妊娠の約10〜15%にみられるが，その多くは胎児要因であり，流産の約60〜70%以上は胎児に染色体異常を認める。すなわち，染色体異常をもつ児の大部分は流産し，出生できるのは氷山の一角である。それらの多くは精子や卵子，すなわち配偶子形成過程で生じた染色体異常に起因している。本稿では染色体異常を数的異常と構造異常とに分類し，それぞれの発生機序について述べる。

I．染色体の数的異常

数的異常には，倍数体と異数体がある。一般にヒト細胞は染色体数が46本の2倍体（2n＝46, diploid）であるが，3倍体（3n＝69, triploid），4倍体（4n＝72, tetraploid）のことを倍数体という。

倍数体の発生メカニズムとして，2精子受精，2倍体精子，2倍体卵子，極体放出不全が考えられている[1]。多くは先天異常のため出生に至らず，初期流産の原因の中で頻度の高い染色体異常の一つである。また，精子側が多い3倍体はインプリンティング遺伝子の不均衡のため部分胞状奇胎となる。

46本の染色体より数本の増減を伴う異常を異数体という。異数体の多くが流産をきたすが，流産でみられる染色体異常の約半数以上が常染色体トリソミーであり，16トリソミーが最も高頻度にみられ，22トリソミーが続く[2]。常染色体の異数体では，出生に至るのが21トリソミー（Down症候群），18トリソミー，13トリソミーのみであることはよく知られているが，その理由はそれらの染色体上に存在する遺伝子が比較的少ない染色体であるからである。性染色体の異数体では，Xモノソミー（Turner症候群）は98%が流産となるが，XトリソミーやXXY，XYYは表現型に

Key Words
染色体異常，数的異常，構造異常

大きく影響しない．

　異数体の発生メカニズムは，配偶子形成に至る細胞分裂時の，特に減数分裂における染色体の分離異常に起因するものである．配偶子（精子・卵子）をつくる減数分裂の際，2本の相同染色体は分裂する2個の細胞にそれぞれ1本ずつ分配される．分配エラーによりある染色体が2本入った配偶子が，パートナーからの正常な配偶子と受精すると，ある染色体が3本になるトリソミー（総染色体数47本）となる．また，ある染色体が1本も入っていない配偶子がパートナーからの正常な配偶子と受精すると，ある染色体が1本となるモノソミー（総染色体数45本）となる．

　染色体の異数体は，卵子由来が多く，その多くが卵母細胞の第一減数分裂時の染色体分離異常によって発生する．また，染色体分配エラーの発生頻度が女性の年齢に依存して増加することが知られている[3]．卵母細胞は胎生期に第一減数分裂を開始するが，第一減数分裂前期で相同染色体の組換えが起こった後でいったん停止する．その後，思春期を迎え排卵時に減数分裂を再開する（図❶A）．減数分裂が再開すると，相同染色体は両極からの均等な張力によってそれぞれ反対側の極に引っ張られる．その際，キアズマ（交差が生じた部位）により，両極への張力に拮抗することで，染色体が正しく分離される．女性の高年化により，第一減数分裂の停止期間が長くなると，姉妹染色分体を接着する減数分裂コヒーシンが減少し，キアズマの崩壊により，第一減数分裂時の分配エラーが起きやすくなる．そのため，異数体の発生頻度が加齢依存性に増加するといわれている．（図❷）[4]．

II．染色体の構造異常

　染色体の構造異常は，遺伝子に量的過不足を伴う不均衡型の構造異常（欠失，重複，挿入など）と，量的過不足を伴わない均衡型の構造異常（相互転座や逆位）がある．前者のことを近年はコピー数異常（copy number variation：CNV）とも呼ぶ．不均衡型構造異常の場合，その領域に遺

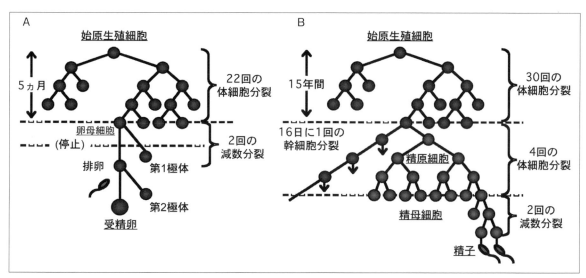

図❶　配偶子形成の男女の違い

A．卵子形成は，胎生期に22回の体細胞分裂を経て，卵母細胞へと分化し，第一減数分裂前期で分裂は長期間停止する．思春期以降に一部の卵母細胞で減数分裂が再開し，排卵される．高年化に伴い停止期間が長くなることで分離エラーが発生しやすくなり，異数体の原因となる．

B．精子形成は，胎生期より30回の体細胞分裂を経て精原細胞ができる．思春期以降，約16日に1回の体細胞分裂を繰り返しながら，一部が精母細胞となり，減数分裂を経て精子となる．高年化に伴い複製のエラーが生じる機会が増えるため，染色体構造異常の *de novo* 発生の頻度は父親由来に多い．

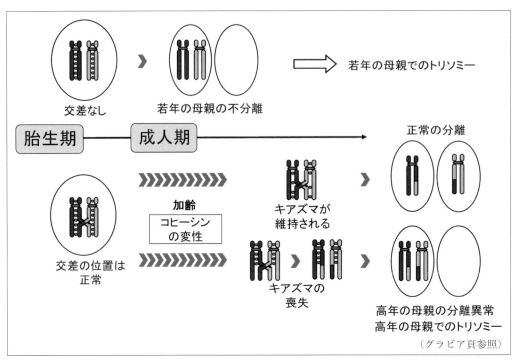

図❷　異数体の発生機序
　相同染色体間の組換えが生じると，このキアズマ構造を支点として紡錘糸形成チェックポイントが働き，染色体は正常に分配される．若年女性の卵子でも組換えが起こらないと分配エラーが生じる．姉妹染色分体を接着する減数分裂コヒーシンは胎生期にのみ生産され，加齢とともに減少する．コヒーシンの減少によってキアズマ部位よりテロメア側の接着が失われるとキアズマが崩壊し，相同染色体間の連結がなくなるため，高年女性で減数分裂時の分配エラーが起きやすくなり，異数体の発生頻度が増加する．

伝子量に依存して表現型を出すような疾患関連遺伝子が含まれている場合，疾患の原因となる．一方，均衡型構造異常の場合は，遺伝子に量的過不足がないため表現型は正常であることが多いが，リプロダクションに影響が生じる（後述）．

　構造異常は，2ヵ所のDNA切断とその誤修復によって発生する．電離放射線や紫外線，薬物のような外的要因や，活性酸素のような内的要因によって生じた二重鎖DNA切断に対しては，相同組換えのように正しく修復する修復機構と，非相同末端結合（non-homologous end joining：NHEJ）のような不正確な修復機構とが存在する．従来，染色体構造異常の多くは，ランダムに発生した2ヵ所のDNA切断に対するNHEJによる誤った修復によって発生すると考えられてきた（図❸A）[5]．近年，マイクロアレイによる網羅的CNV解析のデータの蓄積により，ランダムなCNVの多くは，DNA合成の停止による複製フォークの崩壊に引き続いて起こる鋳型乗り換えによって発生することが明らかになってきた．結合部には短い相同配列（マイクロホモロジー）がみられるので，fork-stalling and template switching（FoSTeS）やmicrohomology-mediated break induced replication（MMBIR）などと呼ばれている（図❸B）[6]．

　生殖細胞系列で発生する染色体の構造異常は男性由来が多いといわれている．これは，精子形成過程における精原細胞の自己複製の回数に起因している．思春期以降，精原細胞の体細胞分裂は生涯にわたり続くため，年齢に依存してDNA複製と分裂の回数も増加する（図❶B）．そのため，父親の年齢に依存して，新生変異による疾患の発

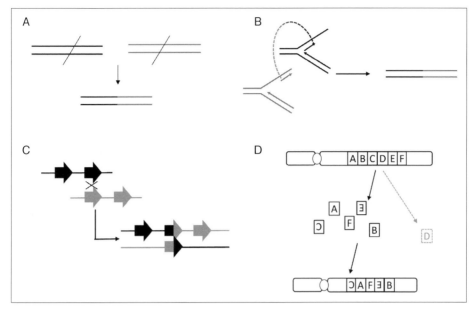

図❸　染色体構造異常の発生機序
A. 2ヵ所のDNA切断に続き，NHEJによって構造異常が生じる．
B. DNA複製が停止し，核内で近傍に位置する複製途中の別領域の複製フォークの鋳型鎖に乗り換えることで構造異常が生じる．
C. 非アレル間相同組換え（NAHR）．領域特異的反復配列（SD）間でずれて相同組換えが起こることによって，重複や欠失が生じる．
D. 後期遅滞によって発生した遅滞染色体が微小核を形成し，クロモスリプシスを起こした後，ランダムな再結合によって複雑な染色体構造異常が生じる．

生頻度や精子形成過程で発生する染色体構造異常の発生頻度が増加するといわれている[7)8)]．

特殊な構造異常としては繰り返し発生する構造異常がある．領域特異的反復配列（segmental duplication：SD）内でDNA切断が起こり，近傍の別コピーを鋳型として相同組換えによって修復すると，欠失や重複のような構造異常が生じる．これは，減数分裂時に発生しやすいが，体細胞分裂時においても生じ，非アレル間相同組換え（non-allelic homologous recombination：NAHR）と呼ばれている（図❸C）．22q11.2欠失症候群と22q11.2重複症候群などのよく知られている症候群が，NAHRによって微細欠失・重複症候群として発生している．高頻度に de novo 発生するが，同じ領域のCNVを生じる．

次世代シーケンサーによるゲノム解析技術の著しい進歩により，複雑な染色体構造異常の切断点のデータが蓄積している．細胞分裂時の後期遅滞における遅滞染色体が微小核を形成し，微小核内でDNA複製の部分的遅延と，細胞質のヌクレアーゼ活性によって生じる染色体破砕現象は，クロモスリプシスと呼ばれている（図❸D）[9)]．がん細胞でよくみられる現象として報告されたが，生殖細胞系列でも散見される．一部の転座や，染色体間の挿入というような構造異常は，顕微鏡レベルでの核型解析では2点もしくは3点間での切断と再結合のように見えるが，塩基レベルでの解析ではクロモスリプシスの痕跡が同定される[10)11)]．

均衡型構造異常の場合は，その切断点で遺伝子の転写ユニットを破壊しないかぎり表現型は正常である．そのような転座をもつ人を均衡型保因者と呼ぶ．均衡型相互転座保因者は，健康であるがリプロダクションに影響がある．一部の男性で

は，第一減数分裂が停止して無精子症による男性不妊を生じ，また男性女性ともに不均衡型転座をもった胎児の妊娠を繰り返すと習慣流産や不育症になることがある。習慣流産の夫婦の5〜10％に染色体異常がみられる。相互転座の2本の派生染色体と2本の正常染色体とは，第一減数分裂時に対合し，四価染色体を形成する（図❹）。四価染色体の分離形式は，転座染色体や切断点により異なり，交互分離のほか，隣接Ⅰ型，隣接Ⅱ型，3：1分離などをきたす。交互分離で生じた配偶子は正常核型や均衡型とみなせる染色体構成になるが，隣接分離で生じた配偶子は一部重複（部分トリソミー）・欠失（部分モノソミー）のある不均衡な染色体を生じる。3：1分離の場合は，異数体を生じる。この不均衡な配偶子が，正常核型由来の配偶子と受精すると，部分トリソミー，部分モノソミー，あるいは両者の合併など，様々な不均衡型構造異常を生じる。これらの多くが先天異常による流産となるため，一方が転座保因者であるカップルは習慣流産となることが多い。このようなカップルは着床前診断により流産を防ぐことが可能となっている[12]。

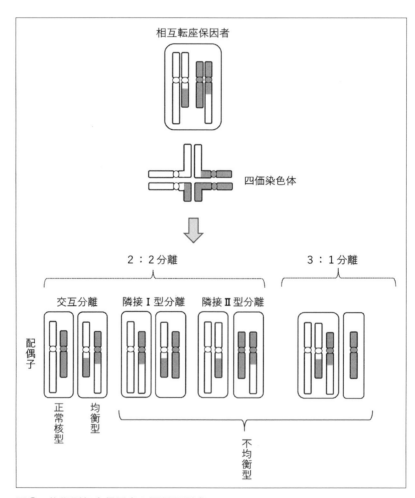

図❹　均衡型転座保因者の配偶子形成

転座保因者の2本の派生染色体と2本の正常染色体とは，第一減数分裂パキテン期に対合し，四価染色体を形成する。四価染色体の分離形式は，交互分離のほか，隣接Ⅰ型，隣接Ⅱ型分離を行うが，分離様式の頻度は切断点により異なり，頻度の高いt(11;22)(q23;q11)転座のように3：1分離が起きやすいタイプもある。

おわりに

 エビデンスに基づいた科学的な遺伝カウンセリングを実施するためには，クライアントに染色体異常の発生メカニズムを理解してもらうことが重要であり，情報提供の信頼度を高めることにつながる．染色体の解析法が顕微鏡で見る時代から，マイクロアレイ，次世代シーケンスのような塩基レベルという最小単位での解析の時代になり，データはデジタル化へと大きく変遷したが，染色体という大きな構造物として遺伝学を理解することは，科学的な遺伝カウンセリングへの近道であると思われる．

参考文献

1) Rosenbusch BE : Fertil Steril 90, 49-55, 2008.
2) Sahoo T, Dzidic N, et al : Genet Med 19, 83-89, 2017.
3) Nagaoka SI, Hassold TJ, et al : Nat Rev Genet 13, 493-504, 2012.
4) Tsutsumi M, Fujiwara R, et al : PLoS One 9, e96710, 2014.
5) Kurahashi H, Bolor H, et al : J Hum Genet 54, 253-260, 2009.
6) Hastings PJ, Lupski JR, et al : Nat Rev Genet 10, 551-564, 2009.
7) Crow JF : Nat Rev Genet 1, 40-47, 2000.
8) Thomas NS, Morris JK, et al : J Med Genet 47, 112-115, 2010.
9) Zhang CZ, Spektor A, et al : Nature 522, 179-184, 2015.
10) Kato T, Ouchi Y, et al : Cytogenet Genome Res 153, 1-9, 2017.
11) 加藤武馬, 倉橋浩樹 : 小児内科 47, 1813-1815, 2015.
12) Kurahashi H, Kato T, et al : Reprod Med Biol 15, 13-19, 2015.

河村理恵
2004 年　藤田保健衛生大学衛生学部衛生技術学科卒業
2006 年　北里大学大学院医療系研究科修士課程修了
2012 年　信州大学大学院医学系研究科博士課程修了
　　　　信州大学医学部遺伝医学・予防医学教室研究員
2014 年　同助教
2018 年　藤田医科大学総合医科学研究所分子遺伝学研究部門助教

第2章 小児・周産期遺伝医学研究・診療各論

2．周産期編
3）非確定的遺伝学的検査（NIPTを除く）

須郷慶信・浜之上はるか

　多くの妊婦が何らかの胎児異常の可能性について不安をもつことがあり，遺伝学的評価を希望する場合には非確定的検査も一つの選択肢となる。超音波ソフトマーカーや母体血清マーカー測定は非確定的検査であり，より客観的で具体的なリスク評価値が得られるため胎児染色体異数性のスクリーニング検査としては大変有用である。ただし非確定的検査は，いくつかの疾患の罹患リスクを評価しているに過ぎず，カップルに様々な心理的葛藤を生じる可能性があり，受検者が正しく解釈し，それぞれがその先の方針を決定できるようサポートすることが重要である。

はじめに

　近年，胎児診断技術の向上，分子遺伝学的技術の急速な発展により，出生前診断される疾患，遺伝学的検査は多様化している。家族歴などから特定の遺伝性疾患や染色体疾患の評価を求める場合や，胎児発育，羊水量や形態学的所見などから特定の疾患の可能性を知らされた場合は，個別で専門的なアプローチが必要であり，通常非確定的検査の対象とはならない。一方，特定の遺伝的背景を有するわけではないが何らかの胎児異常の可能性について不安をもち，遺伝学的評価を希望する場合には非確定的検査も一つの選択肢となる。多くの妊婦が漠然とした不安要素としてもちうるものであり，その中で染色体異数性のリスク評価への関心は高く，日常の産科診療の場でも比較的相談されやすい。検査を行う前に，受検希望者と十分なコミュニケーション（遺伝カウンセリング）をとっておくことが理想であるが，妊婦の考えや背景を知らないまま偶発的に超音波所見が得られるような場面も考えられるため，周産期管理を担う医療従事者それぞれが適正なアプローチ方法をある程度身につけておくことが望ましい。

　また背景として，1994年，妊娠中期母体血清マーカー検査が日本で導入された際，当時の医療者の認識不足と説明欠如から不適切に普及し妊婦に誤解が生じた歴史をもつ。1999年に厚生科学審議会先端医療技術評価部会・出生前診断に関する専門委員会により「わが国においては，専門的なカウンセリングの体制が十分でないことを踏まえると，医師が妊婦に対して，本検査の情報を積極的に知らせる必要はない」と発表された[1)2)]。当時とは遺伝カウンセリング体制は同様ではないため，この基本姿勢を現在にも当てはめることが望ましいとは言えないが，日本の産科医療における出生前診断について医療者や対象者が自由に語りにくい環境が存在する一因となっている。

I．出生前診断の種類と概要

　出生前遺伝学的検査には様々な種類があるが，

■ **Key Words**
非確定的検査，超音波ソフトマーカー，母体血清マーカー，NT肥厚，陰性的中率，遺伝カウンセリング，ダウン症候群，18トリソミー

3）非確定的遺伝学的検査（NIPTを除く）

ダウン症候群，18トリソミーなどの染色体異数性評価を目的としているものが多い。非確定的遺伝学的検査か確定的遺伝学的検査か，施行時期，対象疾患，精度，リスク，費用などを総合的に判断し選択できるよう，対象者のニーズに応じて情報提供する必要がある[3)4)]。対象となる疾患が全先天異常のどのくらいを占めるのか（**図❶**），など客観的な情報を加えることも重要である。それぞれの検査の特徴を**表❶**に示す。

出生前に行われる非確定的遺伝学的検査で主なものは，超音波ソフトマーカー，母体血清マーカー測定，そして母体血胎児染色体検査である。今回は，無侵襲的出生前遺伝学的検査（noninvasive prenatal testing：NIPT）を除く非確定的遺伝学的検査について述べる。

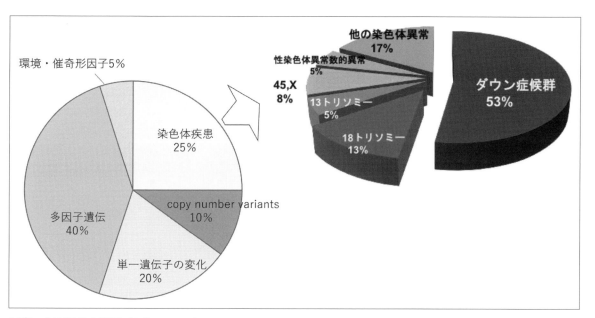

図❶ 先天異常の原因（文献3，6より）

表❶ 主な出生前遺伝学的検査（文献3より）

	非確定的検査			確定的検査	
	コンバインド検査（超音波+母体血清マーカー）	母体血清マーカー	母体血胎児染色体検査	絨毛検査	羊水検査
原理	超音波検査＋採血（NT測定他＋生化学的分析）	採血（生化学的分析）	採血 NIPT（MPS法・SNP法）	絨毛生検（G分染法）	羊水穿刺（G分染法）
時期	11週～13週6日	14週0日～20週6日	10週～22週0日	11週～14週	15週以降
対象疾患	21トリソミー 18トリソミー （13トリソミー）	21トリソミー 18トリソミー 開放性神経管閉鎖障害	21トリソミー 18トリソミー 13トリソミー	染色体異常症全般	染色体異常症全般
T21感度	83～87%	66～87%	99.10%	100%	100%
T21特異度	95.40%	91～95%	99.90%	100%	100%
特色	超音波の熟練要 偽陽性が多い	偽陽性が多い	胎盤性モザイク	生検に熟練要 胎盤性モザイク	解釈が難しい場合がある
検査期間	7日	5～7日	10～14日	14～21日	14～21日
リスク	−	−	−	流産1%	流産0.3%
費用：参考	3万円前後	1～2万円	15～21万円	10～15万円	10～15万円

1. 超音波ソフトマーカー

対象は，妊娠初期にみられる超音波所見のうち，特定の染色体疾患との関連が指摘されている所見である。その所見そのものは異常ではなく，どの胎児にもみられうる所見であるが，その程度が著明であったり複数の所見がみられたりする場合に，特定の染色体疾患の可能性が高くなると報告されている。しかし，所見を呈する原疾患としては，染色体疾患だけでなく，先天性心疾患，無心体双胎（TTTS），骨格奇形，他の形態異常の可能性も考えられるため，偏った情報提供にならないように注意が必要である。代表的な所見は妊娠 11 〜 13 週の胎児期後頸部透亮像（nuchal translucency：NT）の肥厚である。ダウン症候群に対しての NT 測定の感度は 75 〜 80％と報告されている。鼻骨の有無，静脈管逆流や三尖弁逆流の有無の評価を加えることで検出率が上昇する。後述する母体血清マーカー測定も組み合わせること（コンバインド検査）で，検出率はさらに上昇する（表❷）。NT 肥厚は，リンパ系の発達遅延や圧迫による静脈うっ滞，心不全や運動機能低下によるリンパ液灌流不全などの病態が推定される。NT 評価には，0.1mm 単位の精密な測定が必要なため，The Fetal Medicine Foundation（FMF）や Nuchal Translucency Quality Review（NTQR）の認定資格をもった医師または超音波検査技師による評価が求められる（図❷，図❸）。

表❷ ダウン症候群検出率（文献 5 より）

	項目	検出率（偽陽性率 5％）
35 歳以上	年齢	31％
ツインテスト	年齢 + AFP + hCG	66％
トリプルマーカー	年齢 + AFP + hCG + uE3	65 〜 74％
クアトロテスト	年齢 + AFP + hCG + uE3 + inhibinA	70 〜 87％
NT	年齢 + NT	64 〜 70％
combined test	年齢 + NT + PAPP-A + βhCG	83 〜 87％
First trimester screening	年齢 + NT + PAPP-A + βhCG NB or TR or DV flow	93 〜 96％
serum integratedscreening	年齢 + PAPP-A + AFP + hCG + uE3 + inhibinA	85 〜 88％
Integrated test	年齢 + NT + PAPP-A + AFP + hCG + uE3 + inhibinA	94 〜 96％
NIPT		99％（偽陽性率 0.1％）

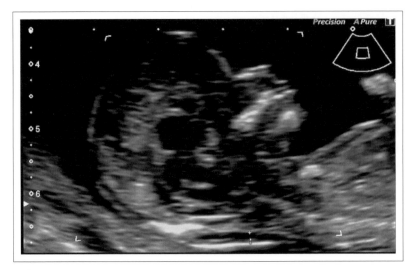

図❷ NT 計測

3）非確定的遺伝学的検査（NIPTを除く）

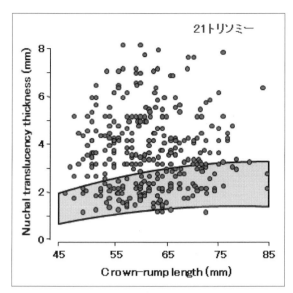

図❸ CRLにおけるNT測定値（21トリソミーの分布）
（文献8より）

2. 母体血清マーカー検査

母体血清中の胎児あるいは胎盤由来物質を生化学的に測定する。妊娠11〜13週であれば，βhCG（human chorionic gonadotropin），PAPP-A（pregnancy associated plasma protein A），妊娠中期では，hCG，uE3（unconjugated estoriol），AFP（α-fetoprotein），Inhibin Aなどが代表的であり，2〜4種の項目を評価する検査が商品化されている。対象としている疾患は，ダウン症候群，18トリソミー，開放性神経管閉鎖不全症などである（表❸）。

表❸ 母体血清マーカー（文献7, 8より）

妊娠初期（妊娠11〜13週）

	Free βhCG	PAPP-A
21トリソミー	↑	↓
18トリソミー	↓	↓
13トリソミー	↓	↓
Turner症候群	←→	↓

妊娠中期

	AFP	hCG	uE3	Inhibin A
21トリソミー	↓	↑	↓	↑
18トリソミー	↓	↓	↓	−
神経管閉鎖症	↑	−	−	−

Ⅱ. 解釈について

母体血清マーカーや超音波ソフトマーカーを用いる検査では，母体年齢背景から想定される事前確率にそれぞれの測定値から求められる尤度比（likelihood ratio：LR）を掛け合わせることで，1/○という確率が算出される（図❹）。各疾患でカットオフ値を設けており，それを境目に"陽性"，"陰性"と判断される。より客観的で具体的なリスク評価値が得られ，胎児染色体異数性のスクリーニング検査としては大変有用である。ダウン症候群を例に挙げて比較すると，偽陽性率5％をカットオフとした場合の検出率は80％程度である。（表❷）。

クワトロテストを提供する検査会社の集計によると，1999〜2004年までの国内で行われた19,112例について，ダウン症候群のカットオフ値を1/295とした場合，陽性は9.2％（1763/19,112）であり，その中で実際にダウン症候群だったのは2.2％（39/1763）であったと報告されている。この集団では，45名がダウン症候群と診断されており，検出率は86.67％（39/45）となる。陰性90.8％（17,349/19,112）の中には6例のダウン症候群が含まれており，陰性的中率は99.97％（17,343/17,349）となる（表❹）。

ローリスク妊婦において陰性的中率が高いため，比較的簡便なスクリーニング検査として使用される可能性があるが，検出感度，偽陽性や偽陰性の存在についても誤解なく理解されたうえで受検いただく必要がある。

"陽性"，"陰性"と判断された場合でもクライアントの受け止め方に違いがある場合がある。例えば，年齢からダウン症候群の確率が1/1000の妊婦が非確定的遺伝学的検査を受検し結果が1/300の陰性であった場合，「陰性なので安心できた」と感じる妊婦や「自分の年齢より確率が3倍以上上昇したので不安になった」と感じる妊婦もいる。年齢からダウン症候群の確率が1/80の妊婦が非確定的遺伝学的検査を受検し結果が1/240

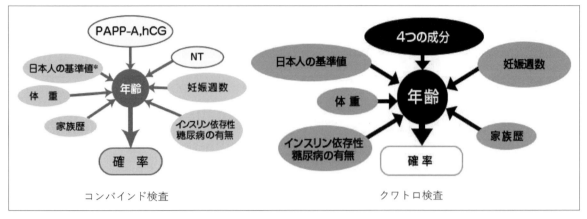

図❹ 母体血清マーカーの評価方法（文献7より）

表❹ クワトロ検査の集計（文献7より）

ダウン症候群

	罹患	非罹患	合計
スクリーニング陽性	39	1,724	1,763
スクリーニング陰性	6	17,343	17,349
合計	45	19,067	19,112

- 検出率（感度）： 86.67％（＝39/45）
- 特異度： 90.96％（＝17,343/19,067）
- 陽性結果の正診率：2.21％（＝39/1,763）
- 陰性結果の正診率：99.97％（＝17,343/17,349）

の陽性であった場合，「陽性なので確定的遺伝学的検査を希望する」という妊婦や「陽性だが想定していたリスクより低かったので安心できた」と感じる妊婦もいる。そのため，あくまで可能性の評価である点，偽陽性も多数存在する点を受検者に理解していただくことが重要であり，その解釈の手助けとその後のカップルの求める方向性についても丁寧に確認し，自己決定を支援することも遺伝カウンセリングの場で必要となる。

さいごに

出生前検査を希望する妊婦やパートナーは，胎児の疾患に対して漠然とした不安を抱えていることが多い。一方で侵襲的な確定検査や高額なNIPTを強く望まず，比較的アクセスしやすい非確定的検査を希望することも少なくない。本来，出生前診断とは，胎児が何らかの疾患に罹患している可能性が高いと考えられる場合に，正確な病態を知るために検査を行い診断することであり，得られた結果に応じて胎児に必要な医学的サポートを提供することや適切な周産期管理を行うことが求められる。しかし非確定的検査では，妊娠の比較的早い段階でいくつかの疾患の罹患リスクを評価しているに過ぎず，妊婦やカップルに様々な心理的葛藤を生じる可能性がある。医療者が適切に介入し，受検者が正しく解釈し，それぞれがその先の方針を決定できるようサポートすることが重要である。

参考文献

1) 日本産科婦人科学会：出生前に行われる遺伝学的検査および診断に関する見解, 2013.
2) 日本人類遺伝学会：臨床遺伝学テキストノート，診断と治療社，2018.
3) 関沢明彦，他：周産期遺伝カウンセリングマニュアル，中外医学社，2017.
4) 浜之上はるか：医のあゆみ 246, 145-149, 2013.
5) 浜之上はるか：産婦人科の実際 66, 389-398, 2017.
6) 栗城紘子，他：産婦人科の実際 68, 163-171, 2019.
7) Lab Corp Japan：患者向け情報 出生前検査 クワトロテスト™, FirstScreen™
8) The Fetal Medicine Foundation
http://courses.fetalmedicine.com

須郷慶信
2005年　昭和大学医学部卒業
　　　　横浜市立大学附属市民総合医療センター研修医
2007年　国立成育医療センター産科レジデント
2010年　横浜市立大学附属病院産婦人科
2016年　同助教
2019年　横浜市立大学附属病院産婦人科・遺伝子診療科助教

第2章 小児・周産期遺伝医学研究・診療各論

2．周産期編
4）NIPT

佐村　修

　無侵襲的出生前胎児遺伝学的検査（noninvasive prenatal testing：NIPT）は2013年4月から日本において臨床研究として開始された。その後の6年間で日本でのNIPTのデータが蓄積され，周産期遺伝カウンセリングを行う施設の整備が促進された。しかしながら，2016年頃より遺伝カウンセリングを全く行わずにNIPTを行う施設が増加しており，様々な点が問題となっている。NIPTには倫理的な問題点と，結果の解釈における問題点が存在する。今まで得られた知見とこれらの問題点を考慮に入れて，今後もNIPTの遺伝カウンセリングを行う必要がある。

はじめに

　胎児の確定的な遺伝学的検査を行うためには，羊水細胞，絨毛細胞，胎児血液細胞が必要であり，これらのサンプルを得るためには，侵襲的な手技を必要とする。羊水検査は0.3％程度，絨毛検査は1％程度の検査後流産の可能性がある。非侵襲的検査である超音波検査，母体血清マーカースクリーニング検査も，胎児が染色体異常をもつ可能性が推定できる検査ではあるが，これも確定診断するには同様に侵襲的検査を必要とする。2011年10月にアメリカにおいて母体血中のcell free DNA（cfDNA）を用いて非侵襲的に胎児ダウン症の可能性をみる無侵襲的出生前胎児遺伝学的検査（noninvasive prenatal testing：NIPT）の臨床検査サービスがスタートし7年が経過した。現在では世界各国でこの検査が行われている。
　わが国でも2012年8月末に，この検査が近々開始されることが新聞報道され，社会的に大きな反響を呼んだ。日本産科婦人科学会ではこの検査に対する指針[1]を作成し，それを踏まえて2013年4月より日本での臨床研究がスタートした。2019年1月31日現在，92施設で臨床研究が行われている。現在は，日本医学会臨床部会運営委員会「遺伝子・健康・社会」検討委員会の「母体血を用いた出生前遺伝学的検査」施設認定・登録部会で認定された施設（2018年12月時点での認定施設は92施設）で行われている[2]。日本おいては妊娠9～10週以降に，母体血を用いて，13番，18番，21番の三つの染色体のどれかの数的異常をもつ胎児の可能性をみる検査となっている。あくまで非確定的な検査なので，胎児に染色体の疾患があるかないかを確定するには，侵襲的な検査（検査による流産の可能性がある）の羊水検査や絨毛検査を受ける必要がある。日本での臨床研究開始からすでに5年半が経過し，出生前診断にお

■ Key Words

cell free DNA（cfDNA），noninvasive prenatal testing（NIPT），Z-score，マイクロアレイ，shotgun-massively parallel sequencing（s-MPS），single nucleotide polymorphism（SNP），targeted-massively parallel sequencing（t-MPS），感度，特異度，陽性的中率，陰性的中率，偽陽性率，臨床遺伝専門医，認定遺伝カウンセラー®

ける遺伝カウンセリングの重要性が再認識されている。NIPTの原理や日本での現況や問題点について概説する。

Ⅰ. NIPTの原理

1997年にLoらは母体血漿・血清中からcfDNAを抽出し、それをもとにY染色体特異的な遺伝子であるDYS14遺伝子をPCR法で増幅することで、母体血漿・血清中に胎児由来DNAが存在することが証明された[3]。その後、分子生物学的な分析技術の急速な進歩があり、次世代シークエンサー（NGS）が開発されたことがこの分野での研究の大きな転換点となり、2008年、NGSを用いて母体血漿中cfDNAから染色体疾患を検出する新しい検査法が開発された[4)5)]。NGSを用いて母体血漿中cfDNAを解析すると、PCR法での解析に比べ、数十ベース程度の短いDNA断片も解析可能であり、従来考えられていたよりも母体血漿中cfDNA中の胎児由来成分の割合は高く、日本人での検討では平均13.7％であることが示されている[6]。

母体血漿中の胎児DNAを用いて胎児染色体異常の検査を行う方法として、現在、大きく三つの方法が採用されている。shotgun-massively parallel sequencing（s-MPS）、targeted-massively parallel sequencing（t-MPS）、single nucleotide polymorphism（SNP）を用いた方法である。

最初に臨床サービスとして使用された方法はs-MPS法である。母体血中のcfDNA断片を（胎児由来のcfDNAと母体由来のcfDNAの両方を同時に）MPS法にて網羅的に解析する方法である。母体血漿中のcfDNAの、各染色体に由来するDNA断片濃度は、もともとの各染色体の大きさに依存する。全染色体由来DNA断片中の1番染色体由来のDNA断片は約8％になり、21番染色体は1.3％になる。NGSの遺伝子解析技術を用い、母体血漿中から1000万個以上のDNA断片の塩基配列を読み込み、その結果をヒトゲノム情報と照合することで、1断片ずつその由来となる染色体を決めて、その断片数を染色体ごとにカウントしていく。そのDNA断片は個別にそれ

が母由来か胎児由来かは区別できないが、21番染色体由来のDNA断片量の胎児由来成分は、理論的に胎児が正常核型の場合に比較し、21トリソミーの場合には1.5倍に増加する。実際に母体血を分析した場合、母体血漿中の21番染色体由来のDNA断片の割合は、胎児が正常核型の場合には1.3％であるところ、胎児が21トリソミーの場合には1.42％に増加することになる。そのDNA断片濃度の変化を数値化して識別するためにZ-scoreが用いられている。Z-scoreとは個々のデータが平均値から標準偏差何個分離れているかを数値化して評価する方法で、この検査ではZ-scoreが3以上の場合に、胎児をトリソミーと診断する[5]。その後に性染色体の数的異常、16番や22番染色体のトリソミーおよび微小欠失（22q11、5p、15p、1p、8q、4p）に対する検査も開始された。2015年7月より、解析断片数を増やすことにより、ゲノムワイドに7Mb以上のcopy number variation（CNV）を検出する検査サービスが開始されている。この検査におけるゲノム全体の7Mb以上のCNVの検出感度は97.7％、特異度は99.9％であることが報告されている[7]。

t-MPS法は、例えば21番、18番、13番染色体のある領域のみを選択的に増幅し、その領域のDNA断片の量が、正常核型胎児を有する場合の相対比率とどう違うかを調べることによって、胎児がその染色体を3本有するか2本有するかを調べる方法である。この標的を定めたアプローチは、シークエンス回数をかなり少なくすることにより、検査コストを引き下げることが可能である[8]。増幅されたターゲット領域の解析は本法の開発当初はNGSにより実施していたが、さらなる低コスト化を実現するために現在ではマイクロアレイ技術を用いる方法に移行している[9]。

塩基多型（SNP）を用いて、胎児数性染色体異常を検出する方法もある。まず、multiplex-PCRで増幅させた後に、母体および胎児の21番、18番、13番、X,Y染色体における19,488ヵ所のDNA配列をNGSで決定し、SNPsを解析する。検査結果はリスクスコアで提供され、判定保留率は5.4％と報告されていた[10]。それぞれのSNP

を含むPCR産物は，胎児がモノソミー，ダイソミー，もしくはトリソミーであるという仮説に基づき評価される。染色体上のどの位置に存在するSNPであるかということと，染色体の組換えがあった可能性を考慮した後に，正常核型，異数体（13番，18番，21番，X,Y染色体においての異数性），三倍体，または片方の親ダイソミーの可能性について，ベイズの定理に基づいた最大尤度比として算出する。理論的には，SNPを用いた方法は，全領域のシークエンスに基づいた方法に比較して利点がある。SNPを用いた方法では，胎児異数性の親起源，組換えと突然変異の継承についての情報を提供できる。また，選択的シークエンスと組み合わせることで，GC配列の影響を避けることができ，検査時間とコストの削減を行える。一方SNPは，ヒトゲノムのわずか1.6%を占めるにしかすぎず，それゆえ母体血中の胎児DNA濃度の影響を受けやすいために，胎児DNAの濃縮と，より詳細なシークエンスと，特異的領域のより選択的な増幅が，小さな不均衡をもつ罹患妊娠を明確に識別するのに必要となる場合がある。SNP法は判定保留例が多いというのが欠点であったが，解析するSNPs数を減らす改良を加えた。uninformativeなSNPsを排除することで，感度や特異度が上昇するとともに，判定不能を削減し，判定保留率は2.3%に改善したと報告している[11]。

これらの方法を用いた，21トリソミー，18トリソミー，13トリソミーのsystematic reviewとmeta-analysisが報告されている[12]。多数例の報告をもとにそれぞれ，21トリソミーは41，18トリソミーは37，13トリソミーは30の研究を分析したところ，感度は，21トリソミーに関しては99.3%（95% CI 98.9% to 99.6%），18トリソミーは97.4%（95.8% to 98.4%），13トリソミーは97.4%（86.1% to 99.6%）であった。特異度はいずれも99.9%（99.9% to 100%）であったと報告している。しかしながら，NIPT陽性例には偽陽性があるので，最終診断に用いてはならないとしている。

II．日本でのNIPT臨床研究の結果

NIPTコンソーシアムの多施設臨床研究の報告で，開始後1年までのデータ[13]と開始後3年間のデータはすでに報告されているが[14]，それらのデータも含めた，2013年4月から2018年9月までの5年半で65,265件の検査が施行されていた。受検者の平均年齢は38.4歳，平均施行週数は13.2週であった。検査適応のほとんどは高齢妊娠61,680例（94.5%）（**表❶**）で，陽性は1181例（1.81%），陰性は63,830例（97.8%），判定保留は254例（0.39%）であった（**図❶**）。検査陽性者の確定検査実施状況では，21トリソミー陽性で確定検査を行い，真の陽性と判定されたのは624例中601例（96.3%），18トリソミー陽性は268例中233例（86.9%），13トリソミー陽性

表❶ NIPT臨床研究の概要：検査適応と陽性率（2018年9月末日までの報告データの集計）

検査の適応	検査実数	(%)	検査陽性数				陽性率 (%)
			T21	T18	T13	計	
高年妊娠	61,680	**94.51**	571	290	91	953*	**1.55**
染色体疾患の出産既往	1,610	2.47	15	9	4	28	1.74
超音波マーカーでの可能性の上昇	1,195	1.83	102	62	17	181	15.15
母体血清マーカーでの可能性の上昇	295	0.45	7	1	1	9	3.05
染色体転座	35	0.05	0	0	0	0	0
不明	450	0.01	5	4	1	10	2.22
合計	**65,265**		700	366	114	1,181*	**1.81**

2013年4月～2018年9月（5年6ヵ月間のまとめ）
　■検査提供会社数：7社（国内検査実施3社）
　■受検者の背景：平均年齢38.4歳・妊娠週数13.2週
*多発陽性例を1例含む

は98例中52例（53.1％）であった（**表❷**）。また，確定的検査施行前に子宮内胎児死亡（IUFD）となったのが142例あった。経過が判明している陰性例35,485例の中で18トリソミー1例と21トリソミー2例を認め，偽陰性が3例（0.01％）であった。陰性例のうち，妊娠経過途中にIUFDとなったものが292例（0.82％），妊娠中断となったものが81例（0.23％）であった。出生時に先天的疾患を認めたものが957例（2.7％）であった（**図❷**）。これらの結果は，21トリソミー，18トリソミー，13トリソミーを対象としたNIPTの他国の大規模研究の報告と比較しても，感度，特異度，陽性的中率，陰性的中率など同レベルであった。

Ⅲ．NIPTにおける遺伝カウンセリング

妊娠初期の出生前検査においては，例えば前児が重篤な遺伝性疾患で，今回の妊娠に不安があり出生前診断を考慮する場合と，妊婦の漠然とした不安に対するもの（特に母体年齢の上昇とともに増える，児の染色体疾患を対象とするもの）があり，ほとんどが後者である。NIPTは血液検査で，胎児に危険性がない検査ではあるが，この検査を受ける前になぜこの検査を受けようと考えたのかをもう一度振り返ってみる必要がある。遺伝カウンセリングの中で提供される最低限の情報としては**表❸**のようなものがある。特に，陽性や判定保留と出た場合の結果[15]の解釈が難しいこともあり，検査前の遺伝カウンセリングと検査後の遺伝カウンセリングは必須である。

NIPTの導入により，35歳以上の妊婦において，胎児染色体疾患の可能性を知る検査の選択肢が増えた。従来の非確定検査は偽陽性率が高く，最終的に多くの妊婦が羊水検査を受けていたが，偽陽性率の低いNIPTにより多くの妊婦で羊水検査が回避できたと考えられる。実際調査によって，わが国の羊水検査数は2015年以降に減少している[16]。このことは羊水検査などの侵襲検査において一定の割合で起こる子宮内胎児死亡などの合併症の回避に寄与していると推定できる。

日本NIPTコンソーシアムは臨床研究の一環として，NIPTを希望する妊婦すべてに対し遺伝カウンセリングを施行し，カウンセリング後と結果報告時の2

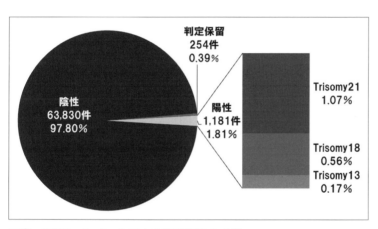

図❶　NIPTコンソーシアムの臨床研究の成績
「母体血胎児染色体検査」結果：2013年4月～2018年9月（n＝65,265）

表❷　検査陽性者の確定検査実施状況（2018年9月末日までの報告データの集計）

	Trisomy 21	Trisomy 18	Trisomy 13	TOTAL
陽性者数	700	366	114	1,181*
確定検査実施数	624	268	98	991*
真陽性数	601	233	52	886
陽性者的中率	**96.3％**	**86.9％**	**53.1％**	**89.4％**
偽陽性数	23	35	46	105*
確定検査非実施数	76	98	16	190
IUFD	47	79	16	142
核型判明	11	27	9	47
核型不明	36	52	7	95
妊娠継続	9	7	0	16
研究脱落	20	12	0	32

全検査会社検査データ結果65,265例中の陽性例の集計（2018年9月まで実施分）
＊多発陽性例を1例含む

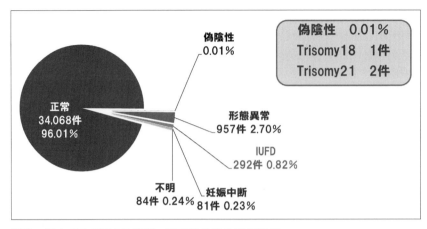

図❷ 国内での NIPT の実績：検査陰性者の妊娠転帰

44,677 検査中の陰性例の一部 35,485 例の追跡調査の結果（2013 年 4 月～ 2017 年 3 月の 4 年間の検査分）

表❸ NIPT における遺伝カウンセリングの中で提供される最低限の事項

(1) 遺伝子や染色体の変化に基づく疾患は，私たちにとって例外的なものではなく，人の多様性として理解し，尊重することが必要であること
(2) 生まれてくる子どもは誰でも先天異常などの障害をもつ可能性があり，それは個性の一側面といえ，幸か不幸かということの間にはほとんど関連はないこと
(3) 本検査の対象となる染色体異常（13 番, 18 番, 21 番の染色体の数的異常）に関する最新の情報（自然史を含む）についての説明
(4) 本検査の特徴，すなわち染色体異常の中で上記の三つのみに限られることや，確定のためには羊水検査などの侵襲検査が必要となること
(5) 検査の結果の解釈についての説明，すなわち陽性，陰性，判定保留のそれぞれの意味について
(6) 母体の採血による検査だが，出生前検査である。すなわち，検査の内容を十分に理解して，特に望まない結果であった際のことを事前に十分に考えておく必要のある検査である

回，NIPT と遺伝カウンセリングに関する質問紙調査を NIPT コンソーシアム参加 34 施設において 2013 年 4 月から 2014 年 3 月の 1 年間にわたり実施し，7292 名から回答を得たものを報告した[17]。検査前および結果説明時の遺伝カウンセリングは臨床遺伝専門医または認定遺伝カウンセラー® により，遺伝カウンセリングの専門外来枠で実施した。NIPT の遺伝カウンセリングの所要時間と時間に対する満足度，情報量からみた妊婦の満足度の調査で，20 分未満までは時間をかけるほど満足度および遺伝カウンセリングの必要性への評価が上昇するが，20 分以上ではほぼ一定であることがわかった。一方，検査で陽性と判定された妊婦の混乱はアンケート調査からもうかがえ，このような状況の妊婦にこそ，積極的に遺伝医療の専門家が関与し，心理的なケアを丁寧に行っていくことが，妊婦が自律的に妊娠継続についての判断を行うために必要である。このステップが欠如することは，その後の妊娠生活や中絶後の心理的な負担にもつながり，検査を行ったこと自体に対しての否定的な感情につながる可能性がある。

Ⅳ. 日本における NIPT の現在の問題点

NIPT は開始当初は非常に高価な検査であったが，現在ではその精度を落とすことなく安価に行える方法も開発されている。また，NIPT を出生前スクリーニングの検査として組み込んでいる国

もある。対象疾患も，三つの染色体異常以外も検査可能となってきており，その結果の解釈に注意が必要となっている。NIPTはあくまで胎盤の絨毛由来のcfDNAを測定しているので，必ずしも胎児DNAと一致はせず，結果の解釈に慎重である必要がある。

2016年頃より日本医学会の「遺伝子・健康・社会」検討委員会の「母体血を用いた出生前遺伝学的検査」の認定施設以外の施設でNIPTが行われるようになった。その多くの施設ではインターネット上に広告を出し，電話やネットを通じて予約を受け付け，検査前の遺伝カウンセリングは行われず簡単な書類での確認のみで採血を受けることができるようになっており，また結果に関しても郵送で知らせるようになっている。この認定施設以外の施設で行われるNIPTに関しては様々な問題点が指摘されている。十分な遺伝カウンセリングがなされず，陽性や判定保留の結果も郵送であるため，その後の転帰がはっきりしない。NIPT陽性の結果のみで，以後のことを決定してしまう可能性がある。非認定施設は確定診断である羊水染色体検査を行う施設は少ない。産婦人科専門医，小児科専門医，臨床遺伝専門医以外の医師が対応している施設が多く，遺伝カウンセリングだけでなく出生前遺伝学的検査がどのようなものであるか理解されていない可能性がある。一番の問題は，検査を受けた妊婦がその結果によって，その後の対応が困ることである。認可施設に認定施設以外で受けた検査の結果を持って訪れることも多い。

おわりに

NIPTを受けるべきかどうかの判断決定のため，いくつかの国際的な専門学会からガイドラインが提供されており，本邦においても日本産科婦人科学会から出生前診断における見解が示されている。NIPTは従来の侵襲的な羊水穿刺や絨毛採取による染色体検査に比べて，間違いなくより手軽でリスクの少ない検査であり，母体血清マーカーテストと性格が似ているが，確率評価でしかない母体血清マーカーテストよりは感度・特異度とも格段に高くなっている。出生前検査は事前の不安を増加させ，検査結果が「異常なし」となって初めて不安が解消されるという側面がある。検査後流産の可能性がある絨毛検査や羊水検査を考慮する21，18，13トリソミーのハイリスク妊婦には明らかに価値があり有意義な選択肢となるが，検査のルーティン化が妊婦全体の健康と幸福を増進することになるかは十分に考える必要がある。また，きちんとした遺伝カウンセリングを受けず安易に検査を受けた場合には，極めて深刻な問題に直面することになる可能性がありうる。したがって，NIPTを考える妊婦には遺伝カウンセリングを受け，先天性疾患の可能性や出生前検査に対する問題点について理解したうえで，自律的な自己決定ができるように，遺伝カウンセリング体制を整備して対応していくことが重要である。今まで得られた知見とこれらの問題点を考慮に入れて今後の日本でのNIPTのあり方を考える必要がある。

参考文献

1) 日本産科婦人科学会：母体血を用いた新しい出生前遺伝学的検査に関する指針
http://www.jsog.or.jp/news/pdf/guidelineForNIPT_20130309.pdf
2) 日本医学会臨床部会運営委員会「遺伝子・健康・社会」検討委員会の「母体血を用いた出生前遺伝学的検査」施設認定・登録部会
http://jams.med.or.jp/rinshobukai_ghs/facilities.html
(2019年2月14日閲覧)
3) Lo YM, Corbetta N, et al : Lancet 350, 485-487, 1997.
4) Fan HC, Blumenfeld YJ, et al : Proc Natl Acad Sci USA 105, 16266-16271, 2008.
5) Chiu RW, Chan KC, et al : Proc Natl Acad Sci USA 105, 20458-20463, 2008.
6) Suzumori N, Ebara T, et al : J Hum Genet 61, 647-652, 2016.
7) Lefkowitz RB, Tynan JA, et al : Am J Obstet Gynecol 215, 227.e1-e16, 2016.
8) Norton M, Brar H, et al : Am J Obstet Gynecol 207, 137.e1-e8, 2012.
9) Stokowski R, Wang E, et al : Prenat Diagn 35, 1243-1246, 2015.
10) Dar P, Cumow KJ, et al : Am J Obstet Gynecol 211, 527.e1-e17, 2014.

11) Ryan A, Hunkapiller N, et al : Fetal Diagn Ther 40, 219-223, 2016.
12) Taylor-Phillips S, Freeman K, et al : BMJ Open 6, e010002. 2016.
13) Sago H, Sekizawa A, et al : Prenat Diagn 35, 331-336, 2015.
14) Samura O, Sekizawa A, et al : J Obstet Gynaecol Res 43, 1245-1255, 2017.
15) Suzumori N, Sekizawa A, et al : Prenat Diag 39, 100-106, 2019.
16) 佐々木愛子, 他：日本周産期・新生児学会誌 54, 101-107, 2018.
17) Yotsumoto J, Sekizawa A, et al : J Hum Genet 61, 995-1001, 2016.

佐村　修

1989 年	広島大学医学部卒業 同医学部産婦人科研修
1996 年	広島大学（医学博士）
1998 年	ボストンタフツ大学リサーチフェロー
2000 年	広島大学病院産婦人科助手
2005 年	広島大学学部内講師，産科病棟医長，広島大学病院遺伝子診療部副部長
2007 年	呉医療センター産婦人科
2009 年	同産婦人科産科医長
2013 年	JA 尾道総合病院産婦人科部長
2014 年	東京慈恵会医科大学産科婦人科学講座特任准教授
2016 年	同准教授（現職）
2017 年	東京慈恵会医科大学総合母子健康医療センター　副センター長

専門分野：出生前診断，周産期学，臨床遺伝学

第2章 小児・周産期遺伝医学研究・診療各論

2．周産期編
5）確定的出生前遺伝学的検査（羊水・絨毛染色体検査）

種元智洋・下舞和貴子・山内貴志人

確定的な出生前検査の実際としては，G-BAND法やFISH法を使用した細胞遺伝学的検査が中心であり，絨毛細胞や羊水中の胎児細胞を解析する。流産率に関してACOGも，2016年のPractice Bulletinで，中期羊水検査0.11％，CVS 0.22％と報告しており，今後はこの値が引用されると思われる。本稿では確定的検査の実際とそのリスクについて概説する。

はじめに

いわゆる出生前遺伝学的検査は，母体血清マーカー検査やNIPTのような非確定的検査と羊水染色体検査や絨毛染色体検査といった確定的検査に大きく分かれる。これら確定的検査は侵襲的であり流産のリスクを伴い，検査の実際とそのリスクについて概説する。

Ⅰ．検査の実際

特定の疾患リスクを有する場合を除き，一般的に出生前に施行する確定的検査は染色体検査である。通常G-BAND法を用いて，約500本のバンドを解析して染色体の数的異常と構造異常を検出する。そのため微細な欠失や重複などの検出には限界がある。また13，18，21番染色体と性染色体に対するFISH（fluorescence in situ hybridization）法を併用することもあり，特異的プローブを用いるため分裂中期細胞だけでなく間期細胞に対しても施行でき，結果までの期間も短縮できる。しかし染色糸の複製によりスポットが増えて見えてしまうことなどもあり，信頼性は100％ではなく，原則的にG-BAND法の結果をもって最終判定とする。また母体血の混入によって，FISH法での判定が困難または不可能となることもある。

一般的に広く行われている確定的検査としては羊水染色体検査（amniocentesis：AC）が挙げられる。流産のリスクとしては，後述するが1％未満とされている。22～23Gの穿刺針を用いて羊水を採取し，羊水中の胎児細胞を検査に使用する。通常胎盤を避けるように穿刺を行うが，胎盤が子宮前壁付着であれば経胎盤穿刺となってしまうこともある。また経胎盤穿刺に関しては，流産率は変わらないという報告もある[1]。施行時期については，妊娠15～16週以降とされているが，時期が早いほど穿刺針が絨毛膜と羊膜を通過せず，子宮壁からテント状に離れてしまうこともあり，注意を要する。穿刺針の先が羊水腔に入ったら，母体血の混入をできるだけ避けるため1～2mL採取して破棄したのち，検体を採取する。

双胎妊娠の羊水穿刺の際に，以前は合成染料を使用することもあった。最初に穿刺した針を抜去する前に，希釈したインジゴカルミンを少量投与

■ **Key Words**
羊水染色体検査，絨毛染色体検査，amniocentesis，chorionic villi sampling（CVS）

する（10倍希釈，2mL）。もう一方の羊水腔に穿刺した時に，吸引される羊水が澄んでいることで，針が正しい位置にあることが確認できる。メチレンブルーは，空腸閉鎖との関連が指摘されており禁忌であるが，インジゴカルミン使用例でも空腸閉鎖の報告はあり[2]，超音波の発達した現在では合成染料を使用している施設は少ないと思われる。

その他の確定的検査としては絨毛染色体検査（chorionic villi sampling：CVS）が挙げられ，その採取方法には経腹的採取と経頸管的採取がある。さらに経腹的穿刺は single needle 法と double needle 法に分けられる。single needle 法は，15〜20cm の 18〜20G の脊椎麻酔針や PTC 針を経腹的に胎盤に穿刺し，シリンジで減圧をかけつつ針を動かして絨毛を採取する。著者の個人的印象であるが，double needle 法と比較して 18G 針を使用すると針が太いため，同じ動き・回数あたりの絨毛採取量が若干多い印象を受ける。欠点としては，十分な量が採取できなければ再穿刺が必要となることや，穿刺針を動かす際に一緒に子宮も動いてしまうこともあり，技術的にやや難しいと思われる。double needle 法は，18G 針（12/15cm）を外筒として，5cm ほど長い 20G 針（17/20cm）を内筒として使用する。18G 針を穿刺して胎盤まで達したところで 18G 針の内筒を抜いて 20G 針を内部に挿入し，single needle 法と同様に減圧をかけつつ 20G 針のみを動かして絨毛を採取する。実際に 20G 針の先が可動するのは 18G 針の先端から約 2cm の範囲で，その範囲で絨毛を採取する（図❶）。また 18G 針を留置したままで，20G 針を抜いて絨毛の採取量を確認することができるため，不十分な量であってもそのまま再度採取できるため，基本的に再穿刺は不要である。また 20G 針を抜去して，そのまま最後に外筒の 18G 針で single needle として採取することも可能である。

また経頸管的絨毛採取にはディスポーザブルのカテーテルとバイオプシー鉗子があり，経腹エコー下に経頸管的に採取する。絨毛染色体検査については，約1％において胎盤モザイク（comfined placental mosaicism：CPM）の問題もあるが，その詳細については他稿にゆずる。

また，臍帯血穿刺（cordcentesis / percutaneous umbilical blood sumpling：PUBS）もあるが，流産率も約1.4％と高く，実際には出生前検査よりパルボウイルス感染に対する胎児貧血のチェックおよび胎児輸血の手技としての意味合いが大きく，今回は割愛させていただく。

II．検査の合併症

歴史的に90年代は，経腹的 CVS と経頸管的 CVS のリスクについて一定の見解が得られていなかったが[3)4)]，2003年のコクランデータベースで羊水検査も含めてそのリスクが比較された[5]。基本的に14週以前のいわゆる早期羊水検査に関しては，経頸管的および経腹的 CVS と15週以降の中期羊水検査と比較しても内反足や四肢欠損のリスクがあり推奨されない[5]（表❶）。それ以外では，経頸管的 CVS は不正出血のリスクも挙げられる（表❷）。また，流産に至らずとも羊水漏出のリスクが，早期羊水検査では高リスクであった

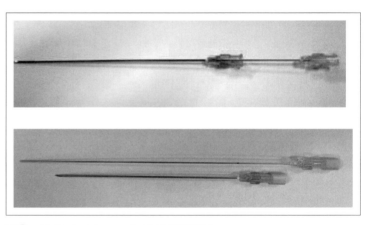

図❶　CVS double needle 法での穿刺針
上図は 18G 15cm の針を外筒として，20G 20cm の針を内筒として使用しているところであるが，奥まで通過した状態では下図のように実際に内筒は外筒の先約 2cm の範囲で可動して絨毛を採取する。

(表❸)．流産のリスクとしては，表❹のように中期羊水検査に対して，早期羊水検査と経頸管的CVSのリスクが高く，CVS全体としても中期羊水検査に対して高いが，これに関しては経頸管的CVSの影響と考えられる．流産のリスクをまとめると図❷のように，中期羊水検査に対しては早期羊水検査と経頸管的CVSの流産リスクが高く，経腹的CVSは有意差を認めなかった．経腹的CVSに対して早期羊水検査はリスクが高く，経頸管的CVSは同等のリスクであった．採取不可となったリスクに関しては，表❺のように中期羊水検査よりCVSは高リスクで，経腹的CVSより経頸管的CVSのほうが高リスクであった．この考察としては経頸管的CVSと中期羊水検査に有意差が出ないのは，採択した論文数とその症例数が少ないためと思われる．また複数回穿刺のリスクとしては，中期羊水検査が少なく，経頸管的CVSより経腹的CVSが少なかった（表❻）．

流産率としては，95年のCDCの報告からも，中期羊水検査0.25〜0.5％，CVS 0.5〜1.0％と言われており[6]，その後も中期羊水検査約1％，CVS約2％という数字がみられるが[7]，Akolekarらの報告をもって，ACOGも2016年のPractice Bulletinで中期羊水検査0.11％，CVS 0.22％と報告しており，今後はこの値が引用されていくと思われる[8)9)]．

Ⅲ．胎盤後壁付着に対する経腹的CVSの工夫

子宮前壁付着胎盤に対して経腹的CVSは容易だが，後壁付着胎盤に対しての経腹的CVSは困難である．膀胱を充満したり母体に歩行してもらったり，超音波プローブの圧迫などにより子宮の向きと胎盤の位置を変えることもある程度は

表❶ 内反足／四肢欠損のリスク（文献5より改変）

			RR [95% CI]
・早期羊水穿刺	＞	中期羊水穿刺	14.43 [3.45-60.41]
・CVS（経頸管的＋経腹的）	－	中期羊水穿刺	4.95 [0.24-102.97]
・経頸管的CVS	－	経腹的CVS	3.21 [0.33-30.80]
・早期羊水穿刺	＞	経腹的CVS	4.61 [1.82-11.66]

RR：risk ratio，CI：confidence interval

表❷ 不正出血のリスク（文献5より改変）

			RR [95% CI]
・経頸管的CVS	＞	中期羊水穿刺	11.48 [2.58-51.08]
・経頸管的CVS	－	経腹的CVS	6.93 [0.77-62.83]
・早期羊水穿刺	－	経腹的CVS	0.67 [0.45-1.01]

表❸ 羊水漏出のリスク（文献5より改変）

			RR [95% CI]
・早期羊水穿刺	＞	中期羊水穿刺	2.05 [1.43-2.94]
・経腹的CVS	－	中期羊水穿刺	2.53 [0.81-7.92]
・CVS（経頸管的＋経腹的）	－	中期羊水穿刺	0.55 [0.18-1.64]
・経頸管的CVS	－	経腹的CVS	0.28 [0.01-6.52]
・早期羊水穿刺	－	経腹的CVS	3.35 [0.37-30.09]

表❹ 流産のリスク（文献5より改変）

			RR [95% CI]
・早期羊水穿刺	＞	中期羊水穿刺	1.41 [1.00-1.98]
・経頸管的CVS	＞	中期羊水穿刺	1.50 [1.07-2.11]
・経腹的CVS	－	中期羊水穿刺	0.77 [0.49-1.21]
・CVS（経頸管的＋経腹的）	＞	中期羊水穿刺	1.51 [1.23-1.85]
・経頸管的CVS	－	経腹的CVS	1.68 [0.79-3.58]
・早期羊水穿刺	＞	経腹的CVS	1.76 [1.17-2.64]

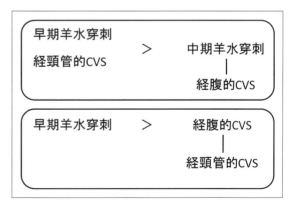

図❷ 流産のリスク
中期羊水検査に対して早期羊水検査と経頸管的CVSの流産リスクが高く，経腹的CVSに対して早期羊水検査の流産リスクが高い．

可能である。2015年の日本母体胎児学会で筆者が報告した画像であるが，内診指によって，子宮を前屈または後屈することによって，経腹的に穿刺できる位置に胎盤を誘導することも可能である（図❸）。すべての症例で可能というわけではないが一つの参考になれば幸いである。CPMなどのことも考慮すると，絨毛検査をせずに羊水検査の時期まで待機することが一般的と思われるが，また賛否が問われるところであるが，副腎皮質過形成症例にステロイド投与を検討するなど早期の検査の施行が望まれる際の手段として参考になればと望む。

おわりに

常染色体の数的異常が頻度的にも注目されてしまうが，Nishiyamaらの本邦での羊水染色体検査 28,983 例の報告でも常染色体数的異常が約64％と実際に多い[10]。しかし性染色体数的異常も約12％，均衡型構造異常が約13％，非均衡型構造異常が5％と少なくない。出生前検査の適応としては，実際には高齢妊娠が比較的多いと思われるが，NT肥厚，クワトロ検査陽性やNIPT検査陽性なども挙げられる。遺伝カウンセリングは遺伝外来などの特殊外来で十分な時間をかけて行われることが望ましいが，施設によっては一般産科外来の通常診療の中でカウンセリングが行われることもあり，21トリソミーなどの常染色体数的異常を中心に話して終わってしまうことも考えられる。incidental finding というわけではないが，性染色体異常や構造異常についても頻度的に少なくないため，しっかり触れておく必要があると思われる。

将来的には，G-BAND 法や FISH 法だけでなく CGH アレイや SNP アレイといった技術も一般臨床に広く普及していく可能性や，母体血中の cell-free DNA を検体とした検査も 21, 18, 13 トリソミー以外に適応してい

表❺ 採取不可のリスク（文献5より改変）

			RR [95% CI]
• 早期羊水穿刺	−	中期羊水穿刺	4.53 [0.53-38.56]
• 経頸管的 CVS	−	中期羊水穿刺	0.55 [0.26-1.19]
• CVS（経頸管的＋経腹的）	>	中期羊水穿刺	3.09 [1.98-4.82]
• 経頸管的 CVS	>	経腹的 CVS	1.82 [1.15-2.86]
• 早期羊水穿刺	−	経腹的 CVS	0.59 [0.30-1.14]

表❻ 複数回穿刺のリスク（文献5より改変）

			R.R. [95% CI]
• 早期羊水穿刺	>	中期羊水穿刺	2.79 [1.92-4.04]
• 経頸管的 CVS	>	中期羊水穿刺	3.93 [2.72-5.68]
• CVS（経頸管的＋経腹的）	>	中期羊水穿刺	4.85 [3.92-6.01]
• 経頸管的 CVS	>	経腹的 CVS	2.73 [1.78-4.17]
• 早期羊水穿刺	<	経腹的 CVS	0.47 [0.29-0.74]

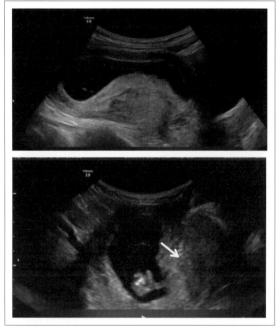

図❸ 胎盤後壁付着症例の超音波断層像

上図では胎盤が後壁付着で，経腹的穿刺は困難に思われるが，内診指によって子宮を後屈させることで，下図のように経腹的穿刺が可能となった（矢印が穿刺針先端）。

く可能性なども考えられ，様々な高精度の検査に対してわれわれも幅広い知識で対応していく必要があると思われる。

参考文献

1) Marthin T, Liedgren S, et al : Acta Obstet Gynecol Scand 76, 728-732, 1997.
2) Brandenburg H : Prenat Diagn 17, 281-282, 1997.
3) Smidt-Jensen S, Permin M, et al : Lancet 340, 1237-1244, 1992.
4) Jackson LG, Zachary JM, et al : N Engl J Med 327, 594-598, 1992.
5) Alfirevic Z, Sundberg K, et al : Cochrane Database Syst Rev (3), CD003252, 2003.
6) CDC MMWR Recomm Rep 44, 1-12, 1995.
7) Mujezinovic F, Alfirevic Z : Obstet Gynecol 110, 687-694, 2007.
8) Akolekar R, Beta J, et al : Ultrasound Obstet Gynecol 45, 16-26, 2015.
9) ACOG Practice Bulletin 2016 No.162 (replaces No.88) 2016.
10) Nishiyama M, Yan J, et al : J Hum Genet 60, 133-137, 2015.

種元智洋
1998年　東京慈恵会医科大学卒業
　　　　同附属病院初期研修医
2000年　同産婦人科学講座入局
2002年　町田市立病院産婦人科
2005年　国立成育医療センター産科
2009年　東京慈恵会医科大学附属病院総合母子健康医療センター
2016年　東千葉メディカルセンター産婦人科副部長
　　　　千葉大学大学院医学研究院総合医科学講座特任准教授

第2章 小児・周産期遺伝医学研究・診療各論

2．周産期編
6）妊娠初期の超音波検査と染色体異常・遺伝性疾患・先天異常

中村　靖

　妊娠第一三半期における超音波検査の中心となる断面は，正中矢状断面であり，主にNT計測を中心とし，染色体数的異常のスクリーニング目的に全世界的に広い範囲で行われてきた。近年，染色体数的異常のスクリーニングの役割がこの検査からNIPTへと移行しつつあるが，それでもなおNT計測の数々の胎児の問題を発見する端緒としての意義は大きい。これに加え，最近ではこの時期における胎児の形態の観察が，より早期に胎児の問題を発見することにつながることが明らかになってきた。わが国においても，この時期の観察が広く行われるような仕組みづくりが望まれる。

はじめに

　まずお断りすべきこととして，本稿のタイトルを『妊娠初期』の超音波検査としたが，実際にここで論じる内容は妊娠初期とは違い，『妊娠第一三半期』の超音波検査についてである。そもそも本邦と諸外国とでは妊娠時期の分類から違っていて，そのこともあってか，本邦では『妊娠初期』においては盛んに超音波検査が行われている反面，諸外国で盛んな『妊娠第一三半期』の超音波検査（妊娠11週0日から13週6日の間に行われる）が，妊婦健診の隙間の時期にあたり，全くといってもよいほど普及していない。しかし，この時期の超音波検査の役割がだんだんと広がり，今後より重要な役割を担うことになると予想される。

I．妊娠第一三半期における超音波検査の目的と役割

　胎児が何らかの問題を抱えていることをより早期に見出す。このことがこの時期の超音波検査の目的に他ならない。より早期に発見することのメリットは，正確な診断につなげるための時間的余裕が得られることにある。曖昧な段階での異常の可能性の告知は，不安だけを煽ることにつながりかねないうえ，時に拙速な妊娠中絶の選択につながる場合もあるため，検査者には的確な判断力と対応力が求められるが，同様のことが妊娠20週前後での検査においても言えることを鑑みると，より早い時期の検査で得られる時間的余裕は大きい。
　他の出生前検査と同様に，諸外国においてこの時期の超音波検査は，ダウン症候群の発見を目的

■ **Key Words**
第一三半期超音波検査，nuchal translucency，二分脊椎，小顎症，タナトフォリック骨異形成症，臍帯ヘルニア，心奇形

としたものがその端緒となっており，Nicolaides らが nuchal translucency（NT）の肥厚とダウン症候群との関連を見出した当初[1] は，その検査目的は比較的限定されていたが，その後 NT 肥厚の評価は他の先天異常の発見につながることや，計測のための胎児頭部断面の観察がより希少な疾患の発見の端緒となりうることなどが報告され，この時期における観察はより多くの役割を与えられることになっている。

超音波検査は，その侵襲度の低さから，針による穿刺などといった母体および胎児に対するリスクを伴う検査を回避したい心理から，その代替方法として期待される傾向にある。しかし，遺伝病の中には出生時やその後にはかなり特徴的な身体所見をもつ疾患であっても，妊娠第一三半期の時点ではそれらの特徴はまだ明確ではないものも多く，この時期の超音波検査に過度の期待をもつことは慎むべきであろう。発端者の遺伝子変異とその遺伝形式からみた発症リスクが明確な場合には，超音波検査ではなく，より直接的な絨毛や羊水を用いた検査，あるいは着床前診断の可能性を追求すべきである。一方，以前の妊娠で胎児・新生児に見つかった問題の原因が不明確である場合や，重篤な常染色体性優性遺伝病の *de novo* 発生と考えられる場合には，超音波による観察を中心においた診療とならざるを得ない。その際に観察すべきポイントは疾患にもよるが，どのような場合にでも NT の評価はその基本となる。

II．この時期の超音波検査における基本断面 – mid sagittal 断面の観察

1．頭臀長

頭臀長の計測は，不妊治療などで妊娠週数が確定されている場合において，胎児の異常について考慮するきっかけとなりうる。比較的よく知られているものでは，18 トリソミーや 13 トリソミーの胎児では頭臀長が小さい傾向がある。

本邦では，妊娠 8 週から 11 週における頭臀長の計測値が，ケースや検者ごとのばらつきが少ないと評価され，分娩予定日の修正にも利用されており，12 週を過ぎると胎児の姿勢や動きによるばらつきが大きくなることが指摘されている。確かに 12 週，13 週の胎児の頭臀長を正確に評価しようとすると，計測するために適した断面の表示には時間を要するため，日常診療の場での評価法として実用的でないのかもしれないが，以下に示す項目も含め，より専門的な評価を行ううえでの基本となるので，今後わが国でもこの時期の頭臀長の評価ができるように体制を整備する必要性を感じる。

2．Nuchal translucency（NT）

この時期の検査において，多くの疾患の発見の端緒として最も重要な位置を占め，検査の基本となるのが NT 計測である。当初はダウン症候群の，その後はその他の染色体異常（18 トリソミー，13 トリソミー，ターナー症候群）も含めてのスクリーニングの基本として計測が行われてきた。

NT 計測は，頭臀長（CRL）45〜84mm の間に正中矢状断面で行う（図❶）。染色体正常胎児における測定値の分布を見ると，平均値，1 パーセンタイル値，5 パーセンタイル値，95 パーセンタイル値はすべて胎児頭臀長の増加とともに厚みも増すが，99 パーセンタイル値は 3.5mm でほぼ一定である（図❷）。このことから，この時期の胎児には成長とともに徐々に NT の厚みが増加する一群（正常染色体胎児では約 95％ がこれにあたる）と，厚みが常に一定の一群とが存在するこ

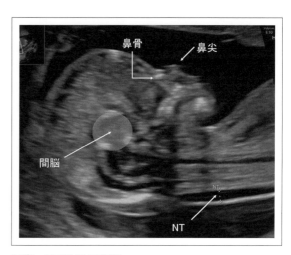

図❶　NT 計測の実際

とが想定される。NTの厚みとこの2群の比率は，染色体異常の種類によって違っており，例えばダウン症候群ではNTの厚みの平均は3.4mmで，CRLの変化とともに厚みが増す群は5%であるが，ターナー症候群では厚みの平均は9.2mmで，CRLと相関する群は20%存在する。ダウン症候群の胎児のうちの75〜80%において，NTの厚みは95パーセンタイルを上回る[2]。

NT肥厚は，リンパ流の停滞，循環負荷，胎児皮膚の伸展性など様々な影響の結果生じると考えられている。このため，ある特定の疾患に特異的な所見ではなく，このような病態を示すものすべてにおいて生じる可能性がある。このことから，NT計測は様々な疾患の発見の端緒となる。よく知られているのは心疾患との関連であるが，それ以外にもそれほど一般的でない染色体異常や，骨系統疾患などの発見の端緒となっている（図❸，❹）。

3. 頭蓋内部構造と顔面profile，その他頭部の観察

NTを計測する断面の観察は，その断面における胎児顔面の特徴や頭蓋内部の構造の観察にも役立っている。

Chaouiら[3]は，この断面において，脳幹部後方の構造を観察することによって，脊椎の異常を早期に発見できることを見出した。二分脊椎，特に脊髄髄膜瘤を伴うようなケースでは，脳幹および小脳の下垂であるキアリⅡ型

図❷ 染色体正常胎児における胎児頭臀長とNTの厚みの分布
Fetal medicine foundationのホームページ内公開資料より

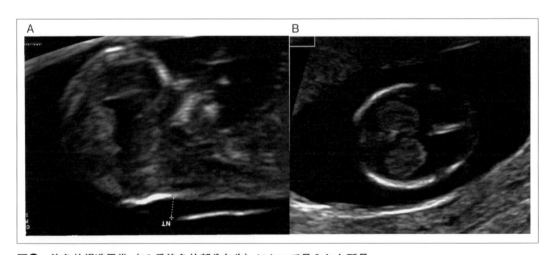

図❸ 染色体構造異常（13番染色体部分欠失）において見られた所見
NT肥厚（A）に加え，頭部横断面で脈絡叢の形態および場所の異常と，正中線の消失（左右側脳室の連続）（B）が見られた。

6）妊娠初期の超音波検査と染色体異常・遺伝性疾患・先天異常

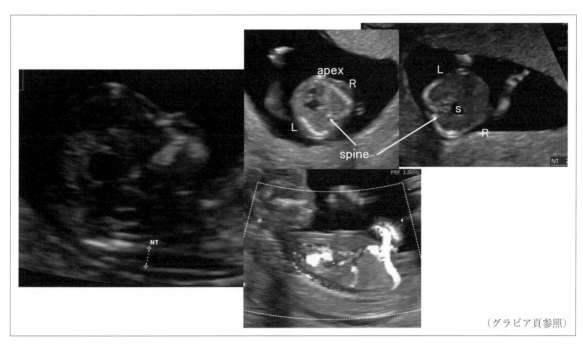

図❹　内臓錯位症候群において見られた所見
NT 肥厚に加え，臓器の位置異常と下大静脈の欠損が見られた。

奇形が生じる。この変化（位置の移動）を，intracranial translucency（IT）を観察することによって知ることができる。通常 IT は，脳幹（橋）と大槽との間のスペースとして認識され，それぞれの境界は高輝度エコーで明瞭に分割される。この場所は第四脳室に相当し，後方の高輝度領域は脳室壁に接した脈絡叢である。二分脊椎のケースでは，脳幹および小脳の偏位の結果，IT が消失する（図❺）。

　症候群性の先天異常のケースでは，その特徴が顔貌に現れることが多く，小児科領域では顔貌の特徴が診断のための重要な要素となっていた。同様に，胎児期にもそういった顔貌の特徴を超音波検査によって捉えることができる。最も明瞭な特徴は，形成不全によってもたらされる。例えば口唇口蓋裂や小顎症などは，胎児期の比較的早期から存在することより，この時期の検査の対象となりやすい。例えば上顎骨に欠けた部分を見つけることが，口蓋裂の診断につ

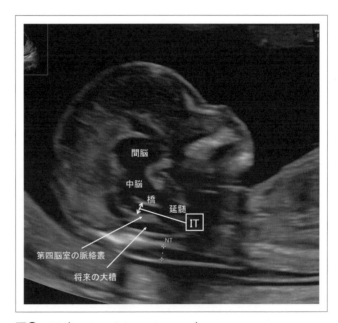

図❺　IT（Intracranial translucency）

ながる。この欠けた部分を maxillary gap と呼ぶ。口唇口蓋裂単独の 6 割強，他の合併奇形を伴うものではほぼ全例において，この所見が得られる[4]。

小顎症（micrognathia）や下顎後退症（retrognathia）が，胎児の様々な異常と関連することは以前から知られている。これを第一三半期に検出する簡便な方法として，frontal space distance がある。これは，上顎と下顎の前端を結んだ直線の延長と前額との距離を計測するもので，両側または正中口唇口蓋裂およびそれらに下顎後退症を合併しているケースの検出に有用と報告されている[5]。

頭蓋内部の観察は，矢状断面のみならず，軸位断面や冠状断面観察の意義も大きい。観察のポイントは，脈絡叢の位置と大きさ・形，各脳室の位置と大きさ，眼球の位置などである（図❻，❼）。

4. 胸・腹壁の観察

正中矢状断面では，胸腹壁の形態の特徴についても観察可能である。例えば，タナトフォリック骨異形成症など長管骨の短縮が著しい疾患では，肋骨の短縮による胸郭の狭小化が比較的早期よりみられ，正中矢状断面では胸壁と腹壁との段差として認識可能である（図❽）。

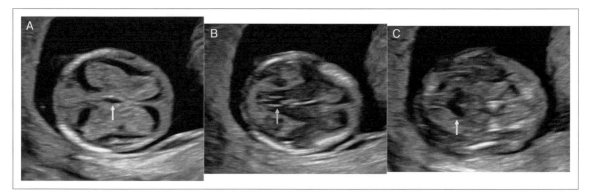

図❻　胎児頭部の横断像
A．両側脳室レベル
B．視床レベル
C．頭蓋底レベル
各矢印はそれぞれ脳室を表す（左より，第三脳室，中脳水道，第四脳室）。これらの位置および大きさ・形の異常が，中枢神経系形成異常の発見につながる。

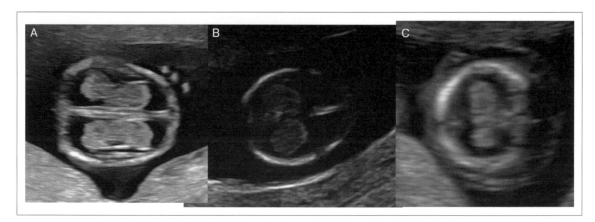

図❼　頭部横断像における，脈絡叢の所見
A．正常胎児において見られる "butterfly sign"
B，C．脈絡叢の位置および形態の異常が，中枢神経系異常の発見につながる。13番染色体部分欠失例（B）と13トリソミー症例（C）。

腹壁では，臍帯ヘルニアの観察が可能である。妊娠10週までは，生理的臍帯ヘルニア（中腸ヘルニア）が存在しているが，11週以前に腸管の回転が起こり腹壁は完成する。したがって，妊娠11週以降に臍輪部にヘルニアが発見されれば，それは明らかな異常として認識できる。臍帯ヘルニアが見られる胎児の約半数には染色体異常があり，その中でも18トリソミーとの関連は強い（図❾）。

臍輪部では，ごく僅かな程度に腸管が臍帯内に入り込んでいることが見つかるケースが存在する。いわゆる「臍帯内ヘルニア」と表現されるようなケースであるが，このような場合の病的意義は明らかでない。しかしながら，筆者らはこの僅かな特徴をきっかけに染色体構造異常をもつケースを発見した経験もあり，十分に注意を払うべき所見であると考えている（図❿）。

Ⅲ．心臓と循環

心奇形は最もポピュラーな胎児異常である。染色体異常に合併する可能性も高いし，染色体異常のみられない胎児異常のうちでは最も頻度の高いものである。他の合併奇形を伴う心奇形のある胎児では，マイクロアレイ染色体検査によって約15〜20％に，心奇形単独のものでもおそらく3〜14％ほどに病的欠失または重複が発見されると考えられている[6]。胎児心構築の観察に適した時期として，日本胎児心臓病学会ではそのガイ

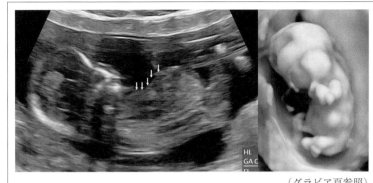

図❽　タナトフォリック骨異形成症胎児の体幹矢状断像
胸壁と腹壁の段差が特徴的である。

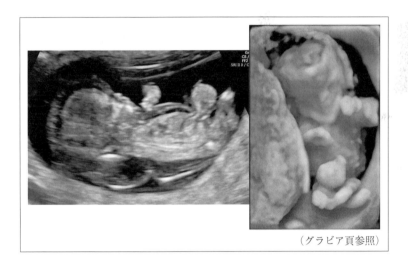

図❾　臍帯ヘルニア（18トリソミー症例）

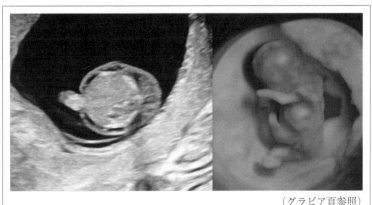

図❿　ごく小さい臍帯内のヘルニアと考えられる所見をきっかけに染色体構造異常が発見されたケースの超音波画像

ドラインにおいて，妊娠20週頃と20週台後半期を推奨しているが，近年の超音波診断装置の解像度上昇は，より早期に異常を発見することを可能にした。その反面，より詳細な観察のためにはカラードプラなど，より出力の高い方法を用いることになり，まだ発達の初期段階にある胎児への影響が不明である中，この時期に適した方法を洗練させる必要がある。

心奇形の発見を目的とした，現在有力なこの時期における心臓の観察・評価方法は，心軸の傾きの計測と，カラードプラを用いた四腔断面（4CV）および three vessel trachea view（3VTV）の描出である。心軸の傾きは，正常児において平均 44.5±7.4 度（95％信頼区間 29.8〜59.2）であり，心奇形をもつ胎児の 5 割以上が基準範囲を逸脱する左軸偏位を，約 1 割程度が基準範囲を逸脱する右軸偏位を示し，正常範囲に入るケースは 3 割に満たないというデータが示された[7]。この計測は，これまでの他の方法に比べて単純でかつより鋭敏である。カラードプラは必要最小限にとどめることが常に意識される。その中で選択される二断面が，4CV と 3VTV である。4CV では左右 2 本の房室間血流が独立してバランスよく観察されるか，中隔欠損はないか，3VTV では両大血管の走行とバランスの観察を行うことが可能である（図⓫）。

胎児循環は胎盤循環と連結しており，体内に存在するバイパス血行路の働きもあって，その評価は単純ではない。そんな中でも，三尖弁血流および静脈管血流の評価は，何らかの指標になりうるべきものとして注目されてきた。三尖弁血流の観察は心奇形の発見にもつながる。静脈管の観察は，心負荷の評価につながる可能性と同時に，静脈管そのものの形成異常を見つけることにもつながる。静脈管の欠損は，約 2500 例に 1 例と稀な異常[8]であり，様々な合併症，例えば染色体異常（ターナー症候群が最も多いが，ダウン症候群や 18 トリソミーに伴うこともある），心奇形，内臓錯位症候群，Noonan 症候群，Kasabach-Merritt 症候群などを伴うことがある。静脈管の欠損以外に他の合併症がみられないものでは，胎児の生命予後は良好である。静脈管が欠損している場合には，肝内を経るシャントと，肝外でのシャントのいずれかが代替ルートとなる（図⓬）。Thomas らによると，静脈管欠損例の生存率は約 6 割であったが，合併症のない静脈管欠損では，シャントのルートが肝内・肝外にかかわらず予後良好で，100％生存可能であった[9]。ただし彼らは，静脈管欠損単独であっても，胸腹水や胎児水腫など心不全兆候が疑われるケースを含めていない。これらの兆候の認められる例の生存率は約 50％であり，またこれらの兆候は肝外シャント例において多くみられることより，肝外シャントでは生理機能が破綻しやすいことが推察される。

Ⅳ．NIPT と超音波検査

NIPT によるダウン症候群の検出感度は極めて高く，超音波検査による特徴が比較的乏しいといえるこの疾患についてのこの検査の意義は大きい。しかし，18 トリソミーや 13 トリソミーでは，ダウン症候群に比べてその陽性一致率は必ずしも高くはない。そしてそれとは裏腹に，

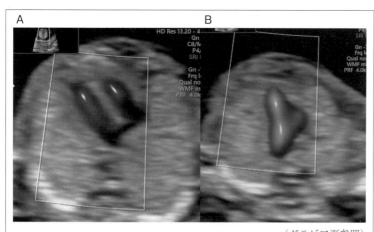

（グラビア頁参照）

図⓫ 第一三半期においてカラードプラを使用する断面
四腔断面（A）と three vessel trachea view（B）

6）妊娠初期の超音波検査と染色体異常・遺伝性疾患・先天異常

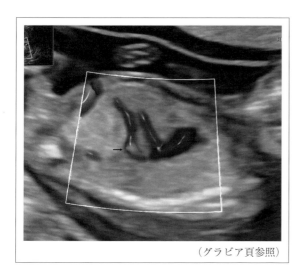

図⑫　静脈管の欠損症例
肝外シャントの例

超音波検査において特徴的所見が捉えられることがある。つまり，この二つのトリソミーにおいては，超音波検査がNIPTを補完するものとして十分に機能することがあり，NIPTで陽性の結果を得るとともに超音波で特徴的な所見が見つかれば，それでほぼ確定的ということが可能となる。ここで注意すべきは，超音波検査で特徴的な所見が得られなかった場合に，NIPTの結果について偽陽性とは判断できないことである。特に13トリソミーでは，その特徴が掴みにくいケースが存在するため，注意が必要である。つまり，双方の検査で明らかに陽性であるならば，羊水穿刺・絨毛採取といった侵襲的手技は回避可能となるが，画像所見が乏しい場合でもNIPTが陽性ならば，確定的侵襲検査は必須である（図❼，⓭）。

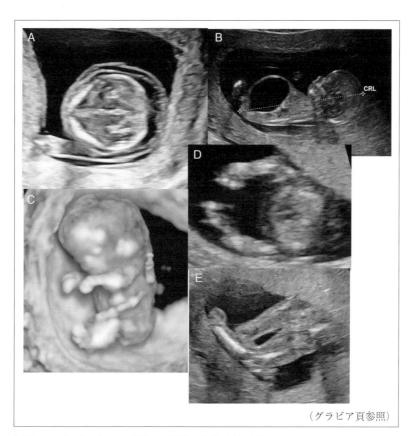

（グラビア頁参照）

図⓭　18トリソミーに見られる様々な超音波所見
典型的なstrawberry shapeの頭蓋（A），膀胱の拡大所見（B），手首の特徴的な屈曲（C, D）や，時に膝関節の異常な屈曲と拘縮（E），臍帯ヘルニア（図9参照）などが見られれば，診断はほぼ確実と言える。

おわりに

以上，述べてきたように，妊娠第一三半期における超音波検査の意義は年々高まっている。しかし，NTの計測がこの時期のルーチン検査として普及してきた諸外国に比べ，NT計測が正しく普及していないわが国において，この時期の胎児を観察することは現状では無に等しい。全国の妊婦診察の場できちんと行うことができる体制をいかに構築するかが，大きな課題である。

参考文献

1) Nicolaides KH, Azar G, et al : BMJ 304, 867-869, 1992.
2) Kagan KO, Avgidou K, et al : Obstet Gynecol 107, 6-10, 2006.
3) Chaoui R, Benoit B, et al : Ultrasound Obstet Gynecol 34, 249-252, 2009.
4) Chaoui R, Orosz G, et al : Ultrasound Obstet Gynecol 46, 665-669, 2015.
5) Hoopmann M, Sonek J, et al : Ultrasound Obstet Gynecol 48, 171-176, 2016.
6) Helm BM, Freeze SL : Front Cardiovasc Med 3:19, 2016.
7) Sinkovskaya ES, Chaoui R, et al : Obstet Gynecol 125, 453-460, 2015.
8) Staboulidou I, Pereira S, et al : Fetal Diagn Ther 30, 35-40, 2011.
9) Thomas JT, Petersen S, et al : Prenat Diagn 32, 686-691, 2012.

中村　靖
1986年　順天堂大学医学部卒業
1992年　学位（博士・医学）取得
1998年　順天堂大学医学部産婦人科学教室講師
2006年　同助教授
2009年　ボストン小児病院外科
2010年　ルーベンカトリック大学産婦人科研究員
　　　　湘南藤沢徳洲会病院胎児科
2013年　胎児クリニック東京院長
2015年　FMC東京クリニック院長
2016年　医療法人社団メタセコイア理事長

第2章 小児・周産期遺伝医学研究・診療各論

2．周産期編
7）妊娠中期の超音波検査と遺伝性疾患

市塚清健

　胎児超音波検査には胎児計測や心拍の確認など倫理的問題を含有しない通常超音波検査と，胎児形態異常の検出を目的とした胎児形態異常スクリーニング検査および胎児染色体異常のリスク評価や単一遺伝子疾患の診断などを目的とした遺伝学的評価超音波検査に分類される。また，胎児超音波検査は形態異常の診断では確定検査になりうる一方で，遺伝学的評価超音波検査においてはあくまで非確定的検査であるという二面性をもつ。遺伝学的評価超音波検査を行う際は必ず検査前後に遺伝カウンセリングを行う必要がある。本稿では妊娠中期における遺伝性疾患に対する超音波検査の意義とその実際について述べる。

はじめに

　遺伝性疾患には常染色体数的異常症を代表とする染色体異常症，個々の遺伝子における病的変異に起因する単一遺伝子疾患および先天性心疾患に代表される多因子遺伝による多因子疾患に分類される。超音波検査はこれら遺伝性疾患に対する評価として臨床で幅広く行われている。染色体異常症では超音波検査は非確定的検査として位置づけされ，一方で先天性心疾患や口唇口蓋裂，神経管閉鎖不全などの形態異常を伴う多因子疾患においては超音波検査は確定検査になりうる。単一遺伝子病においても最終診断には遺伝子変異の特定により確定診断がなされるものの，家族歴や遺伝的背景および遺伝性水頭症など形態学的に特徴のある疾患については超音波検査による出生前診断は有用なものとなる。これら遺伝性疾患の超音波検査前後には遺伝カウンセリングは必須である。染色体数的異常症のリスク評価は主に妊娠初期に行われるが，形態異常について評価される単一遺伝子疾患や多因子遺伝疾患の多くは妊娠中期に行われる。

I．遺伝学的評価超音波検査

　遺伝学的評価超音波検査は日本産科婦人科学会の「出生前に行われる遺伝学的検査および診断に関する見解」によると，出生前非確定的な遺伝学的検査の一つであるため，倫理的問題を含有し本検査を意図的に予定して行う場合は臨床遺伝専門医などによる遺伝カウンセリングが提供できる体制下で実施すべきであるとされている[1]。

II．染色体数的異常症に対する超音波検査

　トリソミー21に代表される常染色体数的異常症に対する染色体異常リスク評価超音波検査は妊娠初期に行われることが多い（本書の「第2章2-

■ **Key Words**
胎児形態異常スクリーニング検査，遺伝学的評価超音波検査，thicked nuchal fold，FL短縮，echogenic bowel（高輝度腸管），pyelectasis（腎盂拡大），choroid plexus cyst（脈絡叢囊胞），超音波ソフトマーカー，echogenic intracardiac focus（心腔内高輝度像）

6)妊娠初期の超音波検査と染色体異常・遺伝性疾患・先天異常」を参照)。一方,妊娠中期にも染色体数的異常症に対するリスク評価に超音波検査は用いられる。胎児染色体異常リスク評価を目的とした妊娠中期の超音波ソフトマーカー[用解1]には,小脳横径計測断面における皮膚と後頭骨外側の距離計測により求められる thicked nuchal fold(5mm以上を陽性)(図❶),echogenic bowel

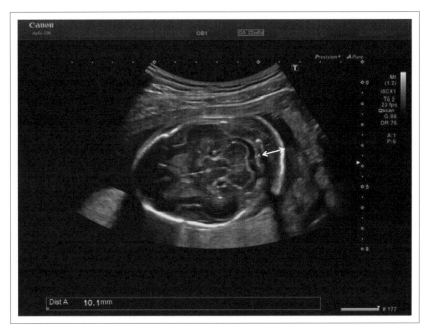

図❶ Thickened nuchal fold(↔)

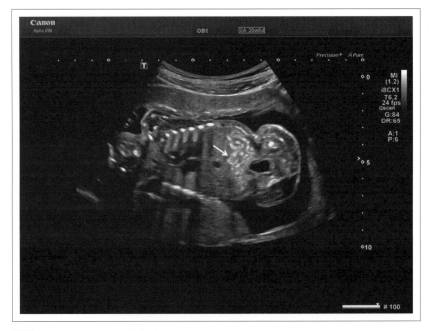

図❷ Echogenic bowel(→)

（高輝度腸管）（図❷），FL 短縮，pyelectasis〔腎盂拡大（腎盂水平断面前後径 4 mm 以上を陽性）〕（図❸），echogenic intracardiac focus（心腔内高輝度像）（図❹），choroid plexus cyst（脈絡叢囊胞）（図❺）などがあり，それぞれに尤度比が報告されている．超音波ソフトマーカーの有無について検査し，それぞれ所見の陽性・陰性ごとの尤度比を用いて罹患の確率が計算される．表❶[2)3)]に 21

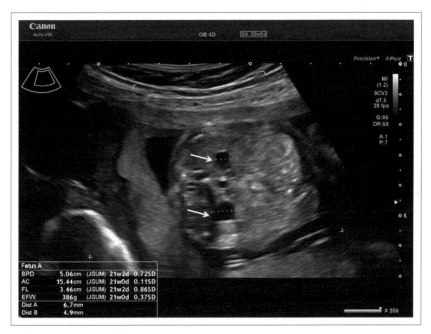

図❸　Pyelectasis（→）

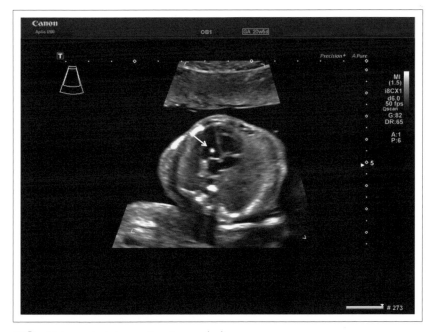

図❹　Echogenic intracardiac focus（→）

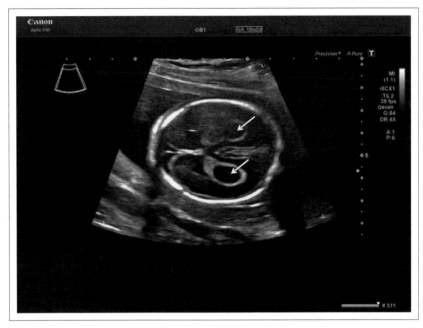

図❺ Choroid plexus cyst（→）

表❶ 妊娠中期超音波ソフトマーカーと尤度比

ソフトマーカー	陽性尤度比	陰性尤度比
Thickened nuchal fold	53.0	0.67
Echogenic bowel	21.2	0.87
Short femur	7.9	0.75
Pyelectasis	6.8	0.85
Echogenic intracardiac focus	6.4	0.62
Choroid plexus cyst	4.0	0.80

トリソミーに対する妊娠中期の超音波ソフトマーカーの種類ごとの尤度比を示す。実際の患者へ提供する検査結果は検査前確率（年齢ごとの有病率）に検査により得られたそれぞれの陽性および陰性所見の尤度比を掛け合わせることで得られる検査後確率（陽性適中率）を提供する。

胎児染色体異常リスク評価以外では常染色体数的異常症では疾患としての形態異常を伴うことも多く，疾患の推定に超音波検査は有用である。トリソミー 21 では十二指腸閉鎖，心房心室中隔欠損症との関連が深い。トリソミー 18 では小脳低形成，大槽拡大，重積指，イチゴ様頭蓋，耳介低位，心奇形，子宮内胎児発育不全（FGR），羊水過多，揺り椅子状足底，ハンマー様踵など多彩で特徴的な超音波像を呈する。トリソミー 13 では全前脳胞症や口唇口蓋裂，単眼症，象鼻など正中顔面奇形との関連が深い点が特徴的である。

Ⅲ．単一遺伝子疾患に対する超音波検査

単一遺伝子疾患には形態学的特徴を表現形としてもつ疾患が存在する。超音波診断装置の技術革新に伴い形態異常の出生前診断の精度は上昇し，診断される疾患も増えてきている。そのような背景から，単一遺伝子疾患の確定診断は遺伝子の変異を確認することでなされるものの超音波検査も診断の推定には有用である。胎児が特定の疾患を有するリスクが家族歴などから高いとされる場合で，かつ特徴的な形態異常を示す疾患においては妊娠中期の超音波検査は特に有用である。例として，X 連鎖性遺伝性水頭症（X-linked hydrocephalus：XLH）や常染色体劣性遺伝性疾患である Meckel-Gruber 症候群，常染色体優性遺伝性疾患である Holt-Oram 症候群などが有名である。X 連鎖性遺伝性水頭症は中脳水道の狭窄による水頭症，知的発達障害，母指内転屈指，下肢痙性麻痺を特徴とする男児にのみ発症する

疾患であり，hydrocephalus due to stenosis of the aqueduct of Sylvius（HSAS）とも呼ばれる。責任遺伝子は神経接着因子である *L1CAM*（L1 cell adhesion molecule）で Xq28 に存在している[4]。超音波検査では第三脳室および両側側脳室の著明な拡大（図❻）[5]および母指内転屈指の存在から診断される。胎児の性別も妊娠中期の超音波検査では多くの場合，診断が可能であるため，男児が診断され，さらに上記所見および家族歴から診断の推定は比較的容易である。一方，家族歴がある場合でも女児であることが超音波検査で判明した場合は出生前侵襲的検査を行わないことを選択することも考えられる。Meckel-Gruber 症候群は脳瘤，多指症，多発性嚢胞腎などの形態異常を，Holt-Oram 症候群では先天性心疾患および手指の奇形を伴う。いずれも超音波検査で検出可能であり，家族歴から胎児罹患のリスクが高い場合は単一遺伝子疾患においても妊娠中期の超音波検査は有用である。

IV．多因子遺伝疾患に対する超音波検査

いわゆる先天性心疾患や神経管閉鎖不全，口唇口蓋裂などの形態異常を呈する疾患であるため最も超音波検査が有用であり，超音波診断が確定診断になりうる。脊髄髄膜瘤や口唇口蓋裂などの外表奇形では 3D 超音波が有用である（図❼）。家系内に散発せず孤発性にみられることも多く，通常は妊娠中期のスクリーニング検査を通じて胎児精密超音波検査（診断検査）で診断されるケースがほとんどである。出生前診断を行うことで出生後の治療をスムーズに行うことが可能となり，予後改善につながる疾患，言い換えれば出生前に知らずに分娩に至るか，あらかじめ出生前に診断されて分娩に至るかで，児に大きな予後の差がある疾患は少なくない。そのため妊娠中期のスクリーニング検査は非常に有用である。妊娠中期のスクリーニング実施時期およびスクリーニングチェック項目は施設により設定されているのが現状であるが，妊娠 18〜20 週にチェックリストを用いて系統的に行うことが推奨されている[6]。

おわりに

妊娠中期に行われる超音波検査では遺伝性疾患の発見を目的にしたものではなく，いわゆる形態

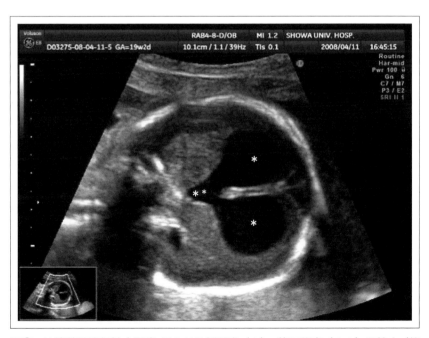

図❻ X連鎖性遺伝性水頭症 における側脳室（＊），第三脳室（＊＊）の拡大（前額断面）（文献6より改変）

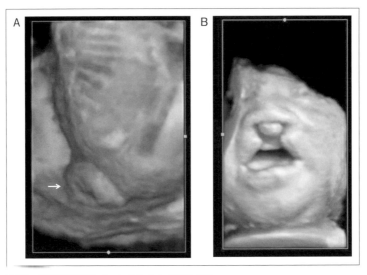

図❼　脊髄髄膜瘤（→）（A）と口唇裂（B）

異常として個別の疾患の発見を目的にしたスクリーニングが主体である．一方で，頻度は少ないが妊娠中期にもソフトマーカーを用いて染色体数的異常症のリスク評価を目的とした遺伝学的評価超音波検査もある．前者においては一見倫理的問題はないように思われるが，形態異常が染色体数的異常症や単一遺伝子疾患の特徴を表していることもある．それをきっかけとして倫理的問題を含有する遺伝性疾患に対する出生前診断にもなりうる点で，妊娠中期に超音波検査を行う際は事前に超音波検査でわかること，わからないことについて十分説明し，被検者がどこまで知りたいのか，知りたくないのかを確認してから行うのがよい．遺伝性疾患についても，知りたい場合は検査前後には遺伝カウンセリングを行う必要がある．

用語解説

1. **超音波ソフトマーカー**：胎児染色体数的異常症の超音波検査によるリスク評価を行う際の超音波検査所見のこと．これらの所見は形態異常としてではなく，染色体異常に関連するサインとして捉えるべきである．ソフトマーカーが陽性でも染色体異常がなければ出生後に問題になることはない．

参考文献

1) 出生前に行われる遺伝学的検査および診断に関する見解：日産婦会誌 65, 1519-1524, 2013.
2) Cicero S, Rembouskos G, et al : Ultrasound Obstet Gynecol 23, 218-223, 2004.
3) Nicolaides KH : Ultrasound Obstet Gynecol 21, 313-321, 2003.
4) Rosenthal A, Jouet M, et al : Nat Genet 2, 107-112, 1992.
5) 関沢明彦, 佐村　修, 他編：周産期遺伝カウンセリングマニュアル 改定2版, 中外医学社, 2017.
6) 馬場一憲, 市塚清健 編：超音波胎児形態異常スクリーニング, 文光堂, 2015.

市塚清健	
1993年	昭和大学医学部卒業
1997年	同医学部大学院医学研究科外科系産婦人科学修了
2000年	同医学部産婦人科学講座助手
2007年	同講師
2013年	同准教授
2014年	昭和大学横浜市北部病院産婦人科准教授

第2章 小児・周産期遺伝医学研究・診療各論

2．周産期編
8）周産期におけるエピジェネティクス
－環境による変化の遺伝－

秦　健一郎

　エピジェネティックな情報は，「DNA塩基配列の変化を伴わず，細胞分裂後も安定して継承される（遺伝する）」ため，生殖・発生分化で重要な役割を担う。その分子的実体はDNAやヒストンタンパク質の化学的修飾であり，臓器ごとにその修飾パターンが異なることにより，同じ遺伝情報をもつ細胞が異なる臓器に分化し，あるいは逆に分化後は自分の役目を忘れずに恒常性を保つことが可能となる。またエピジェネティクスは，環境によって変化する可能性が示されており，今後は胎児期・乳幼児期の環境負荷によるエピジェネティックな変化の有無およびその長期的影響に関する研究展開が待たれる。

はじめに

　生殖異常や発生異常では，染色体検査を行っても明らかな異常（ゲノム異常）が見つからないことが稀ではない。その理由として，これらが多因子性疾患である可能性，あるいは通常の検査手技では同定できないような領域の異常や微細な染色体構造異常・点変異が関与していることなどが推測される。一方で近年，エピジェネティックな因子の生殖・発生への関与が明らかにされつつあるが，これらの遺伝子機能欠失モデルマウスでは多くの場合，生殖や発生の重篤な表現型が観察される。加えてゲノムインプリンティング疾患など，一部のヒト先天奇形症候群でも，モデルマウスと同様の症状や分子生物学的変化が観察される。これらの状況証拠から，ヒトの生殖細胞，胎児，胎盤の発生・分化・発育には，エピジェネティックな機構による遺伝子発現制御が必須であること，

そして前述の「ゲノムの異常が見つからないヒト生殖・発生異常症例」の一部には，未知のエピジェネティックな異常を伴う症例が存在する可能性も十分推測される。

　また，環境の影響を受けて起こりうる胎児や生殖細胞のエピゲノム変化もわかってきた。少なくともモデル生物では，胚培養などの人為的操作や妊娠母獣の食餌などの影響により，初期胚や胎児にエピゲノム変化が生じ，出生後も遺残して遺伝子発現に影響することが示されている。また一部のモデル系では，生殖細胞を介した（世代間の）エピゲノム変化の伝達も報告されている。これらのメカニズムは，「受精時，胎芽期，胎児期の子宮内及び乳幼児期の望ましくない環境がエピゲノム変化を起こし，それが疾病素因となり，出生後の環境との相互作用によって疾病が発症する。生活習慣病等の多因子疾患はこの2段階を経て発症する」（日本DOHaD学会ホームページより引用）

■ **Key Words**
DOHaD，不育症，DNAメチル化，胎児期環境

というDOHaD（Developmental Origin of Health and Disease）学説の有力な分子病態の一つと考えられる。本総説では、生殖や発生異常に関わるエピゲノム変化と環境の影響について、われわれの知見を交えて概説する。

I．エピゲノムの分子的実体

1．DNAメチル化（図❶）

ヒト遺伝情報を担うDNAを構成する四つの塩基（アデニン，グアニン，シトシン，チミン）のうち，シトシンの5位のCにメチル基（CH3）が付加されることをDNAメチル化と呼び，その領域の機能は原則として抑制される。DNAメチル化は広く植物・脊椎動物で保存されており，哺乳類は維持型のDNAメチル化酵素DNMT1，新規型のDNAメチル化酵素DNMT3AとDNMT3Bをもつ。加えてDNMT3LというDNAメチル化酵素活性をもたない遺伝子が存在し，DNMT3A・DNMT3Bに結合してそれらの活性を制御する[1]。DNMT3Lは胎盤を有する真獣類・有袋類には存在するが，哺乳類ではあるが卵を産む単孔類（カモノハシ）には存在しない。このような状況証拠から，DNMT3Lは，胎盤進化や後述のゲノムインプリンティング現象の獲得に寄与したと考えられる[2]。またDNMT3Lの機能欠失マウスは，一見正常であるものの不妊・不育症（雄は精子形成不全を，雌は妊娠するが全例胎生致死）を呈することから，両者とも種の維持に必須の遺伝子であると言える。このようにDNAメチル化とその制御は，哺乳類の発生・分化に必須であることが，モデル生物を使った発生工学的実験でも，あるいは他の生物と比較した分子遺伝学的な観点からも示されている。

2．ヒストン修飾

クロマチンの基本構成単位であるヌクレオソームは，4種類のヒストンタンパク質（H2A，H2B，H3，H4）各2個4組からなる8量体であるヒストンコアに，146 bpの2重鎖DNAが巻きついた構造をとる。ヒストンコアは，球形のカルボキシル末端と，直鎖状のアミノ末端（ヒストンテール）からなっており，ヒストンテールはヌクレオソームの外側に位置して化学修飾を受ける。ヒストンタンパク質H3とH4のヒストンテールの配列は酵母からヒトまでよく保存されており，その修飾パターンが詳しく解析され，H3K4me3（プロモーターマーク），H3K27ac/H3K4me1（エンハンサーマーク），H3K36me3（転写領域マーク），H3K27me3（ポリコーム複合体抑制マーク）の修飾様式が種を越えて広く保存されていることがわかっている[3]。

3．生殖と発生に関わるエピゲノムの例

哺乳類の正常な発生には卵子と精子が必要で，決して単為発生できない。卵子と精子の有するゲノム（遺伝情報）は，性染色体を除き基本的に同じであるが，エピゲノム（エピジェネティックな情報，具体的には特定の遺伝子領域のDNAメチル化状態など）が異なるため，卵子と精子の遺伝情報が等価ではない。そのため，たとえ正常核型であっても，精子由来のゲノムしか

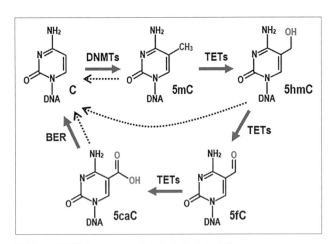

図❶　哺乳類のDNAメチル化と脱メチル化

DNAメチル化酵素（DNMT1，DNMT3A，DNMT3Bを総称してDNMTsと表記）がCG配列のシトシンの5位のカーボンにメチル基を付加する（5mC）。5-メチルシトシン水酸化酵素（TETs）は，5mCのメチル基を水酸化して5-hydroxymethylcytosine（5hmC）に変換する。TETsは5hmCをさらに5-formylcytosine（5fC），5-carbozylcytosine（5caC）に変換することもできる。5caCと5fCはエラーとして認識され，塩基除去修復（base excision repair：BER）によって非メチル化シトシンに置換される。このような経路は能動的脱メチル化と呼ばれ，DNA複製を伴わずに短時間で起こる脱メチル化機構と考えられている。

8) 周産期におけるエピジェネティクス - 環境による変化の遺伝 -

たない雄核発生胚モデルマウスを作製すると，胎児成分がうまく形成されない（ヒト疾患では三胚葉成分を認めない全胞状奇胎が相当する）。逆に卵子由来のゲノムしかもたない雌性発生胚を作製すると，胎盤形成不全を呈し（ヒト疾患では絨毛成分を認めない卵巣奇形腫が相当する），いずれも胎生致死である。詳細は他稿に譲るが，このように「親の生殖細胞で情報が事前に『刷り込まれている』」現象を，ゲノムインプリンティングと称する。

一方で，大部分のゲノム領域では，受精直後に精子由来のメチル化は速やかに消去され（能動的脱メチル化），卵子由来のメチル化はそれに遅れ，DNA複製依存的に維持されずに失われていく（受動的脱メチル化）。親由来のDNAメチル化修飾情報はこのように大部分が一度消去され，その後，胚盤胞期まで低メチル化状態にあり，着床後，複数のDNAメチル化酵素（DNMTs）によってメチル化状態が再構築され，発生段階特異的かつ組織特異的なメチル化修飾（エピゲノム）が確立されていく。雄性生殖細胞系列では胎児期にメチル化修飾が行われ，出生前の精原細胞ですでにゲノム全体が高度にメチル化されているのに対し，雌性生殖細胞系列では出生後の卵母細胞成長期にメチル化修飾が入る（図❷）。残念ながらヒトでは，卵子の解析は倫理的・手技的に困難であり，主に精子の解析が進んでいるが，精子（配偶子）形成に必要な遺伝子のプロモーター

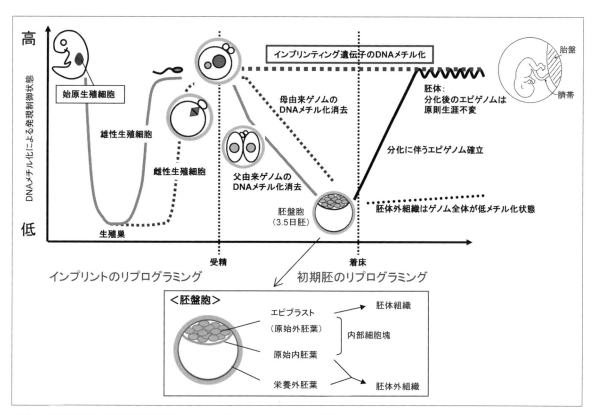

図❷　発生過程の組織特異的遺伝子のエピジェネティックな制御

受精後，着床までの間に，精子由来・卵子由来の両親のエピゲノム情報は消去され，着床後，時期特異的ならびに組織特異的なメチル化修飾が再び胚ゲノムに入る。精子由来・卵子由来のインプリント領域のメチル化は脱メチル化から逃れる機構を備えており，両親のインプリント領域のメチル化修飾は胎児に遺残する。この精子由来・卵子由来のインプリント領域のメチル化は，両親の生殖細胞の分化の過程で確立されている。両親の生殖細胞は，胎児期の始原生殖細胞において自身の両親からのメチル化修飾が消去され，インプリント領域を含む精子ゲノム・卵子ゲノム特異的なメチル化修飾が生殖細胞の分化に伴い書き直される。

はバイバレントな修飾（正と負の調節修飾が同時に起こっている状態）を受け，かつ高メチル化修飾（>60% methylation）されている特徴をもつ．成熟精子ゲノムではこのような発現活性型の高メチル化プロモーターが，プロタミン遺伝子やpiRNAクラスターなどの成熟精子形成過程に必須の遺伝子に見出された．これらの領域はプロタミンに置換されることなく，成熟精子でもヒストンヌクレオソームに位置する[4]．少なくとも精子においては，胎児期のエピゲノム修飾獲得が鍵となり，その修飾状態が生涯にわたり維持され，妊孕能・胚発生分化能に関与している可能性が示唆される．

II．不妊症や不育症に関わるエピゲノム異常

すでに諸家より，様々なエピゲノム異常と不妊症や不育症との関連が報告されている．前述のようにインプリンティング遺伝子は，DNAメチル化により制御され，初期発生に重要な役割を有し，そのDNAメチル化は親世代の生殖細胞ですでに「刷り込まれている」ため，配偶子のエピゲノム異常（DNAメチル化異常）は胚発生を左右し，不妊や発育異常の直接の原因となりうる．

特に，精子ゲノムのH19インプリント領域低メチル化は，自然流産，不育症，乏精子症，精子無力症の患者で認められている[5]-[8]．他に，乏精子症，精子無力症の精子ではPEG1/MESTの高メチル化も報告されている[7]-[10]．これら乏精子症や精子無力症のメチル化異常は，すべての精子で生じているのではなく，正常なメチル化パターンをもった精子と異常パターンの精子がモザイク状に存在することも示された．さらに，乏精子症の精子ゲノムH19低メチル化は，母由来アレルの低メチル化に起因することも認められている[8]．

その他，精子の葉酸代謝関連酵素遺伝子のメチル化異常や[11]，生殖細胞特異的なpiRNA機構に関与する遺伝子のメチル化異常が検出されている[12]．特定の遺伝子に対するエピゲノム異常にとどまらず，不妊症例では精子特異的なDNAメチル化パターンが広く異常を起こしていることも報告されている[13]．

動物実験では，これらのメチル化異常誘導因子の一つとして，父親の葉酸摂取不足が指摘されている．雄マウスの葉酸不足は，精子形成や精子の数・受精能・胚形成には変化を及ぼさないものの，着床後の流産率を高め，解剖学的異常を呈する胎仔の出生率を高めた．この雄マウスの精子では，ヒストンのメチル化修飾が全体的に減少しており，かつ発生に関わる遺伝子近傍のDNAメチル化修飾に変化が認められた[14]．このモデル系では，胎仔期から離乳まで葉酸欠乏状態にさらしており，胎仔期の葉酸不足がこの雄マウスの精子エピゲノム異常にクリティカルである可能性も示唆される．

III．胎児期環境の影響によるエピゲノム変化

われわれは，胎生期の環境がエピゲノミクス制御に深く関与する例として，胎盤エピゲノムが母体の妊娠中の体重増加量によって左右される現象を見出した[15]．SGA児（small for gestational age）では予想どおり，AGA児（appropriate for gestational age）と比較して胎盤のDNAメチル化状態の乱れが観察された．非常に興味深いことに，AGA児であっても，妊娠期体重増加量が不適切なほど（母親が痩せすぎていたり太り過ぎていたりすると），個々の症例でDNAメチル化の外れ値を示す領域の数が増えた（DNAメチル化が乱れていた）．共通の異常を示す遺伝子は見つからなかったが，これらのメチル化外れ値領域は，転写因子プロモーターに多く認められることから，実際に遺伝子発現を見出している可能性が示唆された．ヒトの発生過程においても，ヒストンの抑制マークとそこにあるDNA領域のメチル化制御が，エピゲノム異常感受性の強い場所として，修飾変化を受ける可能性が示唆された．

おわりに

ゲノムは簡単に変化させる（変異を生じさせる）わけにはいかないが，エピゲノムは必要に応じてダイナミックに変化し，発生・分化や分化後の恒

常性維持，あるいは環境適応に重要な役割を担っている。また疾患と直接関係しなくても，その個体が曝露された過去の環境，例えば虐待を受けた過去[16]，あるいは逆に未来の健康状態[17]を推測するバイオマーカーとして利用できる可能性がある。

受精前や胎児期の環境は，胎児に様々なエピゲノム変化を引き起こし，出生後も長期にわたり遺残して成人期の疾患素因となる可能性は様々なモデルで示されている。ヒトでも，不妊症・不育症・胎児発育異常などの疾患には様々なエピゲノム異常が関与していることが推測され，一部の疾患では実際に証明されている。さらに，一見正常であっても，隠れたエピゲノム変化が存在する可能性がわれわれのデータから示唆された。これらのエピゲノム異常と長期予後との分子疫学的な検証を行い，まずは正確な診断や予後予測および遺伝カウンセリングを実現することが当面の課題であるが，今後はさらに環境介入によるエピゲノム異常治療法の開発が望まれる。

参考文献

1) Hata K, et al : Development 129, 1983-1993, 2002.
2) Yokomine T, et al : Cytogenet Genome Res 113, 75-80, 2006.
3) Ho JW, et al : Nature 512, 449-452, 2014.
4) Hammoud SS, et al : Cell Stem Cell 15, 239-253, 2014.
5) Ankolkar M, et al : Fertil Steril 98, 1186-1192, 2012.
6) Boissonnas CC, et al : Eur J Hum Genet 18, 73-80, 2010.
7) Poplinski A, et al : Int J Androl 33, 642-649, 2010.
8) Laurentino S, et al : Hum Mol Genet 24, 1295-1304, 2015.
9) Marques CJ, et al : Mol Hum Reprod 14, 67-74, 2008.
10) Hammoud SS, et al : Fertil Steril 94, 1728-1733, 2010.
11) Wu W, et al : PLoS One 5, e13884, 2010.
12) Heyn H, et al : PLoS One 7, e47892, 2012.
13) Urdinguio RG, et al : Hum Reprod 30, 1014-1028, 2015.
14) Doshi T, D'Souza C, et al : Mol Biol Rep 40, 4747-4757, 2013.
15) Kawai T, Hata K : Nihon Eiseigaku Zasshi 71, 195-199, 2016.
16) Roberts AL, et al : Transl Psychiatry 8, 194, 2018.
17) Zhang Y, et al : Nat Commun 8, 14617, 2017.

秦　健一郎
1992 年　九州大学医学部卒業
1998 年　九州大学大学院修了，博士（医学）
　　　　同産婦人科医員
　　　　米国マサチューセッツ総合病院博士研究員
　　　　国立遺伝学研究所助手を経て
2006 年　国立成育医療研究センター研究所周産期病態研究部部長

生殖・発生異常のゲノム・エピゲノム解析と，近年は胎児期環境など DOHaD の観点から研究を進めている。

第2章 小児・周産期遺伝医学研究・診療各論

2．周産期編
9）胎盤限局性モザイク

三浦清徳

　胎盤限局性モザイクは，胎児の染色体核型は正常であるが，胎盤組織に限局して染色体異常が認められる状態で，絨毛検査で染色体検査を行ったときの約1～2％に認められる。したがって，胎児の染色体検査を目的に実施された絨毛検査で染色体モザイクが認められる場合には，羊水検査による確認検査が必要とされる。胎盤限局性モザイクでは，胎児は正常核型なので，児のほとんどは予後良好と考えられる。しかし，片親性ダイソミーを生じる可能性があり，インプリンティング遺伝子疾患を発症することもある。また胎盤限局性モザイクは，胎児発育不全などの病態との関連が報告されている。胎盤限局性モザイクの遺伝カウンセリングでは，その発生メカニズムならびに関連する病態を理解し，診断から児のフォローアップまで情報提供する必要がある。

はじめに

　胎盤限局性モザイク（confined placental mosaicism：CPM）は，胎児は正常核型であるが，胎盤に限局して染色体異常が認められる状態である（図❶）[1)2)]。その発症頻度は絨毛検査（chorionic villus sampling：CVS）で染色体検査を実施された場合の約1～2％と報告されている[1)2)]。CPMはインプリンティング遺伝子疾患や胎児発育不全などの病態と関連していることがあり，その理解は遺伝カウンセリングに必要とされる。本稿では，CPMの発生メカニズムと分類，診断，臨床像ならびに出生前診断における留意点について解説する。

I．CPMの発生メカニズムと分類（図❷）

　受精胚は細胞分裂を繰り返しながら，胎児を形成する内細胞塊と胎盤を形成する外細胞層とに分かれていく。染色体異常が外細胞層に限局して認められる状態がCPMであり，そのメカニズムとして，体細胞分裂過程のエラーに起因するmitotic CPMと減数分裂過程のエラーによるmeiotic CPMとがある[2)]。前者は，ダイソミーの受精胚の体細胞分裂過程で外細胞層の一部にエラーが起こり，CPMが発生する。後者は，減数分裂のエラーによりトリソミーの受精胚が発生し，内細胞塊の胎児を形成する細胞にトリソミーレスキューが起こりCPMが生じる。
　CPMは，胎盤に限局した染色体異常の細胞分布により，栄養膜細胞（cytotrophoblast）にのみ

■ *Key Words*
胎盤限局性モザイク，絨毛検査，羊水検査，片親性ダイソミー，インプリンティング遺伝子疾患，胎児発育不全，NIPT偽陽性

認められる Type I CPM，間質細胞（chorionic stroma cells）にのみ認められる Type II CPM，そして両方の細胞に認められる Type III CPM に分類される（図❶）[2]。Type I および Type II の発生メカニズムは主に mitotic CPM，Type III のそれは meiotic CPM と考えられている[2]。

II．CPM の診断における留意点

CPM は，妊娠中には妊娠初期の CVS と妊娠中期の羊水検査による染色体核型を比較することにより，分娩後には胎盤と胎児（臍帯血など）の染色体核型を比較することにより診断される。

CVS で核型分析される細胞には，栄養膜細胞と間質細胞とがある。栄養膜細胞の染色体核型分析は，採取された細胞を直接解析する direct preparation あるいは数時間から数日間の短期細胞培養で解析する short-term culture（STC）で判定される[3]。一方，間質細胞の染色体核型は，約1週間の長期細胞培養で解析する long-term culture（LTC）で判定される[3]。母体由来である脱落膜の混入リスクを避け，Type I から Type III CPM まで診断するためには，direct preparation あるいは STC を用いた栄養膜細胞の核型分析と LTC による間質細胞の核型分析の両方を行う必要がある。

また，胎盤組織の採取では，染色体異常と正常核型の部位がモザイク状に分布している可能性に留意し，さらには脱落膜の混入を避ける必要がある。私どもは臍帯直下の絨毛を中心に複数の部位から組織

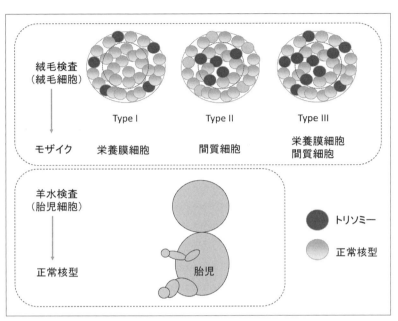

図❶ 胎盤限局性モザイク（文献5より改変）

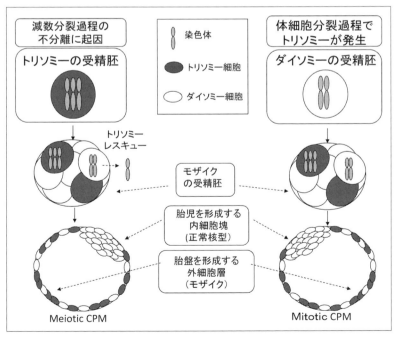

図❷ CPM の発生メカニズム（文献5，6，7より改変）

を採取している[4)-7)]。そして，細胞培養過程で生じる染色体異常のリスクを考慮して，複数のフラスコで培養された細胞の染色体異常の核型が一致したものを染色体異常と判定している[4)-7)]。

Ⅲ．CPMと片親性ダイソミー

CPMでは胎児は正常核型のダイソミーであるが，トリソミー受精胚がダイソミーへと修復される過程で片親性ダイソミー（uniparental disomy：UPD）を生じる可能性がある[1)-7)]。例えば，母親由来の染色体不分離が原因で発生したトリソミー受精胚は，2本の母親由来の染色体，および1本の父親由来の染色体で構成されている。父親由来の染色体がトリソミーレスキューにより細胞から消失すると，受精胚を構成する細胞はダイソミーではあるが母親由来の染色体のみで構成される（図❸）。

UPDと関連するヒトの遺伝子疾患として，インプリンティング遺伝子疾患が挙げられる[2)]。ヒト遺伝子の多くは父親由来と母親由来の両方の染色体から等価に発現している。しかし，ヒト遺伝子の中には，父親由来あるいは母親由来のいずれか一方の染色体からのみ遺伝子発現しているインプリンティング遺伝子の存在が知られている。例えば，母親由来の染色体で構成されるUPDでは，母親由来の染色体から発現するインプリンティング遺伝子は過剰に発現し，父親由来の染色体から発現するインプリンティング遺伝子は機能していない（図❸）。インプリンティング遺伝子はヒトの発生・発育ならびに発達に重要な働きを有しており，UPDと様々なインプリンティング遺伝子病（Russell-Silver症候群，Prader Willi症候群，Angelman症候群など）との関連が報告されている。

Ⅳ．CPMと胎児発育不全

胎児発育不全（fetal growth restriction：FGR）におけるCPMの頻度は，1％未満という報告から20％というものまで様々である[4)8)]。私どもの研究では[4)]，原因不明のFGR（−2SD未満）50例ならびに正常妊娠50例の胎盤組織についてLTCで染色体検査を行い，原因不明のFGR8例（16％）にCPMが認められた。本研究では[4)]，LTCでは検出できないTypeⅠCPMが評価されていないので，原因不明のFGRに関連するCPMの割合は16％より高頻度と考えられる。

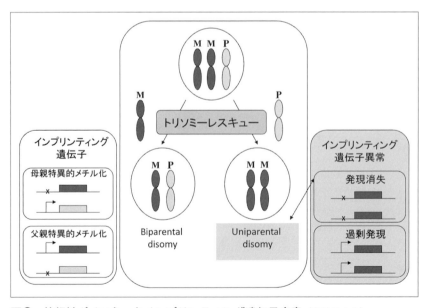

図❸　片親性ダイソミーとインプリンティング遺伝子疾患（文献5より）

また，原因不明のFGRについてCPMを伴うもの（CPM群）とCPMを認めないもの（non-CPM群）とに分類し，両群間における周産期事象ならびに生後12ヵ月における児の予後を比較した[4]。CPM群の周産期事象における特徴として，妊娠の早期からFGRを呈するが胎児発育は認められ，かつ羊水過少や娩出が必要なcardiotocogram（CTG）所見などは認められないことが多く，妊娠末期（あるいはその付近）まで妊娠が継続されていた。そして，non-CPM群と比較してCPM群では，両側ノッチを認める頻度が有意に高く，CPMには子宮胎盤循環における子宮動脈の高い血管抵抗を反映した病態が存在していると考えられる。生後12ヵ月における出生後の発育については，non-CPM群と比較してCPM群において低身長（<-2SD）の頻度が高い傾向にあった（53.3％ vs 87.5％）。CPMは出生後の発育に影響している可能性が示唆され，出生後の児のフォローアップが必要と考えられる。

V．CPMとNIPT（図❹）

母体血を用いた胎児染色体検査（non-invasive prenatal testing：NIPT）の解析対象は母体血漿中のcell-free DNAであり，母体由来と胎児由来のcell-free DNAが混在している。胎児由来cell-free DNAの主な供給源の一つは胎盤組織であるため，NIPTの結果はCVSと同様に胎盤の染色体核型を反映していると考えられる。実際の出生前診断でもNIPTの偽陽性が報告されており，NIPTで陽性と判定されても，確定的検査として実施された羊水検査では胎児は正常核型と判定されることがある。その主な原因の一つとしてCPMの関与が報告されている[9]。すなわち，NIPTで解析する母体血漿中cell-free DNAには，CPMの病態が反映されており，正常核型の母体と胎児由来cell-free DNAならびにモザイクの胎盤由来cell-free DNAが含まれている。NIPT偽陽性例に対する遺伝カウンセリングでは，CPMの診断とその臨床像に関する情報提供が必要とされる。

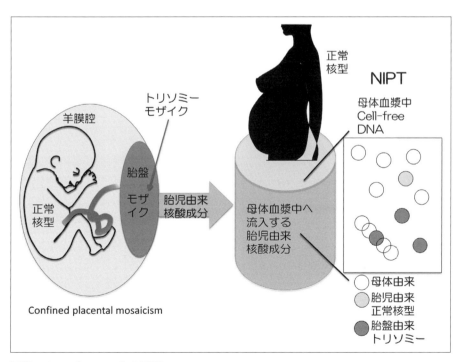

図❹　CPMとNIPTとの関連

おわりに

CPMでは，胎児は正常核型であり，多くの児は予後良好と考えられる．一方，CPMには，UPDやそれに伴うインプリンティング遺伝子疾患のリスク，あるいはFGRの一因である可能性が指摘されている．また出生前診断では，CVSならびにNIPTの結果は胎盤の染色体核型を反映しており，それぞれ染色体モザイクあるいは陽性と診断された場合には，CPMの可能性を考慮した遺伝カウンセリングが必要である．

参考文献

1) Kalousek DK, Dill FJ : Science 221, 665-667, 1983.
2) Kalousek DK, Vekemans M : J Med Genet 33, 529-533, 1996.
3) Battaglia P, et al : Prenat Diagn 34, 739-747, 2014.
4) Miura K, et al : Am J Med Genet 140A, 1827-1833, 2006.
5) 三浦清徳, 増崎英明：臨婦産 70, 951-959, 2016.
6) 三浦清徳, 増崎英明：臨婦産 増刊号 71, 45-46, 2017.
7) 三浦清徳, 増崎英明：産婦の実際 66, 451-456, 2017.
8) Wilkins-Haug L, et al : Prenat Diagn 26, 428-432, 2006.
9) Mardy A, Wapner RJ : Am J Med Genet C Semin Med Genet 172, 118-122, 2016.

三浦清徳

1995年	長崎大学医学部卒業
1999年	ハーバード大学医学部ポスドクフェロー
2000年	長崎大学大学院医学研究科医学博士課程修了
2003年	長崎大学医学部産婦人科助手
2006年	同講師
2011年	佐世保市立総合病院産婦人科医長
2012年	長崎大学医学部産婦人科准教授
2019年	同主任教授

第3章
小児・周産期遺伝カウンセリング 各論
（遺伝カウンセリングの実際／
ケーススタディを含む）

第3章 小児・周産期遺伝カウンセリング各論（遺伝カウンセリングの実際/ケーススタディを含む）

1．小児編
1）新生児マススクリーニングと遺伝カウンセリング

中村公俊

　新生児マススクリーニングは，異常を早期発見し，その後の治療や支援につなげるために行われている。対象となる疾患はWilson-Jungnerの基準として示されている。新生児マススクリーニングにおいては，Guthrie法が開発されたことにより，多くの地域で血中アミノ酸の増加を評価するスクリーニングが可能になった。新たな取り組みとしてタンデムマスや拡大スクリーニングの導入も進んでいる。新生児マススクリーニングの陽性者の遺伝カウンセリングにおいては，多くの場合，発症前診断となっており，十分な準備を行ったうえで行うことが望ましい。

はじめに

　新生児マススクリーニングは，小児の健やかな成長や発達を支援するために異常を早期発見し，その後の治療や支援につなげるために行われている。検査の時期や方法は十分に確立しているが，新たな取り組みとしてタンデムマスや拡大スクリーニングの導入も進んでいる。新生児マススクリーニングの陽性者の遺伝カウンセリングにおいては，多くの場合，発症前診断となっていることに留意する。また，①疾患説明について十分に行い，今後の検査や治療方針を示す。②治療法がある疾患について行われているため，発症前であっても遺伝子解析なども利用して診断を確定する。③新生児スクリーニングの結果が得られる前に発症する病型が存在する疾患もある。④出生前診断は多くの疾患で対象とはされていないが，一部の予後不良な罹患児の遺伝カウンセリングの際には，出生前診断についても説明を行う。⑤新生児マススクリーニングの対象疾患の診療ガイドラインが作成されている。これらのことについても十分な準備を行ったうえで遺伝カウンセリングを行うことが望ましい。

I．新生児マススクリーニング

　新生児マススクリーニングは，放置すると重篤な障害を起こす疾患を生まれてすぐに診断することで，早期の治療介入を行い障害を予防するための事業である。対象となる疾患の要件は，WHOが1968年に示したWilson-Jungnerの基準として示されている。一部を要約すると，①放置すると重大な健康被害をもたらしうる，②発症前に診断が可能である，③適切な検査法がある，④効果的な治療法がある，⑤費用対効果が適切である，⑥社会に受け入れられる，などである。この新生児マススクリーニングにおいては，1960年代に米国のRobert GuthrieがGuthrie法を開発したことにより，多くの地域で血中アミノ酸の増加を評価

■ **Key Words**
新生児スクリーニング，タンデムマススクリーニング，拡大スクリーニング，発症前診断

するスクリーニングが可能になった。わが国では1977年から全国で公費負担によるスクリーニング事業が開始され，これまでに40年以上にわたり実施されている。対象疾患は，フェニルケトン尿症，メープルシロップ尿症，ホモシスチン尿症，ガラクトース血症，先天性甲状腺機能低下症，先天性副腎過形成症と，後述するタンデムマススクリーニングの疾患である（表❶）。先天性甲状腺機能低下症は頻度が比較的高く，治療がチラーヂンSの内服という安価なものであり，費用対効果が高いスクリーニングであると考えられている。

II. タンデムマススクリーニング

タンデムマス法は1990年代に開発された質量分析法を用いた新生児スクリーニングである。アミノ酸とアシルカルニチンを同時に測定することで，アミノ酸代謝異常症，有機酸代謝異常症，脂肪酸代謝異常症に含まれる20〜30疾患を発見することが可能である。

アミノ酸代謝異常症として，現行のスクリーニング対象疾患であるフェニルケトン尿症，メープルシロップ尿症，ホモシスチン尿症が診断できるため，タンデムマス法によるスクリーニング検査が開始されるとGuthrie検査は不要となる。それ以外のアミノ酸代謝異常症として，高メチオニン血症，尿素サイクル異常症であるシトルリン血症I型，アルギニノコハク酸尿症が診断できる。またシトリン欠損症や高チロシン血症の一部も診断が可能であると考えられる。血中と尿中アミノ酸分析でほぼ診断を確定することができるが，一部は診断確定に尿中有機酸分析や遺伝子解析などが必要である。

表❶ 新生児マススクリーニングの対象疾患と頻度

疾患	頻度
フェニルケトン尿症	1：7万
メープルシロップ尿症	1：50万
ホモシスチン尿症	1：80万
ガラクトース血症	1：80万
（関連疾患を含む）	（1：3万）
先天性甲状腺機能低下症	1：3000
先天性副腎過形成症	1：2万
タンデムマス検査	1：9000
	（タンデムマス対象疾患の合計）
アミノ酸代謝異常症	
フェニルケトン尿症	1：7万
メープルシロップ尿症	1：50万
ホモシスチン尿症	1：80万
シトルリン血症I型	1：33万
アルギニノコハク酸尿症	1：98万
シトルリン血症	1：8万
有機酸代謝異常症	
メチルマロン酸血症	1：11万
プロピオン酸血症	1：4.5万
イソ吉草酸血症	1：65万
複合カルボキシラーゼ欠損症	1：65万
グルタル酸尿症1型	1：28万
メチルクロトニルグリシン尿症	1：15万
3-ヒドロキシ-メチルグルタル酸尿症	1：195万以上
βケトチオラーゼ欠損症	1：195万以上
脂肪酸代謝異常症	
VLCAD欠損症	1：16万
MCAD欠損症	1：10万
CPT-1欠損症	1：31万
TFP欠損症	1：195万以上
CPT2欠損症	1：26万
グルタル酸尿症2型	1：31万
全身性カルニチン欠乏症	1：26万
CACT欠損症	1：195万以上

有機酸代謝異常症は，アミノ酸や脂肪酸の代謝過程の酵素の異常により，代謝性アシドーシス，高アンモニア血症などを発症する。メチルマロン酸血症，プロピオン酸血症，イソ吉草酸血症，メチルクロトニルグリシン尿症，3-ヒドロキシ-メチルグルタル酸尿症，複合カルボキシラーゼ欠損症が診断可能である。診断確定には尿中有機酸分析や遺伝子解析が必要となる。

脂肪酸代謝異常症は，ブドウ糖やグリコーゲン，糖新生などによるエネルギー供給が枯渇した時にエネルギー供給の主役となるミトコンドリア

β酸化経路の異常によって発症する。重度の低血糖，心機能低下，筋力低下などにより，重症型では突然死をきたすことが知られている。これらの病態は低ケトン性低血糖症であり，心筋症，横紋筋融解症，Rey様症候群などを呈することがある。診断確定のためには血清を用いたアシルカルニチン分析や遺伝子解析などを行う必要がある。

III．拡大スクリーニング

2011年に厚労省から「タンデムマス法を用いた新生児マススクリーニング検査を早期に実施することが適当であると考えられることから，各都道府県等におかれては，タンデムマス法を用いた新生児マススクリーニング検査の導入を積極的に検討する等適切に対応していただくようお願いする」との課長通達が出された。その結果として，それまでGuthrie法で行われてきたフェニルケトン尿症，メープルシロップ尿症，ホモシスチン尿症の検査をタンデムマス法に置き換えることで，その他の対象疾患も検査する体制が構築された。この際にはタンデムマス法による検査も現行のスクリーニングから拡大されたスクリーニングとして位置づけられていた。

先天代謝異常症では，新たに治療可能な疾患が増えてきている。ファブリー病，ポンペ病，ゴーシェ病，ムコ多糖症などである。これらのライソゾーム病は酵素補充療法，基質合成阻害療法，シャペロン療法などが開発され，早期治療が重要であることが明らかになっているものの，発症から診断まで数年から10数年かかる症例も珍しくない。診断には，ろ紙血を用いた酵素活性の測定が有用であり，その酵素測定法によって新生児スクリーニングを行うことも可能である。確定診断のためには，遺伝子解析が必要となることも多い。これらの検査は有料のスクリーニングとして行われており，産科施設において両親への説明と同意に基づいて行われる。また，Tリンパ球レセプターの成熟の際に出現するTRECのコピー数によって原発性免疫不全症のスクリーニングが可能である。

IV．新生児マススクリーニングの遺伝カウンセリングの実際

1．来院時

新生児マススクリーニングが陽性（異常あり）との連絡は，検査主体である自治体から，または出産した産科医療機関から伝えられ，詳細は専門機関で聞くようにと言われて受診されることがほとんどである。クライエントは，疑われている疾患の情報を得ている場合には，Webなどで情報を得ていることも多い。また専門医療機関は大学病院や小児医療センターなどであることが多いため，重篤な疾患と告げられるのではないかと身構えて来院されることも少なくない。受信時にはその不安を十分に理解して対応することが必要である。

2．遺伝カウンセリングのポイント

①対象疾患はほぼすべて常染色体劣性の遺伝形式であり，同疾患の家族歴は認めないことが多い。そのため，疾患説明について十分に行い，今後の検査や治療方針を示すことが重要である。

②新生児マススクリーニングは，すべて治療法がある疾患について行われている。そのため，発症前であっても必要に応じて遺伝子解析も含めた検査を行い，診断を確定することが望ましい。

③メチルマロン酸血症，プロピオン酸血症，尿素サイクル異常症など，新生児スクリーニングの結果が得られる前に発症する病型が存在する疾患もある。その場合にも，新生児スクリーニングの結果を診療機関に伝えることで，診断を早期に確定し，必要な治療を行うことが可能になる。

④出生前診断はほとんどの疾患で対象とはされていないが，出生直後に発症する予後不良例では，次子の妊娠において行われる場合がある。妊娠早期に出生前診断についての説明と検査を受ける必要があることから，予後不良な罹患児の遺伝カウンセリングの際には，出生前診断についても説明を行う。

⑤新生児マススクリーニングの対象疾患については，日本先天代謝異常学会や日本小児内分泌学会から診療ガイドラインが作成されている。長期の診療や予後なども含めて説明を行うことが望ましい。

おわりに

これらの拡大スクリーニングを行う地域は，さらに増えることが予想されている。現行の新生児スクリーニングのシステム，特に検査センターを中心とした検体送付や結果報告の仕組みに，この拡大スクリーニングを組み込むことで，精度管理や精密検査，フォローアップの体制などを安定して構築できると考えられる。

参考文献

1) Nakamura K, Hattori K, et al : Am J Med Genet 157, 63-71, 2011.
2) Momosaki K, Kido J, et al : J Hum Genet 64, 741-755, 2019.
3) Kronn D, Day-Salvatore D, et al : Pediatrics 140 suppl 1, S24-S45, 2017.
4) Yoshida S, Kido J, et al : Pediatr Int 58, 946-949, 2016.
5) Nakamura K, Matsumoto S, et al : Pediatr Int 57, 37-40, 2015.
6) 遠藤文夫 編：小児科診断治療指針 改訂第2版，中山書店，2017.
7) 遠藤文夫 編：先天代謝異常症ハンドブック，中山書店，2013.
8) 窪田 満 編：小児内科 46, 428-430, 2014.
9) 山口清次 編：タンデムマス・スクリーニングガイドブック，診断と治療社，2013.

中村公俊
1990年　熊本大学医学部医学科卒業
1996年　同大学院医学研究科博士課程修了
　　　　カナダ アルバータ大学医学部生化学教室博士研究員
2000年　熊本大学発生医学研究センターリサーチアソシエイト
2001年　熊本大学医学部附属病院小児科助手
2009年　同講師
2014年　熊本大学大学院生命科学研究部小児科学分野准教授
2017年　同教授

第3章 小児・周産期遺伝カウンセリング各論（遺伝カウンセリングの実際/ケーススタディを含む）

1．小児編
2）筋ジストロフィーと遺伝カウンセリング

長坂美和子・池田真理子

筋ジストロフィーは骨格筋の壊死・再生を主病変とする遺伝性筋疾患であり，50以上の原因遺伝子が解明されてきている。責任遺伝子により遺伝形式が異なり，遺伝カウンセリングには注意を要する。臨床症状の把握，家系図作成と詳細な家族歴の聴取が重要であり，発端者の診断やフォローはもちろん，血縁者の健康管理および心理面，家族関係への影響を念頭において遺伝カウンセリングを行わなければならない。今回はDuchenne型筋ジストロフィー（X連鎖劣性遺伝形式），福山型筋ジストロフィー（常染色体劣性遺伝形式），筋強直性ジストロフィー（常染色体優性遺伝形式）について述べる。

I．Duchenne型/Becker型筋ジストロフィー

遺伝形式：X連鎖劣性
責任遺伝子：Xp21.2に存在するDMD遺伝子

　Duchenne型筋ジストロフィー（DMD），Becker型筋ジストロフィー（BMD）は，ともに筋細胞の細胞膜下に存在する巨大なタンパク質，ジストロフィンの異常によって起こる。DMDはジストロフィンが合成されないため重症である一方，BMDは異常なジストロフィン合成や合成量の減少により比較的軽症となる。女性もX染色体の不活化の程度により，骨格筋においてジストロフィン発現がある細胞とない細胞のモザイクとなり症状を示す場合があるため，保因者も健康管理が必要となる。特に拡張型心筋症は8〜18％に起こるといわれており[1]，予後に影響する病態である。妊娠・出産時に心筋症や骨格筋症状が増悪・発症した症例も報告されており，周産期の慎重な管理も重要である。

〈ケーススタディ〉（図❶）
発端者：6歳，甥
クライエント：30歳，女性，既婚

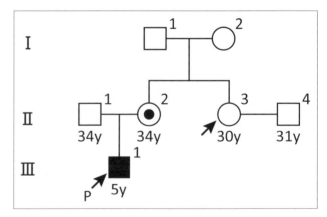

図❶　Duchenne型筋ジストロフィーのケース

■ **Key Words**

筋ジストロフィー，Duchenne型筋ジストロフィー，福山型筋ジストロフィー，筋強直性ジストロフィー，保因者診断，出生前診断，着床前診断

6歳の甥（姉の子供）がDuchenne型筋ジストロフィーと診断され，自身の姉が保因者であることがわかった。姉から甥の疾患と子への遺伝について聞き，不安になって遺伝カウンセリングを希望した。まだ子どもはいないが，近々妊娠を考えたいと思っている。

1. 遺伝カウンセリングのポイント

① クライエントが保因者である可能性，保因者診断の適応
② 保因者も症状を有する可能性についての説明，今後の健康管理について
③ 胎児の出生前診断，着床前診断の適応について
保因者診断を行い，クライエントも保因者であるとの診断に至った。循環器内科や神経内科などと連携をとり，クライエントの健康管理を行った。Duchenne型筋ジストロフィーについては，夫婦の希望があれば，出生前診断や着床前診断の相談が妊娠前に可能であることを伝えた。

【疫学】男児出生3500人に1人。1/3は新生変異により発症する。2/3は母親が保因者であり，男児の50％が変異を受け継ぎ発症，女児の50％が母同様の保因者となる。

【臨床症状】2歳頃に下腿の肥大，3～5歳に転びやすい，走れないなどの症状で発症。ガワーズ兆候（両手を膝について起立する）が特徴的である。5歳頃に運動能力のピークを迎え，以後，緩徐に症状が進行し10歳頃より車いす生活となる。15歳頃より心筋障害が生じ，20歳前後で呼吸不全と心不全が進行する。医療的ケアの進歩により生命予後は30歳を超えるようになってきている。知的発達障害については個人差が大きい。採血時に高CK血症が偶然指摘され，発症前に診断されることがある。

【分子遺伝学的診断】エクソン単位での欠失が60％，重複が10％。残りの30％が微小欠失・挿入・点変異など。

【ジストロフィンDNA】欠失・重複をMLPA（multiplex ligation-dependent probe amplification）法により検出することで，患者の約7割は血液検査で診断確定となる。このMLPA法は保険適用である。ただし微細な欠失・重複や挿入，一塩基置換，スプライス異常はMLPA法では変異が見つからない。その場合，直接シークエンスや筋生検などが必要となり，研究ベースとなる。

【再発率】母が保因者の場合，同胞は男児では50％罹患者，女児は50％が保因者となる。

【治療】根本的治療はない。ステロイド内服治療，リハビリテーション，呼吸不全に対しては非侵襲的人工呼吸管理（NIPPV），心不全治療としてアンギオテンシン変換酵素阻害剤，β遮断薬，利尿剤など。

【DMDに対して治験が行われているもの】
- アンチセンス核酸によるエクソンスキッピング療法（米国ではFDAが条件付き承認）
- ナンセンス変異に対するアルベカシン硫酸塩によるリードスルー療法

【保因者診断】症状を有する保因者あるいは出生前診断を行うためにはクライエントの保因者診断が必要となる場合がある。また，DMD保因者の場合は症状を呈することがある。これはX染色体不活化の偏りが原因とされるが不明な点も多い。保因者診断は，本人の健康管理の目的で行うことは妥当である一方，結婚や挙児，就職など様々なライフイベントに影響を及ぼしうるため臨床遺伝専門医，認定遺伝カウンセラー®が小児神経の専門医師，神経内科の専門医師と十分連携をとって遺伝カウンセリングを行うことが必要。

【出生前診断】妊娠前に母親の保因者診断を行う。絨毛検査または羊水検査を行う。胎児の性別を決定し，核型が46,XYであればDNAを抽出し，既知の遺伝子変異の解析を行う。一方，母が遺伝学的検査を行いMLPA法で陰性で保因者ではないとされた場合も，性腺モザイクは否定できない。DMDに関して諸説あるが，母の性腺モザイク率は2割との報告もあり，母親の血液だけですべてが説明できないことは本検査の限界であるといえる。

【着床前診断】DMDについて日本では臨床研究として実施されている。着床前診断を行う認定施設でのみ行われ，日本産科婦人科学会の倫理審査が必要である。着床前診断を行うことのできる施設は限られており，地域差がある。

参考サイト：
・Gene Reviews　ジストロフィン異常症
　http://grj.umin.jp/grj/dbmd.htm
・神経筋疾患患者登録システム　Remudy
　http://www.remudy.jp/
・筋ジストロフィー臨床試験ネットワーク
　http://mdctn.ncnp.go.jp
家族会：ハッピースマイルクラブ

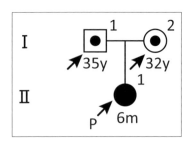

図❷　福山型筋ジストロフィーのケース

II．福山型筋ジストロフィー
　　　（Fukuyama type congenital muscular dystrophy：FCMD）

遺伝形式：常染色体劣性
責任遺伝子：9q31 に局在する *FKTN* 遺伝子
　SINE-VNTR-*Alu*（SVA）型レトロトランスポゾンの 3kb 挿入配列を 3'非翻訳領域に有する。この変異は 100 世代前の日本人から受け継がれている創始者変異であり，そのため本邦に特異的に患者が多い。SVA 挿入変異のホモ接合性変異をもつ患者が 80％を占める SVA 挿入が異常スプライシングを引き起こすためタンパクの機能を喪失することで発症するスプライシング病である。レトロトランスポゾン挿入型変異と点変異の複合ヘテロ接合性変異を有する患者も存在する。最も多いのはイントロン 5 内に異常スプライシング配列を引き起こす点変異であり[2]，次に多いのはエクソン 3 の点変異によるナンセンス変異である。これらの複合ヘテロ接合性変異はホモ型（典型例）に比較すると重症である。*FKTN* 遺伝子産物は α-ジストログリカン（α-dystroglycan：α-DG）の糖鎖修飾に関与するリビトール 5 リン酸の糖転移酵素であり，α-ジストログリカノパチー（α-dystroglycanopathy）と呼ばれる先天性筋ジストロフィーの一群に属する[3]。

〈ケーススタディ〉（図❷）
来談理由：次子への遺伝について知りたい
発端者：6ヵ月，女児
クライエント：発端者の両親
　発端者は在胎 40 週 2 日で出生。生下時に軽度の呼吸障害があり一時的に入院したが，すぐに呼吸状態は安定し退院となった。やや啼泣が少なく，自発運動が乏しいことを母は気にしていたが，個性の範囲だと考えていた。4 ヵ月健診で筋緊張低下と未定頚を指摘され小児科紹介。血液検査で高 CK 血症を認め，頭部 MRI で多小脳回と小脳の嚢胞を認めたため福山型筋ジストロフィーが疑われた。遺伝学的検査にてレトロトランスポゾン 3kb の挿入配列をホモ接合体性に認め，福山型筋ジストロフィーの確定診断となった。疾患の詳細や次子への影響などが気になり遺伝カウンセリングを希望された。

1．遺伝カウンセリングのポイント
①疾患の詳細や治療，家族会の案内
②両親の保因者診断について
③出生前診断や着床前診断の適応

【疫学】患者数は 1000～2000 人と推定されている。
【臨床症状】乳児期からの運動発達遅滞。新生児期に呼吸障害，哺乳力低下を認めることもあるが，症状の発現は緩徐であり，発症時期には個人差がある。生後から乳幼児早期に全身性左右対称性の筋緊張低下，運動減少を呈する。生後半年頃より股関節や膝関節の屈曲拘縮が目立つようになり，下腿筋の仮性肥大，ミオパチー顔貌に気づかれるようになる。中枢神経系症状が特徴であり，精神発達遅滞，言語発達遅滞を認める。てんかん発作を半数以上に認める。近年は眼症状（近視，白内障，視神経低形成，網膜剥離）なども報告されている。10 歳前後に完全臥床状態となり，多くは 20 歳前後に死亡する[4]。
　CK 値は通常数千単位（通常の 10～30 倍）である。5～6 歳頃がピークとなる運動発達を認めるが，以後は筋萎縮進行に伴い退行する。7 割は 3～4 歳頃にいざり（膝やお尻をついて移動）を

最高到達機能とする典型型で，残りの1割が定頸獲得に至らない重症型，1.5割は歩行獲得する軽症例。偽性肥大を下腿，大腿四頭筋，舌に認め，6歳以後は筋萎縮が目立つようになる。腱反射は早期に消失する。高口蓋，開口位，流涎，ふっくらとした頬（頬部仮性肥大），長い睫毛，輝く大きな眼（閉眼不十分，眼病変）など特有の顔貌を示す。関節拘縮は早期より認められ，進行に伴い，足関節底屈制限，股・膝・肘関節の伸展制限を認めるようになる。眼病変を半数以上に認める。頭部MRI画像は側頭から後頭にかけての丸石様皮質異形成，前頭葉優位に多小脳回のほか，厚脳回，小脳囊胞様所見，平坦な脳幹，透明中隔囊胞も特徴である。低年齢ではT2強調・FLAIR画像で白質に高信号を認めるが，発達に伴い特に4歳以降はこの変化は目立たなくなる。

中等度以上の知能障害が多く，言語は単語のみが多いが，5歳頃より語彙が増える症例も多い。けいれんは50％以上に合併し，発熱に伴うけいれんを2〜4歳頃に発症し，発作型では部分発作が多い。他の筋ジストロフィーと同様，呼吸筋力低下による呼吸不全，拡張型心筋症による心不全が予後を左右するが，感染症による突然死も多い。平均寿命は10歳代後半から20歳代前半である。

【分子遺伝学的診断】福山型筋ジストロフィーDNA挿入（保険適用）。PCR法による3kbの挿入変異の検出。87％で診断可能。片アリルに挿入変異を認め，筋症状が認められれば確定診断となる。もう片アリルの診断は外注検査（自費）あるいは研究ベースでの診断となる。

【再発率】本邦では保因者は90人に1人，同胞再発率は25％。

【遺伝型と表現型の関係】ホモ接合性では独坐，座位による移動（いざり這い）が最高運動到達能であることが多いが，約1割で歩行可能な患者も存在する。ヘテロ接合性のうち上述の変異では比較的重症例が多い。

【治療】現時点では，対症療法に限られる。エンテロウイルスなどの感染後に発症する横紋筋融解症に対するステロイド治療，関節拘縮や廃用性筋萎縮を予防するためのリハビリテーション，呼吸不全に対しては呼吸器リハ，非侵襲的人工呼吸管理（NIPPV），心不全治療としてアンギオテンシン変換酵素阻害剤，β遮断薬，利尿剤，側弯症に対する装具治療，手術が行われる。嚥下障害，体重低下に対する胃瘻増設は十代頃になり，やせ・体重減少がみられる頃に導入する患者が多い。心機能の低下はDMDに比べると比較的緩徐であるが，定期的に心機能を評価し，心筋症に対して薬物療法を行う。FCMDに対してアンチセンス核酸によるエクソントラップ阻害剤が研究開発段階である[2]。

【出生前診断】重篤な遺伝性疾患として出生前診断や着床前診断の適応となりうる。PCR法による3kb挿入配列の創始者変異の同定のみで判定をすることは正確性にかけるため，罹患児・胎児（絨毛または羊水細胞）においてFCMD遺伝子領域におけるマイクロサテライトDNA多型解析により診断する[5]。そのため未妊娠時に遺伝カウンセリングを行い，両親や患者での多型解析を行い，保因者診断などの万全な準備を行っておくことが重要である。

【着床前診断】日本産科婦人科学会の報告によると，認可されている実績がある。

参考サイト：
・一般社団法人日本筋ジストロフィー協会
 https://www.jmda.or.jp/
・Gene Reviews　先天性筋ジストロフィー
 http://grj.umin.jp/grj/CMD-overview.htm

家族会：
・一般社団法人日本筋ジストロフィー協会分科会「ふくやまっこ広場」
 http://live.fukuyamakko.com/

III．筋強直性ジストロフィー (myotonic dystrophy：DM1) 先天性筋強直性ジストロフィー (congenital myotonic ystrophy：CMD)

遺伝形式：常染色体優性
責任遺伝子：19q13に存在する*DMPK*遺伝子（ミオトニンプロテインキナーゼ遺伝子）の3'端の

非翻訳領域に存在する CTG リピートの伸長

骨格筋，平滑筋，眼，心臓，内分泌，中枢神経が中心に障害される．CTG リピート数は正常では 5 ～ 34 であり，50 リピート以上で症状を呈する．35 ～ 49 リピートでは症状を示さないが，その子は表現促進現象により，リピートが伸長し症状を示す．特に母親（父親の場合も少ないがある）からの表現促進現象によりリピート数の伸長が促進され，児の症状が重症化することが知られている．病因として，異常に伸長した反復配列から転写された mRNA が他の mRNA のスプライシングに影響を及ぼし，多彩な臨床症状を呈することが近年明らかとなってきている．発症年齢や症状には個人差が大きいが，おおまかにリピート数が 50 から 150 回までが軽微型，1000 回までが成人型，1000 回以上が先天型とされており，リピート数と疾患の重症度は相関する．

〈ケーススタディ〉（図❸）
来談理由：確定診断の希望
発端者：1 ヵ月，女児
クライエント：発端者の両親

在胎 35 週で陣痛発来あり，骨盤位のため緊急帝王切開で出生．妊娠中に原因不明の羊水過多の指摘あり，羊水除去を施行されていた．羊水検査は未施行．児は出生直後より呼吸障害および筋緊張低下と両側内反足を認めた．呼吸障害のため一時的に人工呼吸管理を必要とした．徐々に自発運動も認めるようになったが，動きは少なく，経口哺乳も進まなかったため経管栄養も必要であった．母は分娩後，抱っこもできないほどの筋力低下を認めており，当初，切迫早産治療による長期臥床のためと考えられていた．しかし，回復が遅く，児の経過と母の症状から先天性筋強直性ジストロフィーが疑われたため遺伝カウンセリング室を紹介された．母には未婚の妹がいる．詳細に話を聞くと，母の妹も最近ペットボトルのふたが開けにくいなどの筋症状があることがわかった．

1. 遺伝カウンセリングのポイント
①疾患の詳細，遺伝形式，表現促進現象などの説明
②母が罹患者である可能性が高く，母親の健康管理に対する提案
③ at risk の血縁者についての情報提供

検査の結果，児の CTG リピートは 1500 回と伸長しており，先天性筋強直性ジストロフィーと診断された．母も神経内科を受診し，DM1 と診断された．また，のちに母の妹も遺伝カウンセリングを受けたのち，遺伝学的検査が行われ DM1 と診断された．

【疫学】本邦では 10,000 人に 1 ～ 5 人，新生変異は稀．

【DM1 の臨床症状】骨格筋を含め多臓器にわたる多彩な症状を呈し，個人差も大きい．筋強直現象と筋力低下，遠位筋優位の筋萎縮を認める．他に，心伝導障害，不整脈，構音・嚥下障害，便秘，耐糖能異常，白内障などの眼病変，難聴，消化器系の悪性腫瘍などを認める．男性では不妊，女性では子宮筋腫合併や卵巣機能障害もある．

先天性筋強直性ジストロフィーの児は乳児期に死亡する重症例もあるが，成長とともに徐々に発達が進み，歩行を獲得するケースもある．しかし，経管栄養などの医療的ケアを必要とする児も多く，また母親が罹患者であることが多いため，在宅移行にはしっかりとしたサポートが必要となる．また全例に知的障害を伴う．

症状は出生直後が最も不良であり，新生児期を乗り越えれば歩行を獲得するまで運動機能が回復し，筋力低下は軽度であるケースが多い．青年期を過ぎると退行が始まり成人型に類似の経過をた

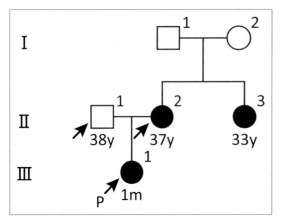

図❸　先天性筋強直性ジストロフィーのケース

どる。

【DM1の妊娠】軽症例であり，妊娠や児がCMDと診断されたことを契機に診断がつくことがある。羊水過多をきたすことが多く，早産になりやすい。切迫早産の治療として塩酸リトドリンを使用することで横紋筋融解症をきたすことがあり，硫酸マグネシウムも呼吸抑制のリスクがあるため慎重に使用する必要がある。また帝王切開の際には麻酔薬や筋弛緩薬の使用に注意が必要である。妊娠中には筋力低下やミオトニア，筋痛などの症状が一時的に悪化することがあり，その他に合併症として前置胎盤，尿路感染症，糖尿病などが報告されている。以上のことから出産は神経内科，産婦人科，新生児科がそろっている医療機関で行うのが望ましい。またマタニティブルーや気分の落ち込みが強くなることも知られているので心理面でのサポートも重要である。

【CMDの臨床症状】

胎児期：妊娠中は胎児の嚥下障害による羊水過多や胎動減少を認める。分娩時異常を認めることが多く，帝王切開や吸引分娩を要することが多い[6]。

新生児期：筋緊張低下，呼吸筋障害による呼吸不全で，多くが出生後より人工呼吸管理を必要とする[7]。新生児期にはミオトニアは認めない。胸郭低形成，横隔膜挙上（右＞左）などを認め，胎動減少による関節拘縮，特に内反足を認めることが多い。表情が乏しく，小さい眼，逆V字型のテント状上口唇が特徴的。呼吸障害は経過とともに改善し，乳児期以後に気管切開や補助換気を要する例は少ない。哺乳障害や嚥下障害に対しては経管栄養が必要となるが，幼児期にはほとんどが経口摂取可能となる。便秘や胃食道逆流症など消化管機能障害により難渋することが多い[8]。

幼児期：筋症状は軽快し，精神遅滞・行動異常などが主体となる[9]。多くは独歩を獲得し，個人差はあるが運動発達は，定頸が最も遅れるが，その後は追いつく傾向にある。4歳を過ぎるとミオトニア所見を認めるようになる。個人差はあるが精神遅滞は必発であり，早期からの療育や支援が重要となる。

青年期：幼小児期は発達するが，青年期を過ぎると成人型DMと同様に，筋力低下が進行する。不整脈，白内障などの合併症も出現する[8]。

【治療】現時点では根治的な治療は存在せず，対症療法にとどまる。筋力低下については装具や車いすの使用，拘縮予防のためのリハビリテーションを行う。筋強直が非常に強い時には抗不整脈薬・抗てんかん薬などによる薬物投与を行うこともある。不整脈についてはペースメーカーや植え込型除細動器（ICD）の適応となることもある。呼吸障害に対しては非侵襲的人工呼吸法が用いられる。全身麻酔による合併症の危険性が高くなるため，慎重な周術期管理が必要である。また女性罹患者は妊娠中に塩酸リトドリンを使用することで横紋筋融解症を発症することや硫酸マグネシウムによる呼吸抑制の副作用が報告されているので投与の際は注意が必要である。罹患者の妊娠・分娩管理には神経内科，産科，新生児科が連携をして診療にあたるべきである。

【分子遺伝学的診断】筋強直性ジストロフィーDMPK解析（保険適用），サザンブロット法によるCTGリピート数の解析。

【再発率】同胞50％，母親からの場合，表現促進現象によりリピート数が著明に延長し重症化する。父親からの場合は軽症化する場合もあるが，稀に重症化する場合もある。

【出生前診断】サザンブロット解析，あるいはDMPK内のRFLPを用いた連鎖解析を用いれば出生前診断可能だが，おおよそのリピート回数からの症状の正確な予測は困難。CDMのほとんどは母親由来であり，一般的に罹患した母親のリピート数が多いほどCDM児となる可能性が高い傾向が示唆されているが，母親のリピート数からCDM発症の正確な予測はできない[10]。出生前診断の可否については各施設での審議に一任されているケースが多い。

【着床前診断】日本産科婦人科学会による報告で，認可の報告あり。母親のリピート回数が議論になる場合がある。

【リスクのある血縁者に対する対応】軽症であり無自覚で非発症例に見える場合やCTG伸長程度が軽度なために無症状である場合，また発症前診断となる可能性もあるため慎重な遺伝カウンセリングが必要になる。

参考サイト：
・難病情報センター
 http://www.nanbyou.or.jp/entry/718
・専門家が提供する筋強直性ジストロフィーの臨床情報
 http://plaza.umin.ac.jp/~DM-CTG/index.html
・Gene Review 筋強直性ジストロフィー1型
 http://grj.umin.jp/grj/dm1.htm

家族会
・特定非営利活動法人　筋強直性ジストロフィー患者会
 https://dm-family.net/

参考文献

1) Bushby K, et al : Neuromuscul Disord 13, 166-172, 2003.
2) Taniguchi-Ikeda M et al ; Nature 478, 127-131, 2011.
3) Kanagawa M, et al : Cell Rep 14, 2209-2223, 2016.
4) 戸田達史, 他：臨神経 49, 859-862, 2009.
5) 福嶋義光, 他：遺伝カウンセリングマニュアル改訂第3版, 105-106, 南江堂, 2016.
6) Rudnik-Schöneborn S, et al : Eur J Obstet Gynecol Reprod Biol 114, 44-53, 2004.
7) 大澤真木子, 他：脳と発達 41, 163-170, 2004.
8) 石垣景子, 他：臨神経 52, 1264-1266, 2012.
9) Steyaert J, Umans S, et al : Clin Genet 52, 135-141, 1997.
10) 関沢明彦, 他：周産期カウンセリングマニュアル, 82-84, 中外医学社, 2015.

長坂美和子
2007 年　島根大学医学部医学科卒業
　　　　　神戸大学医学部附属病院初期研修医
2009 年　愛仁会高槻病院小児科専攻医
2012 年　神戸大学医学部附属病院小児科
2016 年　神戸大学大学院医学研究科博士課程修了
　　　　　愛仁会高槻病院小児科

第3章 小児・周産期遺伝カウンセリング各論 (遺伝カウンセリングの実際/ケーススタディを含む)

1．小児編
3）ダウン症候群　遺伝カウンセリングと最新研究

荒堀仁美・北畠康司

　ダウン症候群は染色体異常で最も頻度が高く，代表的な小児科疾患である．一般的に広く知られているにもかかわらず，その診断・治療法，予後や将来像に関しては近年大きく変化していることから，必ずしも正しく認識されているとは言えない．遺伝カウンセリングにあたっては，診断や管理についての正しい情報に加え，適切な心理的サポート，利用可能な社会資源，遺伝医療に関する最新知見など，幅広い知識が必要となる．さらに出生前，乳幼児期から成人期にいたるまで，ライフステージに応じた継続的な支援を提供することが重要といえる．

はじめに

　ダウン症候群は，精神発達障害をきたす遺伝性疾患の中では最も頻度の高い染色体異常症候群である．近年では，外科技術と産科管理，新生児医療の進歩により平均寿命が60歳前後にまで改善していることから，小児期から成人期にいたる長期的視野に基づいたサポートが必要となる．その最初の一歩となる染色体検査結果についての説明は，両親の受け入れや医療者との信頼関係の基礎を形作る重要な端緒となることから，十分な準備と配慮が必要となる．本稿では，ダウン症候群の遺伝カウンセリングの際に必要な医学的情報について，実際のケースや最新の研究などを紹介しながら記述する．

I．概念

　21番染色体の1本すべてあるいは部分的に過剰に存在すること（トリソミー）により，先天性の形態異常，成長障害，精神遅滞を有する染色体異常症候群である．1866年に John Langdon Down が症例報告し，1959年 Lejeune によりほとんどの児が21番染色体のトリソミーをもち，頻度が1/600〜700人であることが報告された．

II．病因

　21番染色体1本すべてが過剰である標準トリソミー型が95％で，3〜4％が転座型，1〜2％がモザイク型，その他ごくわずかであるが21番染色体部分トリソミー型がある．

1. 標準トリソミー型

　約90％は卵子形成における減数分裂（特に第一減数分裂）時の不分離によって起こり，母親の加齢とともに頻度が増加する（図❶）．約10％は父方の減数分裂（しばしば第二減数分裂）時の不分離によって起こる．

2. Robertson転座型 ^{用解 1}

　21番染色体の一方の長腕と，その他の端部着糸型染色体（13, 14, 15, 22番染色体）の長腕との間に Robertson 転座を起こす．頻度の多い順

■ **Key Words**
ダウン症候群，21番染色体，標準トリソミー型，転座型，Robertson転座型，モザイク型，再発率，出生前検査

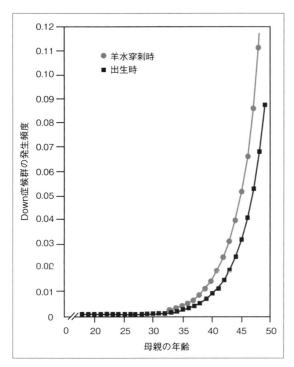

図❶ 母親の年齢と出生時および羊水穿刺時の21トリソミーの頻度（文献1，5より）

横井貴之，黒澤健司（訳），福嶋義光（監訳）：トンプソン＆トンプソン遺伝医学第2版，93-98，2017．メディカル・サイエンス・インターナショナルより許諾を得て転載

に，t（14q21q），t（21q21q），t（13q21q），t（15q21q），t（21q22q）である。母親の年齢とは関係なく出生する。

3．モザイク型

正常な核型をもつ細胞と21トリソミー核型をもつ細胞が混在し，表現型はモザイク型ではない21トリソミーよりも軽症である。

Ⅲ．頻度・再発率

21トリソミーの受精卵のうち出生に至るのは約20〜30％にすぎない。16週時に羊水検査で診断された児の20〜30％が流産・死産している。生産児の頻度は，現在約850人に1人と推定されている。

1．標準トリソミー型

21トリソミーまたは他の染色体トリソミーが家系に1人見られる場合の再発率は全体で約1％である。30歳未満でダウン症候群児を出産した母親の再発率は約1.4％で，より高齢の母親の場合はその年齢に相応する再発率と同程度となる。21トリソミーの児を2回妊娠した場合は，再発率が10〜20％となり，両親のいずれかが体細胞モザイクあるいや性腺モザイクである可能性も推定される。

2．転座型

新規の変異であれば再発率は1〜2％未満であるが，母が均衡型転座保因者の場合は約10〜15％，父が保因者の場合は約2.5〜5％である。親がt（21q21q）転座保因者のときは100％の確率で21トリソミーとなる。

Ⅳ．臨床症状・合併症

出生後5歳までの死亡率は一般より高く，生命予後は合併症に左右される。医学の進歩とともに平均余命は急激に伸び，近年では60歳に達している。

1．臨床症状

(1) 頭頸部：後頸部余剰皮膚，短頭症，短頸，鼻根部平坦（鞍鼻），耳介低位，折れ耳，小耳，眼瞼斜上，眼間開離，内眼角贅皮，巨舌
(2) 他の外表奇形：四肢短縮，単一手掌屈曲線，第5指内弯，皮膚紋理，腹直筋離開，臍ヘルニア，鼠径ヘルニア，第1・2趾間開離，小陰茎，停留精巣，小陰唇低形成
(3) 筋緊張低下，関節弛緩，哺乳障害，体重増加不良

2．合併症

(1) 先天性心疾患

約50％に合併し，心室中隔欠損，房室中隔欠損，動脈管開存，心房中隔欠損，ファロー四徴症などが代表的である。逆に胎児の心疾患の存在からダウン症候群に気づかれることも多い。生命予後のみならず運動・知的発達予後にも大きく影響するため注意深い加療が必要である。肺高血圧症にも注意が必要である。

(2) 消化管疾患

12〜20％に十二指腸狭窄・閉鎖，鎖肛を合併する。まれにHirshsprung病，食道狭窄などもある。後発症状もあり，定期検診が必要である。便

秘となる児も多い。

(3) 中枢神経症状

精神発達障害は必発であるが、その程度に関しては個人差が大きく、また合併症の影響を少なからず受ける。また、てんかんもみられる。成人期には40歳以降でアルツハイマー病型の認知障害を高率で発症する。また思春期に日常生活能力が急激に低下する病態が知られ、「ダウン症候群における社会性に関連する能力の退行様症状」として注目されている。

(4) 甲状腺機能異常

15〜40％に甲状腺機能の低下がみられ、哺乳力や体重増加に影響するため適切な加療は重要である。思春期以降では甲状腺機能亢進症を合併する場合もある。成人期のうつ症状や慢性便秘症に甲状腺機能低下が隠れている場合があり、疑いがなくても半年〜1年に1回程度の定期検査を生涯にわたって行う必要がある。

(5) 血液疾患

新生児の約10％に一過性骨髄異常増殖症と呼ばれる造血異常が発症する。多くは自然寛解するが、その約10％が肝線維症を呈し重篤な経過をたどる。また寛解した場合も、数年以内に急性骨髄性白血病を発症する症例が約20〜30％みられることから、注意深く経過観察する必要がある。急性リンパ性白血病の頻度も高く、固形腫瘍の発症率が非ダウン症児の1/4以下にとどまるのと対照的に、血液腫瘍の発症率が非ダウン症児の約20倍（約1〜2％）と高い点は注目に値する。

(6) 眼科疾患

屈折異常（乱視、遠視、近視）は60〜70％と高率にみられ、斜視（30〜40％）、眼振（35％）、弱視（22％）、先天性白内障（3％）、成人期白内障（30〜60％）と他の合併頻度も高いため、定期的な眼科受診が必要である。

(7) 耳鼻科疾患

40〜75％に難聴がみられる。補聴器の使用開始とともに発達が伸びる例もあることから適切な対応が重要である。滲出性中耳炎、外耳道狭窄もみられる（40〜60％）。扁桃・アデノイド増殖による閉塞性無呼吸が50〜75％にみられ、睡眠の質の低下が日中の眠気としばしば発達の遅れを引き起こすため、睡眠中のいびきの有無などに対する問診は重要である。

(8) 整形外科的疾患

環軸椎関節不安定性（亜脱臼）が約10％に合併し、脊髄麻痺症状を引き起こすため注意が必要である。独歩可能となった3歳頃から就学まで年に1回の検査を行う。一般的に前・後転などのマット運動やトランポリンなどは行わない。また外反扁平足、関節弛緩、側弯の頻度は高く、歩行に支障をきたすため装具などを用いて早期に加療する。

(9) 歯科的疾患

歯牙の萌出遅延、形成異常、歯列不整、不正咬合などがみられ、摂食にも影響を及ぼす。口腔衛生、摂食・栄養指導も含め、小児・障害児歯科を専門とする歯科医と連携することは生涯にわたるQOLの向上のためにも重要である。

V. 発達と療育

出生時の体格は正常下限程度であり、乳幼児期は身長体重ともに−1.5〜−2.0SD、最終身長は男性145±5cm、女性141±4.8cmとなる。身長や歯牙の萌出といった成長面のみならず、運動・知的発達面についても非ダウン症児に比較して時間がかかるが、保護者に対しては、たとえゆっくりでも児のペースで発達することをよく理解してもらい、焦らぬよう繰り返し説明することが大切である。

1. 運動発達

生直後より筋緊張の低下や関節の過伸展性を認め、粗大運動発達の遅れや哺乳障害、便秘などをもたらす。運動発達は平均すると2倍かかるペースで発達し、立位は2歳頃、独歩は2歳半〜3歳頃に可能となる。ダウン症者の運動能力の発達のピークは青年期（13〜15歳または15〜18歳）にあり、また各年代での運動能力を同年齢の健常者と比較すると80％以下にとどまる。特に平衡性の能力と筋力の弱さがダウン症者の運動能力の大きな特徴といえる。

運動支援は生涯にわたって必要であり、出生後

の病状が安定すれば，生後3〜6ヵ月頃から療育指導を開始する．歩行獲得までの早期の指導により，反張膝，下肢の外転，外反扁平足などダウン症特有の異常姿位を防ぐことができる．

成人期ダウン症者の中には，加齢に伴い体力・運動能力が著しく低下する者がみられ，日常的に運動に親しめるような環境を設定し，運動に取り組むことが必要と思われる．

2. 知的発達

ダウン症候群では軽・中度の知的発達遅延がみられる．特に言語の表出に時間がかかることが多く，発語は平均3歳頃である．そのため早期療育（理学・作業，言語療法），教育上の配慮（特別支援学級・学校）を要する．精神年齢は乳児期から学童期以降もゆっくり上昇し，知能指数としては20から40までの範囲にある者が全体の80%を占める．精神年齢のピークは20歳前後にみられ，概ね6歳レベルに達する．その後は30歳代後半までは維持するものの，40歳代以降は顕著な低下を示す．近年は精神年齢が9歳レベルに達し，20歳以降も維持する症例が報告されるなど，教育環境の影響は大きいと考えられつつある．

Ⅵ. 社会福祉支援

1. 医療費助成・手当・給付金など

ダウン症候群の児に関係する代表的な医療費助成，手当，給付金について**表❶**にまとめた．それぞれ申請のための条件があるため確認が必要である．さらに，身体障害者手帳や療育手帳の取得者は，特別障害者手当（20歳以上），心身障害者扶養共済，生活福祉資金貸付，所得税・住民税控除，自動車税等免税，タクシー割引，鉄道割引，駐車禁止除標章などの制度を利用できる．

2. 医療・福祉サービス

在宅医療の必要な児は，訪問看護，訪問診療，訪問リハビリテーション，ヘルパーなどを利用することができる．その他，以下に介護給付と訓練給付を示す．

(1) 介護給付：居宅介護（ホームヘルパー），行動援護（ガイドヘルパー），児童デイサービス，放課後等デイサービス，短期入所（ショートステイ），生活介護，医療型児童発達支援，施設入所介護，共同生活介護（ケアホーム）など

(2) 訓練給付：自立訓練（生活訓練），就労移行

表❶ 医療費助成・手当・給付金

制度名	対象	備考
児童手当	中学修了までの全員	
児童扶養手当	ひとり親家庭	
子ども医療費助成制度	地方条例による．市町村によって対象は様々	住所以外では一時支払い要の場合あり
未熟児養育医療	2000g未満，痙攣，低体温，呼吸，循環器，消化器，重症黄疸など	指定機関のみ，入院費用だけ，ミルク代も含む
自立支援医療制度（育成医療）（精神通院医療）	手術が必要な疾患など 抗てんかん薬など	指定機関のみ，外来診療も含む
小児慢性特定疾病	対象疾患（条件あり）	所得や重症度で限度額
重度心身障害者等医療費助成制度	手帳所持，市町村によって対象が異なる場合あり	所得制限あり
特別児童扶養手当	身体障害者手帳や療育手帳の該当等級の児や同程度の障害児	
障害児福祉手当	身体障害者手帳や療育手帳の該当等級の児や同程度の障害児	
日常生活用具給付等事業	手帳所持者，難病患者，小児慢性特定疾病患者など	吸引器など
補装具費支給制度	手帳所持者，難病患者，小児慢性特定疾病患者など	車いすなど

支援・就労継続支援，共同生活援助（グループホーム）など

Ⅶ. 出生前検査

出生前診断には，非確定的検査と確定的検査がある。各種検査の特徴を表❷に示す。胎児超音波検査ソフトマーカーには，nuchal translucency（NT）肥厚，後頸部皮下浮腫，鼻骨，四肢長管骨短縮，心内高輝度，高輝度腸管，水腎症などがあるが，これらの所見は認められたからといって必ずしも病的とは言えないので総合的に判断する。十二指腸閉鎖（double bubble sign）に他の異常を合併する場合の約50%，房室中隔欠損症の約30%がダウン症候群であるという報告がある。各検査の詳細は本書の「第2章2-3）非確定的遺伝学的検査（NIPTを除く）～7）妊娠中期の超音波検査と遺伝性疾患」を参照されたい。

母体血を用いた出生前遺伝学的検査では，2013年4月から2018年3月までに58,150人が検査を受け，陽性者1038人中，ダウン症候群の陽性者は617人であった。確定検査実施数は551で，真陽性数531（陽性的中率96.4%），疑陽性数20，確定検査非実施数66のうち，子宮内胎児死亡43，妊娠継続7，研究脱落16であった。

Ⅷ. 遺伝カウンセリング

カウンセラーは，疾患や検査方法に関して詳細かつ包括的な正確で最新の情報をわかりやすい言

表❷ 出生前診断のために行われる各検査の特徴（文献8より改変）

	検査	対象となる胎児疾患	施行時期	検査感度	スクリーン陽性率	陽性的中率	陰性的中率	長所	短所
非確定的検査	母体血を用いた胎児染色体検査*1	胎児染色体異常	妊娠10週以降	99%	1.8%	96.5%	99.99%	陽性的中率が高い。また，検査が陰性の場合には，羊水検査を回避できるかもしれない	・確定診断ではない ・対象となる染色体異常は，13, 18, 21トリソミー
	ソフトマーカーを用いたエコー検査（妊娠初期）*2	胎児染色体異常	妊娠11～13週	82%	11.9%	9.3%	99.7%	検査が陰性の場合には，羊水検査を回避できるかもしれない	確定診断ではない
	初期血清マーカーとソフトマーカーの組み合わせ（妊娠初期）*3	胎児染色体異常	妊娠11～13週	85.2%	9.4%	6.7%	99.9%	検査が陰性の場合には，羊水検査を回避できるかもしれない	・確定診断ではない ・対象となる染色体異常は，18, 21トリソミー（13トリソミー対象でない）
	中期母体血清マーカー検査（トリプルマーカー™，クアトロテスト™など）*4	胎児染色体異常	妊娠15～20週	81%	9.2%	2.2%	99.9%	検査が陰性の場合には，羊水検査を回避できるかもしれない。胎児二分脊椎の診断につながるかもしれない	・確定診断ではない ・対象となる染色体異常は，18, 21トリソミー（13トリソミー対象でない）
	ソフトマーカーを用いたエコー検査（妊娠中期）*5	胎児染色体異常	妊娠18～24週	75%	16%	13%	99.2%	検査が陰性の場合には，羊水検査を回避できるかもしれない	確定診断ではない
	形態異常検出を目的としたエコー検査*6	胎児疾患一般	妊娠全週数	56%	10%	89%	－	・胎児に対して非侵襲的 ・確定的検査にもなり得る	・検査者によって，発見率が異なる ・発見率は決して高くない

次頁へ続く

	検査	対象となる胎児疾患	施行時期	検査感度	スクリーン陽性率	陽性的中率	陰性的中率	長所	短所
確定的検査	絨毛検査	胎児染色体異常・遺伝子異常	妊娠11週以降	ほぼ100%				早い週数に検査が可能	・手技が困難，検査に伴う流産1% ・胎盤限局性モザイクが約1%に認められる
	羊水検査	胎児染色体異常・遺伝子異常	妊娠15〜16週以降	ほぼ100%				・ほぼ100%で染色体異常が分かる ・手技が容易	羊水検査に伴う流産：0.3〜0.5%
	臍帯血検査	胎児染色体異常・遺伝子異常，胎児貧血など	妊娠18週以降	ほぼ100%				胎児感染，貧血も診断可能	・手技が困難 ・検査に伴う胎児死亡：約1.4%

非確定的検査における感度，スクリーン陽性率，陽性的中率，陰性的中率の注意事項
* 1 日本からの報告に基づく35歳以上の妊婦を対象とした21トリソミーの検査精度[9]
* 2 BUN study の報告に基づく全妊婦を対象とした21トリソミーの検査精度
  ソフトマーカーとしてNT（nuchal translucency：後頸部の皮下透明領域）のみを利用し，カットオフ値（羊水検査を行う目安）を1：270にした場合の確率[10]。
* 3 BUN study の報告に基づく全妊婦を対象とした21トリソミーの検査精度
  NT，hCG（human chorionic gonadotropin：ヒト絨毛性ゴナドトロピン），PAPP-A（pregnancy associated plasma protein A：妊娠関連血漿タンパク質A）の組み合わせを利用し，カットオフ値を1：270にした場合の確率[10]。なお，日本で利用できる First Screen™ のカットオフ値は1：220。
* 4 LabCorp 社の報告に基づく，全妊婦を対象にしたクアトロテスト™による21トリソミーの検査精度
  なお，40歳のスクリーン陽性率は39%，35〜39歳のスクリーン陽性率は17%。
* 5 ハイリスク妊婦を対象にした21トリソミーの検査精度[11]
* 6 Eurofetus study の報告に基づく妊娠18〜22週の全妊婦を対象としたエコースクリーニングの検査精度[12]

金川武司：ネオネイタルケア 31, 198-202, 2018. メディカ出版より許諾を得て転載

葉で説明する。ダウン症候群の病名がよく知られているがゆえにイメージがしやすく，ショックや不安が大きく，話が耳に入らない状態となることもある。両親の心理状態を常に把握しながら，必要に応じてチームで行い，十分に理解していることを確認しながら進め，心理的社会的支援も含めた情報を提供し，カウンセリングは継続して行う。

1. カウンセリングの時期

タイミングは様々であり，①妊娠を考えるとき，②出生前検査時，③妊娠中（病状により，新生児科医などのプレネイタルカウンセリングなど），④出生後，⑤乳幼児期・学童期など，それぞれの状況に合わせて行う。

2. 検査について

ケースごとに背景や病状が異なり，また検査の種類も多く，その検査時期も異なるため，それぞれの検査について正確に理解し自律的な決定ができるよう支援する必要がある。検査の目的・方法，不確実性，予想される利益・不利益，検査を受けない場合の利益・不利益，費用，結果開示までの期間，追加検査の可能性などを説明しておく。たとえダウン症候群の診断目的の検査であっても，保因者の可能性など血縁者に影響を与える可能性についてあらかじめ説明しておくことも大切である。

3. 出生前・妊娠中　検査前

親のリスク（高齢妊娠，出産歴，転座保因者）や非確定的検査から疑われる場合など，正確なリスク評価を行って遺伝カウンセリングを行う。疾患や検査について説明し，確定的検査を行うかどうか，妊娠22週未満なら妊娠を継続するかどう

かなど，両親でよく話し合い意思決定していくために必要な情報を提供する．望まない結果であった場合の選択についても十分な話し合いができるように支援するが，選択肢を強要するものであってはならない．妊娠22週以上の場合，妊娠分娩を乗り越え，新生児期管理やその後の療育につなげていけるよう，新生児科医によるプレネイタルビジットも開始しながら支援を継続する．

4. 出生後診断　検査前

医療者はつい診断・検査や管理について目を向けがちであるが，まずは誕生に対する祝福の意を伝えたいものである．出生前診断されていないときは，生後1週間以内に両親が揃ったところで本疾患または染色体異常症を疑うことを説明し，検査していることが多い．長崎で行われた調査では，家族が希望する検査前説明の時期は「1週間未満」が最多であったが，「時期は重要ではない」とする意見が次に多く，説明者や説明内容がより重要であると思われた．

5. 診断告知

検査結果の開示においては，結果が判明次第できるだけ早期に両親が揃ったところで行う．プライバシーが保たれる個室で，十分な時間を確保し，染色体について，疾患概念，症状，治療や療育など，今後の見通しや行うべきことなどを両親の心理的状況を把握しながら具体的に説明し，地域支援体制，福祉支援，サポートグループ，参考にできる書籍やホームページなどの紹介を行う．同席する医療スタッフは主治医の他，看護師や臨床心理士などであるが，人数が多いと圧迫感があるため配慮が必要である．

6. 乳幼児期・学童期

本疾患について詳細な情報を提供すべきではあるが，出生後早期には情報を理解・共有する余裕がないことも多い．ショックを受容し情報を得たいと思う時期に提供するのが効果的とされる．障害児の療育に必要な医療福祉制度は種類も多く，手続きも複雑であるため，家族が必要なときに正確で最新の情報を提供したり，専門職種を紹介したりすることが大切である．さらに次子の妊娠については，療育の必要な児を育てながら改めて夫婦で話し合ったり，通常の外来診療の中で家族からも（医療者からも）話を切り出したりする機会が少ないと思われるが，母の年齢も考量して，タイミングを逃さず妊娠出産時の福祉サポートの情報提供も含めたカウンセリングを行うべきである．

7. その他

米国の調査では，ダウン症候群の子どもをもつ親のほとんどはその子どもを愛し，その存在を誇りに思い，人生を前向きにとらえており，また同胞のほとんどは，そのきょうだいを愛し，誇りに思い，成人になってもその人生に関わっていたいと思い，さらにダウン症候群の本人の多くが，外見も含め自分のことが好きで，家族を愛し，きょうだいを愛し，友達もすぐにできて，幸せな満たされた暮らしをしていると報告されている．すべての家族に適しているわけではないが，必要に応じて情報提供してもよいかもしれない．

IX．遺伝カウンセリングの実際

1. ケース：21番染色体同士のRobertson転座型ダウン症候群の結果説明

2ヵ月男児．近医で出生後，循環器疾患合併のため前医に転院して加療され，当院での診断・発達フォロー目的で紹介された．初回診察した医師が染色体検査をオーダーし，検査結果を聞くために両親で来談された．結果は，21番染色体同士のRobertson転座型であった．

来談時は初対面であり，診療情報や家族背景などの情報を聴取し，診察後に21トリソミーであり，転座型であること，疾患について，地域支援体制や福祉制度，家族会について紹介を行った．両親は予想された結果であり，大きな動揺は見られない印象であったが，情報量も多く，また信頼関係構築が不十分と考えたため，両親の染色体検査を含めた転座型についての詳細な説明は2回目以降の外来受診時に行った．

2. ケース：上記症例の両親の染色体検査

上記症例の児の検査結果を説明してから数ヵ月後，遺伝子診療部で両親の染色体検査および次子の検査について遺伝カウンセリングを行った．両

親のいずれかが保因者である確率は3％に満たないとされるが，モザイクでない保因者の場合は次子が必ずダウン症候群となること，モザイクの場合の再発率は推測できないこと，結果についてどちらが保因者かを特定せずに聞く方法があることを説明した。両親は保因者を特定しない形での染色体検査を希望され，結果，突然変異であることが判明した。児が1歳時に次子を妊娠し，NIPT検査にて陰性確認後，健常児を出産した。

X．ダウン症候群の研究

ダウン症候群にみられる多様な合併症は，21番染色体の遺伝子発現量が1.5倍と過剰になることが原因と考えられている（遺伝子量効果）。そのため21番染色体上にある約330個の遺伝子のうち，どの遺伝子の過剰がどの症状をもたらすのか，原因遺伝子の組み合わせを見つけ出すことが合併症を理解する糸口になる。これまでダウン症候群の病態研究はあまり進んでいなかったが，染色体異常を正確に再現することのできる人工多能性幹細胞（induced pluripotent stem cell：iPS細胞）とゲノム編集技術を組み合わせることにより，一過性骨髄異常増殖症の発症メカニズムが明らかとなり，原因遺伝子が同定されるなど，大きな進展がみられつつある。

また成人期ダウン症者における認知障害についてもようやく注目が集まりつつあり，特に10歳代後半と非常に早い時期に急激発症する社会性能力の退行症状に対し，アセチルコリンエステラーゼ阻害剤である塩酸ドネペジル（アリセプト®）が有効であるとの報告がなされ，臨床試験が行われている。

おわりに

以前からよく知られた疾患であるダウン症候群は，近年，生殖技術と出生前診断法の発達によって，"命の選択"という倫理的課題の最大の対象としてクローズアップされ，多くの矛盾と混乱をいまだ乗り越えられずにいる。一方で診断・治療法に対する研究もようやく世界レベルで活発化しつつあり，今後あらたな病態の理解と創薬開発がめざましい勢いで進むと期待される。ダウン症者の発達支援，および遺伝カウンセリングという臨床の最前線に立つ者として，常に最新知識のアップデートと深い病態理解が不可欠であろう。

用語解説

1. **Robertson転座**：2本の端部着糸型染色体が動原体近くで長腕同士が結合することによって生じる染色体の再構成をいう。端部着糸型染色体はアクロセントリック染色体とも呼ばれ，非常に短い短腕をもつ。13，14，15，21，22番染色体が端部着糸型である。

参考文献

1) 横井貴之，黒澤健司（訳），福嶋義光（監訳）：トンプソン＆トンプソン遺伝医学第2版，93-98，メディカル・サイエンス・インターナショナル，2017.
2) 川目 裕：遺伝カウンセリングハンドブック，299-302，メディカルドゥ，2014.
3) 古庄知己：遺伝カウンセリングマニュアル改訂第3版，359-360，南江堂，2016.
4) 白土なほ子，四元順子：周産期遺伝カウンセリングマニュアル，24-28，中外医学社，2014.
5) Hook EB, Cross PK, et al：JAMA 249, 2034-2038, 1983.
6) 土居美智子，近藤達郎，他：日本周産期・新生児医学会雑誌48, 897-904, 2013.
7) Banno K, et al：Cell Rep 15, 1228-1241, 2016.
8) 金川武司：ネオネイタルケア 31, 198-202, 2018.
9) Sago H, et al：Prenat Diagn 35, 331-336, 2015.
10) Malone FD, et al：N Engl J Med 372, 353, 1589-1597, 2005.
11) Agathokleous M, et al：Ultrasound Obstet Gynecol 41, 247-261, 2013.
12) Grandjean H, et al：Am J Obstet Gynecol 181, 446-454, 1999.

参考ホームページ

・NIPT コンソーシアム
　http://www.nipt.jp/nipt_04.html

荒堀仁美
1996 年	大阪大学医学部医学科卒業
1997 年	市立池田病院小児科
1998 年	大阪府立母子保健総合医療センター新生児科
2001 年	長野県立こども病院新生児科
2003 年	大阪大学大学院医学系研究科小児科学教室医員
2008 年	同助教

北畠康司
1995 年	大阪大学医学部医学科卒業 大阪大学医学部附属病院
1997 年	大阪府立母子保健総合医療センター
2004 年	京都大学 医学博士号取得 ジョンスホプキンス大学ポスドク研究員
2010 年	科学技術振興機構さきがけ研究員
2017 年	大阪大学大学院医学系研究科小児科学教室講師

ダウン症候群の新生児集中治療・発達フォローに携わるとともに、ヒト iPS 細胞とゲノム編集技術を用いたダウン症候群の基礎研究を進めている。

第3章 小児・周産期遺伝カウンセリング各論（遺伝カウンセリングの実際/ケーススタディを含む）

1. 小児編
4) Sotos症候群における遺伝カウンセリング

吉橋博史

　Sotos症候群は，過成長，大頭症，精神発達遅滞を主徴とする小児領域では比較的頻度の高い先天異常症候群である。特徴的顔貌，身体的特徴，合併症の組み合わせから臨床診断を疑うことは可能であるが，過成長や大頭症を主要症状の一部とする鑑別疾患は多岐にわたるため，遺伝学的検査の検出限界を考慮した慎重な診断アプローチが重要である。正確な診断はエビデンスに基づいた遺伝カウンセリングを実施するための前提となるものであり，十分な検査前からの情報提供と心理支援，的確な遺伝学的検査の提案が求められる。

I. 疾患概要

　Sotos症候群（MIM#117550）は，過成長，精神発達遅滞を主徴とする先天異常症候群である。1964年，Sotosらは胎生期から始まる過成長，末端肥大様顔貌，骨年齢促進，精神発達遅滞を伴う非進行性脳内病変を特徴とする小児例を報告した[1]。以後，脳性巨人症（cerebral gigantism）の一つとして疾患概念が確立され，過成長，学習障害，特徴的顔貌を3主徴とする本症は500例以上報告されている。現在，Sotos症候群と呼称されるのが一般的であり，脳性巨人症という用語が使われることは少ない。2002年，Kurotakiらは，5q35.3に局在するNSD1（nuclear receptor binding SET domain protein 1）遺伝子の点変異あるいは同遺伝子を含む微細欠失により，Sotos症候群が発症することを報告した[2]。発症頻度は14,000出生に1人と想定され，小児領域おける代表的な過成長症候群である。

II. 病態生理

　発症機序の基本病態はNSD1遺伝子におけるハプロ不全と考えられているが，同遺伝子における変化がSotos症候群の発症にどのように作用するかについての詳細は明らかとなっていない。NSD1遺伝子は脳，骨格筋，腎臓，脾臓，胸腺など多くの組織で胎児期から成人期まで発現し，その遺伝子産物は，核内に存在する転写因子と，転写抑制かつ促進の両方向に作用する転写調節因子としての働きが示されている[3]。

III. 診断

　身体的特徴，成長発達，行動特性など症状を総合的に評価することで臨床診断は可能である。本症に広く用いられる診断基準はない。筋緊張低下，哺乳不良，特徴的顔貌（大頭症，広い前額，前頭部の毛髪線後退，眼間開離，眼瞼裂斜下，大きな耳），尖った顎先，大きな手足などを，新生児期より認めることが多い。頭部エコー検査によ

■ **Key Words**
Sotos症候群，過成長，NSD1遺伝子，遺伝カウンセリング，非アレル間相同組換え，ピアサポート

る脳室拡大，乳児期からみられる骨年齢の促進，腎尿路系の形態または機能異常なども，診断を支持する有力な情報である。

Sotos症候群では，過成長や大頭症を症状の一部として伴う先天異常症候群や染色体疾患を鑑別する必要がある（表❶）。7q36.1に局在するEZH2遺伝子のヘテロ接合性変異で発症するWeaver症候群（MIM#277590）は，乳児期の臨床症状がSotos症候群と酷似するが，屈指症や著明な骨年齢の促進が鑑別点となる。出生後の過成長，大頭症，精神発達遅滞などを伴いSotos症候群と臨床像が酷似するSotos症候群2型（MIM#614753：現在，Malan症候群と呼称）も存在する[4]。本症は19p13.3に局在するNFIX遺伝子のヘテロ接合性変異により発症し，眼症状や消化器症状を伴いやすい。同遺伝子のフレームシフト変異やスプライシング部位変異で発症し過成長と重度の精神発達遅滞を主徴とするMarshall-Smith症候群（MIM#602535）はMalan症候群のallelic disorderである。mTORシグナル伝達経路に関わる分子をコードするPTEN遺伝子やMTOR遺伝子にヘテロ接合性変異を有し，大頭症を特徴とする症例ではSotos症候群様の外観を呈することがある。

Ⅳ．遺伝学的検査

NSD1遺伝子のヘテロ接合性変異を同定することで遺伝学的に診断される。日本人の症例で検出される変異の割合は，微細欠失が～50％，遺伝子内変異は～12％程度であるが，逆に日本人ではない症例では遺伝子内変異例が大多数を占める（微細欠失：～15％，遺伝子内変異：27～93％）[5]。非日本人における遺伝子内変異の頻度が幅広い理由は，様々な適格基準をもとに診断された複数の文献に基づくことによる。専門医によって臨床診断された症例では約90％に変異が検出される[6]。微細欠失例では，配偶子形成時に相同性の高い低頻度反復配列（low copy repeats）間で生じる非ア

表❶ 過成長や大頭症を特徴とする疾患

疾患名 （MIM番号）	責任遺伝子 遺伝形式	特徴的所見や鑑別点
Nevo症候群 （#225400） ＊EDSⅥA型のallelic disorder	PLOD1遺伝子 常染色体劣性遺伝	過成長，筋緊張低下，目立つ前額，精神発達遅滞
Malan症候群 （#614753）	NFIX遺伝子 常染色体優性遺伝	成長障害，大頭症，細長い顔，側弯症，骨年齢促進，眼症状，消化器症状，精神発達遅滞
Weaver症候群 （#277590）	EZH2遺伝子 常染色体優性遺伝	過成長，屈指症，低くかすれた声，弛緩した皮膚，関節拘縮，著明な骨年齢促進，丸顔，眼間開離，精神発達遅滞
Beckwith-Wiedemann症候群 （#130650）	11p15領域における複数の遺伝子群のエピジェネティック異常	過成長，巨舌，頬骨低形成，新生児期低血糖，臍ヘルニア，耳輪の皮膚陥凹，耳垂の皺，脚長差
Simpson-Golabi-Behmel症候群 （#312870）	GPC3遺伝子 X連鎖劣性遺伝	過成長を伴う男児，大頭症，口蓋裂，軸後性多指症，皮膚性合指症，副乳，腹直筋離開，漏斗胸，精神発達遅滞
Marshall-Smith症候群 （#602535）	NFIX遺伝子 常染色体優性遺伝	大頭症，顕著な骨年齢促進，体重増加不良，目立つ眼，幅広い中節骨，精神発達遅滞
Bannayan-Riley-Ruvalcaba症候群 （#158350）	PTEN遺伝子 常染色体優性遺伝	大頭症，血管奇形，過誤腫性ポリープ，陰茎色素斑，精神発達遅滞
Fragile-X症候群 （#300624）	FMR1遺伝子 CGGリピート数伸長 X連鎖性遺伝	大頭症，尖った耳，細長い顎先，自閉症スペクトラム，大きな睾丸，関節過伸展，精神発達遅滞
Gorlin症候群 （#109400）	PTCH1遺伝子 常染色体優性遺伝	大頭症，手掌足底の小陥凹，肋骨異常，大脳鎌石灰化，歯原性角化囊胞，基底細胞がん，紫外線過敏性
染色体疾患	4p重複，20p重複モザイク，22q13.3欠失症候群など	大頭症，過成長など

レル間相同組換え^{用解1}による発症機序が想定される。その他，モザイク例の報告もある$^{7)}$。

　NSD1遺伝子に関する特異的解析により，約60％の症例で変異を同定することが可能である。本邦では，NSD1遺伝子を含む5q35.3領域に対する特異的FISH法が第一選択となる。欠失を認めない例では，頻度は高くないものの，次に変異検出率の高い遺伝子内変異（多くは点変異）を標的として，サンガー法によるシーケンス解析や疾患パネルを用いたエクソーム解析が考慮される。100種類以上の病的バリアントの報告があるが，変異が集積するホットスポットは存在しない。FISH法では同定困難と考えられるNSD1遺伝子内のエクソンレベルの部分欠失を考慮して，MLPA（multiplex ligation-dependent probe amplification）法による解析を検討することもある。

　上述の遺伝学的検査を行った場合でも，約40％の症例では原因を特定することは困難である。未診断例では，臨床診断"Sotos症候群"を見直し多発形態異常/発達遅滞（multiple congenital anomalies/developmental delay：MCA/DD）例として，G分染法，サブテロメア解析（FISH法，MLPA法），マイクロアレイ染色体検査など用いた，染色体の数的異常や構造異常，微細なコピー数異常の有無に対する検討が考慮される。

　Sotos症候群様の症状を伴う単一遺伝子疾患の可能性を考慮し，疾患および全エクソーム解析を用いた未診断疾患イニシアチブ（Initiative on Rare and Undiagnosed Diseases：IRUD）による，全国の拠点病院を窓口とした原因究明を試みるのも一考である。網羅的な遺伝子解析では，①ゲノム情報のデータフィルタリングによる解析，②検出されるバリアント情報の病的意義の解釈，③想定されていなかった疾患に関する二次的所見の取り扱いなど，従来法とは異なる視点からの留意点が多く，未診断のまま「診断を求める終わりなき旅」のような展開となることも少なくない$^{8)}$。検査前遺伝カウンセリングにおいて十分な情報提供を行った後，実施されることが望ましい。

V．臨床症状

　大部分（90％以上）の症例で特徴的顔貌，学習障害，過成長などの症状が認められる。遺伝子内変異例より微細欠失例のほうが，過成長は軽度，学習障害は重度とする報告がある$^{6)}$。その他の症状（心疾患，腎尿路疾患，てんかん，脊柱側弯など）については，遺伝子内変異例と微細欠失例との間で遺伝型表現型相関（genotype-phenotype correlation）は認められない。Sotos症候群と診断された発端者について，その無症状な親あるいは同胞に対する100例以上の解析結果から，NSD1遺伝子の病的バリアントが同定されていないことから，浸透率は100％と考えられている$^{5)}$。

1．特徴的顔貌

　1歳から6歳頃に最も特徴的な顔貌を呈する。長頭（前後に長い頭蓋）を伴う大頭，広く目立つ前額は本症に特徴的であり，眼間開離，眼瞼裂斜下，尖った顎先を伴うことが多い。新生児期における大きな手足，前頭頭頂部の疎な頭髪は，診断的意義が高い。

2．学習障害

　大部分の症例で精神遅滞，知的障害を認める。言語発達は軽症から重症まで個人差が大きく，表出言語が優位に遅れる。微細運動の遅れは，筋緊張低下，大きな手，乏しい協調性などを要因とする。

3．過成長

　出生前より大頭を認める。10歳まで身長，頭囲は＋2SDで推移する。成人期の最終身長・体重については標準的な範囲におさまることが多く，頭囲については大頭の状態が保たれる。

4．行動

　大部分の症例では，精神遅滞が軽度（IQ＜70）あるいは境界型（IQ：70〜84）であり，動作性IQよりも言語性IQのほうが高い傾向にある$^{9)}$。小児期は社交的で温厚な性格を示す例が多いが，自閉症スペクトラム障害（ASD），注意欠陥多動性障害（ADHD），不安症などと重複する行動特性や，かんしゃく，攻撃性などを認める小児例もある。自傷行為，身体的攻撃性，器物破損につ

いてはダウン症候群よりも多いとする報告がある[10]。

5. その他

関節過伸展や扁平足（20%）、側弯症（30%）、てんかん（25%：欠神発作、強直性発作、複雑部分発作）、腎尿路疾患（15%：低/異形成腎、膀胱尿管逆流）、先天性心疾患（20%：動脈管開存症、心房中隔欠損症、心室中隔欠損症、複雑心奇形）、便秘症、伝音性難聴、滲出性中耳炎、斜視、高口蓋、頭部MRI所見（脳梁低形成、小脳虫部萎縮）、腫瘍（3%：仙尾部奇形腫、神経芽細胞腫、急性リンパ性白血病、仙骨前神経節細胞腫）など。

VI. 治療

治療は対症療法が中心となる。合併症にもよるが、一般的に生命予後は良好である。心疾患、腎尿路疾患、脊柱側弯に対して外科的治療が考慮される。膀胱尿管逆流、てんかん、行動問題に対して内服治療で対応する。学習障害については療育的支援が有用である。腫瘍スクリーニングは推奨されていない[5]。

VII. 遺伝カウンセリング

常染色体優性遺伝形式を示し、変異アレルを受け継ぐ確率は50%である。大部分は突然変異例（約95%）であるが、NSD1遺伝子変異を親から受け継ぐことで発症する親子例（約5%）もみられる。同一変異を有する同一家系内の血縁者間においても表現型の差を生じやすく、表現度の多様性は大きい。本症を疑わせる軽微な症状を伴う親を認めた場合、再発率の推定には注意が必要である。

小児慢性疾病、指定難病の対象疾患であり、一定の条件を満たしていれば医療費助成を受けることが可能である。公費負担医療制度、手帳制度、社会手当、居宅サービスなど、生活の質を保つため費用負担の軽減を図る公的支援として情報提供する。また、児の健康状態、家族の心理状態にもよるが、ピアサポート[用解2]や家族会に関する情報提供が有用な例もある。子育てのやりがいや苦労のほか、地域の療育施設やクリニック・病院に関する情報共有に加え、日常生活の悩み、罹患児の同胞との関わり、学校生活における問題、就学・就労に向けた不安、成人期以降の生活や移行医療など、様々なライフステージに合わせた解決困難なテーマを患者・家族間で情報交換することで、心理社会的支援の一助となることが期待される。

VIII. 遺伝カウンセリングの実際/ケーススタディ

【症例】9ヵ月　男児
【主訴】過成長
【家族歴】父172cm、母160cm。両親ともに健康。
【周産期歴】在胎24週から頭囲拡大、軽度の脳室拡大が指摘されていた。羊水量は正常範囲。
【現病歴】在胎39週、出生時体重3850g（+2.0SD）、身長53.5cm（+2.1SD）、頭囲36.5cm（+2.3SD）、仮死なく正常分娩にて出生。出生時より、多呼吸を伴う呼吸障害を認めNICU入院となる。日齢3より、新生児黄疸に対し3日間光線療法を実施。血液ガス検査、一般血液・生化学検査にて異常所見なし。心臓エコー検査にて心血管異常なく、頭部エコー検査においても脳実質に異常なし。腹部エコー検査では左低/異形成腎を認めた。特徴的顔貌（広く目立つ前額、眼間開離、眼瞼裂斜下、尖った顎先、長頭、前頭頭頂部の疎な頭髪）、大きな手足を認めた。新生児聴力スクリーニング検査では異常なし。全身骨レントゲン検査にて特徴的な骨所見を認めず。日齢14、体重増加、哺乳力改善がみられたため退院フォローとなる。

生後7ヵ月頃、粗大運動の遅れ（定頸6ヵ月、寝返りなし）が顕在化し、頭部MRI検査では脳室拡大、脳梁低形成を認めた。生後9ヵ月時、身長77.4cm（+2.3SD）、体重10.9cm（+2.0SD）、頭囲49.1cm（+2.5SD）、発達遅滞が改善しないため、診断を目的に遺伝診療部門を受診した。

おわりに

小児医療の臨床現場では、体格が大きい児よりも小さい児のほうが、成長発達に関する不安や心配が聞かれる傾向にある。体格の大きい児の一部

では過成長症候群のように成長発達に関する療育訓練，合併症に対する包括的な健康管理を要する例がある．過成長症候群の遺伝形式は多様であり，疾患特性に合った健康管理，エビデンスに基づく遺伝カウンセリングを実施するために正確な診断が基盤となる．家族の思いに寄り添い，その語りに傾聴・共感し，体質を診断する臨床的意義について家族と共有しながら，診断を共に考える姿勢が大切である．

用語解説

1. **非アレル間相同組換え**：分節重複（segmental duplication：SD）と呼ばれる相同性の高い低頻度反復配列（low copy repeats：LCRs）間で生じる配偶子形成時に起こる特殊な相同染色体組換え．遺伝情報の過不足を伴う配偶子は，中間部の欠失や重複を伴う個体の一因となる．欠失例では，認識可能な均質の臨床像を呈することが知られる〔例：22q11.2 欠失症候群，Smith-Magenis 症候群（17p11.2 欠失）〕．重複例では精神遅滞のように非特異的な症状を呈することが多い〔例：22q11.2 重複，Potocki-Lupski 症候群（17p11.2 重複）〕．

2. **ピアサポート（peer support）**：症例数の少ない先天異常疾患において，同じ課題に直面する家族同士が少数単位で出会う機会を設定し，実現する家族支援の一形態．担当医による個別対応，病院や療育施設によるグループ診療，家族会などにより企画されることが多いが，近年は SNS を通じた相互支援なども意欲的に行われている．

参考文献

1) Sotos JF, Dodge PR, et al : N Engl J Med 271, 109-116, 1964.
2) Kurotaki N, Imaizumi K, et al : Nat Genet 30, 365-366, 2002.
3) Huang N, van Baur E, et al : EMBO J 17, 3398, 1998.
4) Malan V, Rajan D, et al : Am J Hum Genet 87, 189-198, 2010.
5) GeneReviews Sotos symdrome
   https://www.ncbi.nlm.nih.gov/books/NBK1479/
6) Tatton-Brown K, Douglas J, et al : Am J Hum Genet 77, 193-204, 2005.
7) Kamien B, Dadd T, et al : Am J Med Genet A 170, 3360-3362, 2016.
8) Adachi T, Kawamura K, et al : Eur J Hum Genet 25, 1025-1028, 2017.
9) Lane C, Milne E, et al : PLoS One 11, e0149189, 2016.
10) Sheth K, Moss J, et al : Am J Med Genet A 167A, 2945-2956, 2015.

参考ホームページ

- 未診断疾患イニシアチブ
  https://www.amed.go.jp/program/IRUD/

- NPO 法人 かたつむり「SOTOS 症候群の親・家族の会」
  https://katatsumuri2007.jimdo.com/

- 関西 STS の会
  https://kansai-sts.crayonsite.net/

- Sotos syndrome support association
  https://sotossyndrome.org/

- IRUD による全国の拠点病院
  https://www.irud.jp/hospital.html

吉橋博史
1994 年　熊本大学医学部卒業
　　　　慶應義塾大学医学部小児科研修医
1996 年　済生会宇都宮病院小児科
1999 年　慶應義塾大学医学部小児科学助手
2002 年　東京都立清瀬小児病院新生児科
2006 年　神奈川県立こども医療センター遺伝科医長
2009 年　群馬県立小児医療センター遺伝科部長
2010 年　東京都立小児総合医療センター臨床遺伝科医長

第3章 小児・周産期遺伝カウンセリング各論（遺伝カウンセリングの実際／ケーススタディを含む）

1．小児編
5）副腎白質ジストロフィー・ペルオキシソーム病と遺伝カウンセリング

下澤伸行

　X連鎖遺伝形式をとる副腎白質ジストロフィーは遺伝子型に相関しない多彩な臨床型を有する指定難病で，女性保因者でも発症する可能性がある。男性患者の発症前診断は大脳型や副腎不全の予後を改善するため，遺伝カウンセリングが重要になる。またペルオキシソーム病の極型である Zellweger 症候群は乳児期に死亡する重篤な常染色体劣性遺伝性疾患で，次子の出生に際して遺伝カウンセリングが想定される。いずれも発端者の遺伝子型を含めた正確な診断と，適切な時期に詳細な疾患情報を伴う遺伝カウンセリングが重要である。

I．副腎白質ジストロフィーと遺伝カウンセリング

1．疾患概要[1]

　副腎白質ジストロフィー（adrenoleukodystrophy：ALD）は中枢神経系の脱髄と副腎皮質機能不全を特徴とするX連鎖性遺伝性疾患で，X染色体長腕に存在する *ABCD1* 遺伝子異常に起因する。この遺伝子産物はペルオキシソーム膜タンパクで極長鎖脂肪酸の膜輸送に関わっているため，患者の血液や組織内では極長鎖脂肪酸が増加しており，重要な診断マーカーとなる。

　発症頻度は米国では出生男児 21,000 人に 1 人が患者，出生女児 14,000 人に 1 人が保因者との報告があり，国内では 400 人程度の男性患者の存在が推測されている。臨床的には遺伝子型に相関しない以下の病型が存在する。

（1）小児大脳型

　7歳をピークに2歳半から10歳頃にかけて斜視や見えにくい，聞き返しの多さ，落ち着きのなさや幼稚化，行動異常，学力低下などで発症し，大脳半球の広範な進行性脱髄を特徴とする。

（2）思春期大脳型

　小児大脳型と類似の症状を 11〜21 歳に発症し，やや緩徐に進行する傾向にある。

（3）adrenomyeloneuropathy（AMN）

　10代後半から成人期に歩行障害で発症する。軽度の感覚障害や尿や便の失禁，勃起不全を伴うこともある。緩徐に進行するが，大脳型に進展し，急速に進行する場合がある。

（4）成人大脳型

　成人以降に性格変化や精神症状，行動異常，認知機能低下で発症し，家庭内不和や離職につながることもある。認知症や精神疾患の鑑別として重要である。比較的急速に進行し，予後不良な経過

■ **Key Words**

副腎白質ジストロフィー，ペルオキシソーム病，Zellweger 症候群，極長鎖脂肪酸，造血幹細胞移植，保因者診断，発症前診断，出生前診断，ABCD1，adrenomyeloneuropathy（AMN）

をとる。

(5) 小脳・脳幹型
小脳失調によるふらつき歩行や両下肢の痙性などで発症する。日本人に多く，大脳型に進展することがある。

(6) Addison 型
2歳以降から成人期に色素沈着，無気力，食欲不振，体重減少，感染時などでの症状の増悪などの副腎不全症状を呈する。男性 ALD 患者の多くは副腎機能検査で異常所見を示す。

(7) 発症前男性患者
遺伝子型との明らかな相関がないため，発症前に診断しても，どの病型になるか，発症時期や予後も含めて同じ家系内でも予測できない。

(8) 女性発症者
女性保因者も成人期以降に，加齢とともに軽度の AMN 様症状をきたすことがある。副腎不全や大脳型症状を発症することは極めて稀である。

2. 診断

男性患者の場合は臨床症状と脳 MRI や副腎機能，神経生理学的検査に血中極長鎖脂肪酸の蓄積を認めれば，ほぼ診断可能である。一方，女性保因者の場合は，10～20％では極長鎖脂肪酸が正常範囲にあるため，男性発端者の遺伝子変異の確認が確実な診断につながる。

3. 治療

現在，大脳型 ALD に対しては唯一，有効な治療法は発症早期の造血幹細胞移植である。大脳型の進行度の指標として脳 MRI 画像を用いた Loes score が広く用いられており，移植適応の判断基準になる。しかし，症状や進行の程度は発症年齢が同じでも多様なため一律の適応基準を設定するのは難しく，画像評価に加え，経過や眼科・耳鼻科・神経心理学的所見など総合的な評価をもとに，主治医と移植医が家族と話し合いながら進めているのが現状である。また HLA 一致の非患者同胞がドナーの第1候補になるため，遺伝カウンセリングが必要とされる。本症の進行は速く，移植準備中や移植後に進行する症例や移植自体の副作用もあり，適応にあたり慎重な検討が必要となる。一方，最近の骨髄非破壊的前処置の導入や臍帯血移植の普及により，移植成績は向上しており，非移植患者の予後も踏まえて境界領域の適応には更なるエビデンスの蓄積が重要である。また男性患者では病型に限らず，移植後でも定期的に副腎機能を評価し，ステロイドの補充を検討することが重要である。

AMN や女性発症者の脊髄症状に対しては，根治療法はなく，理学療法や痙縮，直腸膀胱機能障害に対する治療が中心になる。

4. 症例提示と遺伝カウンセリングのポイント

(1) ケース1

【症例】7歳，男児（図❶ Ⅲ-2）

【現病歴】小学校入学後より落ち着きのなさや多動が目立つようになり注意欠如多動性障害（AD/HD）が指摘されていたが，最近，歩行時に転ぶことが多くなったため近医を受診し，頭部 CT にて白質の低吸収域を指摘され紹介受診。母親は入学時前より本児の斜視が気になっていた。

【家族歴】兄（Ⅲ-1）が幼少時に色素沈着の精査にて副腎機能低下症と診断され，ステロイド補充療法を受けている。また母親の弟（Ⅱ-3）が30代後半より歩行障害，母親の母（Ⅰ-2）も60歳以降に軽度の歩行障害が出現し，家族性の痙性対麻痺が疑われている。

【経過】受診後，脳 MRI 検査にて後頭葉に左右対称性の白質病変を認め，臨床経過と家族歴より副腎白質ジストロフィー（ALD）が疑われ，専門機関に依頼。極長鎖脂肪酸の増加，*ABCD1* 遺伝子異常より小児大脳型 ALD と診断された。さらに ACTH 高値，負荷試験により副腎機能不全の存在も明らかになった。MRI の進行度評価（Loes score），知能検査などにより移植適応と判断され，2人の兄弟に対して両親を交えた遺伝カウンセリングが行われた。同意後に施行された家系解析にて，母親（Ⅱ-2）は極長鎖脂肪酸の軽度増加と遺伝子解析より保因者であることが，副腎機能低下症として治療を受けていた兄（Ⅲ-1）と無症状の弟（Ⅲ-3）も極長鎖脂肪酸の著増と同じ遺伝子変異を有することより，それぞれ Addison 型と発症前 ALD と診断された。発端者については移植医とも相談し，臍帯血バンクにてフルマッ

5）副腎白質ジストロフィー・ペルオキシソーム病と遺伝カウンセリング

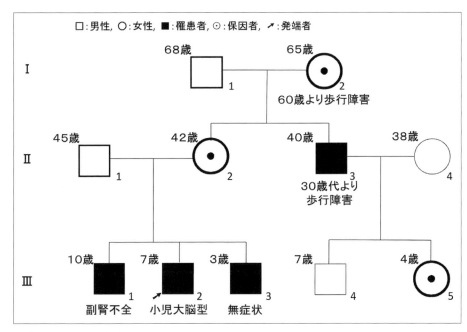

図❶　ケース1　家系図

チのドナーより移植を行い，生着後，症状の進行は認めたものの，現在，進行は停止して特別支援学校に通っている．

その後，母親の母（I-2）と弟（II-3）も極長鎖脂肪酸と遺伝子解析により女性発症者とAMNと診断された．また弟の娘（III-5）は未検査であるが，絶対保因者と考えられる．

【遺伝カウンセリングのポイント】

ALDの遺伝カウンセリングとしては，まず新たに大脳型患者と診断された際に，患者への骨髄移植のドナー候補としての同胞（III-1, 3）の罹患診断が想定される．その場合，男性では発症前診断，女性では保因者診断になる可能性があり，両親も交えた十分な遺伝カウンセリングが必要とされる．また母方家系に家族歴がない場合には，de novo変異の可能性もあり，母親の保因者診断も重要である．今回のケースではAddison型と診断された10歳の兄は副腎不全に対する治療を継続しながら大脳型発症に対する定期的な脳MRI検査，発症前と診断された3歳の弟も副腎機能検査と脳MRI検査，将来のAMN発症の可能性を踏まえた長期にわたる定期的な受診が必要になる

（図❷）．またAMNや成人大脳型と診断された男性患者の子どもに対しては，息子（III-4）は非患者，娘（III-5）は絶対保因者になり，娘には成人後，あるいは出産に際しての遺伝カウンセリングが想定される．

大脳型における唯一の治療法は現在，発症早期の造血幹細胞移植のみであること，生命予後にも関わる副腎機能不全がステロイド補充により治療可能なことから，ALD男性患者の発症前診断の普及は本症克服につながる重要な取り組みと考えられる．ただ現時点では発症前患者がどのような臨床経過をとるかは，たとえ同一家系内でも予測できない．したがって，詳細な情報提供を伴う遺伝カウンセリングと診断した発症前患者の長期にわたるフォローアップ体制の提示（図❷）が重要になる．

(2) ケース2

【症例】28歳女性，妊娠12週（図❸ II-2）

【目的】胎児についての相談

【受診までの経緯】兄が7歳時に多動，行動異常から歩行障害も出現し，MRI画像にて白質変性，血中極長鎖脂肪酸の増加にてALD小児大脳型と

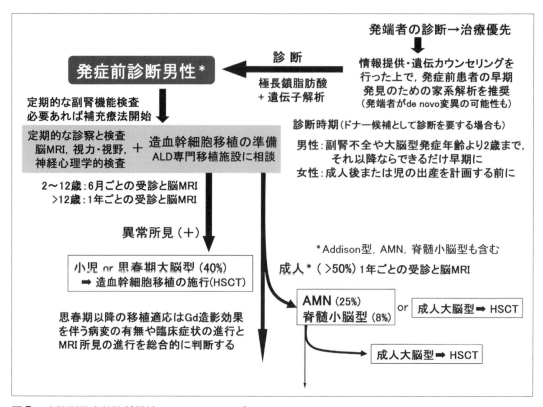

図❷　大脳型発症前診断男性のフォローアップ

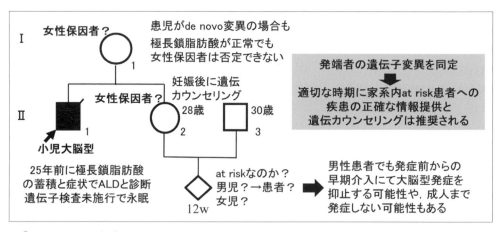

図❸　ケース2　家系図

診断，骨髄バンクより移植を行うも寝たきりになり，10歳時に永眠。ABCD1遺伝子検査は受けておらず，母親（I-1）の保因者診断も受けていない。
【相談内容】　妊娠後，母より兄が遺伝性疾患であることを伝えられ，夫（II-3）に相談し，遺伝相談を受診。
【その後の経過】　夫とともにALDの詳細な情報提供と遺伝カウンセリングを受け，児の性別や罹患・非罹患にかかわらず出産の意思を示したうえで，自身の保因者診断を希望。後日，母親（I

-1) と受診され，改めて遺伝カウンセリングを行い，母娘より採血．母親（I-1）は極長鎖脂肪酸の軽度の増加と，既報の遺伝子変異をヘテロ接合で有することが判明，娘（II-2）は極長鎖脂肪酸が正常，母親で同定された既報の変異を有していないことが判明した．

【遺伝カウンセリングのポイント】

ALD では男性患者は臨床所見や MRI などの検査に極長鎖脂肪酸の増加にて診断は可能であるが，家系内患者の早期発見，予後改善のためには，発端者の *ABCD1* 遺伝子変異を確定したうえで，適切な時期に詳細な疾患情報と遺伝カウンセリングを提供することが望ましい．その場合，男性の場合は小児大脳型や副腎不全の発症が 2 歳以降であることも踏まえてできるだけ早期に，女性の場合は本人の発症が成人以降であることを踏まえて成人以降，もしくは児の出産を考える時点が推奨される（図❷）．

II. Zellweger 症候群と遺伝カウンセリング

1. 疾患概要[2)]

ペルオキシソーム病は，脂質代謝など生理的に重要な機能を有するペルオキシソーム[用解1]に局在するタンパクの単独欠損症と，その細胞内輸送やペルオキシソームの形成に関わるペルオキシソーム形成異常症の二つに分類される．後者の最重症型が Zellweger 症候群でペルオキシソーム自体の形成に支障をきたし，多くの代謝機能が障害され，これまで 12 個の病因遺伝子 *PEX* が同定されている．臨床的には出生直後よりの著明な筋緊張低下，顔貌異常，角膜混濁や網膜色素変性，肝腫大，腎皮質小囊胞，関節の異常石灰化に，重度の精神運動発達遅滞，けいれんなどを呈し，肝機能障害などが進行して多くは乳児期に死亡する．

発症頻度は米国ではペルオキシソーム形成異常症全体で出生 50,000 人に 1 人との報告もあり，国内では当施設で年間 2, 3 例を診断している．

2. 診断

臨床像から本症を疑えば，極長鎖脂肪酸やプラスマローゲン，フィタン酸などのペルオキシソーム代謝異常を血中で確認後，皮膚生検により線維芽細胞を樹立して，ペルオキシソーム形成異常の有無を確認，細胞融合による相補性解析にて責任 *PEX* 遺伝子を特定し，遺伝子解析にて確定診断する．

3. 治療・予後

根治療法はなく，呼吸，栄養管理に加えて感染，出血傾向，肝機能障害，けいれんなどに対する対症療法が中心となる．最近，胆汁うっ滞による肝障害に対して一次胆汁酸投与が検討されている．岐阜大学で診断した国内 Zellweger 症候群 50 例の生存期間は 2 ～ 14 ヵ月である．

4. 症例提示と遺伝カウンセリングのポイント

(1) ケース 3

【症例】第 1 子が Zellweger 症候群と診断された両親（図❹ I-1, 2）

【目的】出生前診断の相談

【受診までの経緯】第 1 子（II-1）が出生直後の筋緊張低下，顔貌異常，肝腫大，関節の異常石灰化を認め，Zellweger 症候群が疑われたため，専門施設に相談し，極長鎖脂肪酸などの代謝異常と線維芽細胞にてペルオキシソームの形成異常，相補性解析にて *PEX6* 遺伝子異常が示唆された．さらに患児の *PEX6* 遺伝子解析にて複合ヘテロ変異が疑われたため，同意を得て両親の遺伝子解析を行い，二つの変異をそれぞれヘテロで有することを確認した．その後，患児は退院，在宅にて呼吸管理後，10 ヵ月時に永眠．今回，妊娠 8 週時に出生前診断を希望し，受診．

【その後の経過】遺伝カウンセリングにて出生前診断の意思を確認し，倫理委員会の承認を経て羊

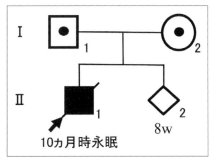

図❹　ケース 3　家系図

水検査を実施。羊水細胞を樹立し，培養細胞と抽出したDNAを専門施設に送付。細胞には正常なペルオキシソームの形成を認め，遺伝子解析では父親由来の*PEX6*遺伝子変異のみを認める。妊娠を継続し，満期に健康な男児を出産。

【遺伝カウンセリングのポイント】

Zellweger症候群の遺伝カウンセリングとしては次子の出生前診断が想定される。常染色体劣性遺伝で両親は保因者と考えられる。臨床的な重症度は遺伝子型や生化学的重症度に相関しており，25%の確率で罹患する次子も同様の臨床像を呈すると考えられる。出生前診断に際しては，発端者の遺伝子変異の同定と両親の保因者診断が必要になる。併せて発端者の線維芽細胞にてペルオキシソーム形成異常を確認することは，患者だけでなく次子のより正確な出生前診断につながる。その後，倫理委員会などでの審査等を経て，絨毛もしくは羊水採取後，樹立した細胞にてペルオキシソーム形成異常の有無と，発端者の遺伝子変異を確認することより診断は可能である。

用語解説

1. **ペルオキシソーム**：細胞内小器官の一つで，脂肪酸のβ酸化やα酸化，プラスマローゲン合成など生理的に重要な代謝機能を有している。その機能に先天性に異常をきたす疾患がペルオキシソーム病で，副腎白質ジストロフィーなどペルオキシソームに局在するタンパクの遺伝子異常群と，それらのタンパクのペルオキシソームへの輸送やペルオキシソーム形成に異常をきたすペルオキシソーム形成異常症の二つに分類される。

参考文献

1) 副腎白質ジストロフィー（ALD）診療ガイドライン2019, 診断と治療社, 2019.
2) 下澤伸行：ペルオキシソーム病ハンドブック2013, 日本臨牀社, 2013.

参考ホームページ

・岐阜大学ALD＆ペルオキシソーム病ホームページ
http://www1.gifu-u.ac.jp/~lsrc/dgr/shimozawa-hp/index.html

下澤伸行	
1982年	岐阜大学医学部医学科卒業，小児科入局
1984年	東京都立豊島病院小児科新生児
1985年	鳥取大学医学部附属病院脳神経小児科
1988年	岐阜県立岐阜病院新生児科
1991年	岐阜大学医学部附属病院小児科助手
1993年	同講師
2000年	カナダトロント小児病院文部科学省在外研究員（～2001年）
2001年	岐阜大学医学部小児病態学助教授
2004年	岐阜大学生命科学総合研究支援センターゲノム研究分野教授
2007年	岐阜大学大学院連合創薬医療情報研究科医療情報学専攻教授（兼任）

第3章 小児・周産期遺伝カウンセリング各論（遺伝カウンセリングの実際／ケーススタディを含む）

1．小児編
6）性分化疾患の遺伝カウンセリング

佐藤武志・石井智弘・長谷川奉延

性分化疾患は，染色体，性腺，内性器，外性器のいずれかが先天的に非定型的な状態である。遺伝カウンセリングには，遺伝学，小児内分泌学など多分野の専門的知識が求められる。複数の診療科・他職種から構成される性分化疾患の専門医療チームが，外性器所見を含めた臨床所見，さらには遺伝学的検査，内分泌学的検査，画像検査などの結果を踏まえ，短期的な管理のみならず中長期的な管理について多角的に検討する必要がある。特に生直後のambiguous genitaliaの児における法律上の性別決定は，psychosocial emergencyであり，緊急の遺伝カウンセリングが必要になる。

性分化疾患は，染色体，性腺，内性器，外性器のいずれかが先天的に非定型的な状態である。原因は性染色体異常，遺伝子異常など多岐にわたり，遺伝形式，診断される契機，時期も様々である。性分化疾患の遺伝カウンセリングにおける特徴は，①遺伝学のみならず小児内分泌学，小児泌尿器科学など多分野の専門的知識が求められる点，②ときに生直後に緊急の遺伝カウンセリングを求められる点，③ときに出生届の遅延，法律上の性別の変更といった行政や司法との連携が求められる点である。

生直後に緊急に遺伝カウンセリングが必要な症例は，例えば出生時に外性器形態から法律上の性別が即座に判定できない症例，つまりambiguous genitaliaを呈する症例である。遺伝学的検査，内分泌学的検査，画像検査などを，専門的な知識と経験を有する施設において，速やかに進める必要がある。性分化疾患の専門医療チームとして，小児科，泌尿器科，小児外科，産婦人科，形成外科など多くの科の医師，さらには臨床心理士など他職種者により，短期的な管理のみならず中長期的な管理について多角的に検討する必要がある。児の両親は，大きな不安の中で，短期間に多くの情報を提示され，法律上の性別決定という児の一生を左右する決断を迫られる。特に母親は，産後間もないため，精神的・肉体的にも疲弊している。出生直後の法律上の性別決定に関する遺伝カウンセリングでは，そのような両親の状態にも配慮しつつ，多くの情報を正しく理解してもらい，後悔のない決定を行えるよう心掛けなくてはいけない。

年長児では，例えば低身長，鼠径ヘルニア，思春期未発来・無月経などを契機に性分化疾患が見つかる。性分化疾患は，生涯にわたる管理が必要で，人生の様々な局面で対応すべき事案が存在する。そのため，年長児の性分化疾患においても，

■ *Key Words*
性分化疾患，出生届，ambiguous genitalia，（法律上の）性別決定，性染色体異常，アンドロゲン不応症

性分化疾患の専門医療チームによる診断・管理が望ましい。児の両親あるいは本人は，これまで健康だった自身の子あるいは本人が性分化疾患と診断され，ときには，これまで疑わなかった性別のこと，つまり養育上の大前提を揺るがす事実を告げられることもある。年長児の性分化疾患の遺伝カウンセリングは，大きな混乱の中にある両親および本人に寄り添い，受容を助け，また児をとりまく家族の未来を支える役割を担っている。

本稿では，生後に性別判定が困難だった症例と，鼠径ヘルニアを契機に診断された年長児症例を通して，実際に行った遺伝カウンセリングを提示する。実際のカウンセリングで使った表現を可能な限り提示した。なお，個人情報保護の観点から，臨床情報などを一部変更している点をご容赦願いたい。

I．症例1

発端者は，在胎37週0日，体重2700 g，他院で出生後，ambiguous genitalia に気づかれた。法律上の性別決定を保留し，前医で染色体検査，内分泌学的検査，尿道造影検査，超音波検査が行われた。性染色体異常（後述）が判明し，日齢18，当院に転院。

1. 遺伝カウンセリング1回目（日齢18，転院当日）：両親

以下を両親に伝えた。

児は非典型的な性染色体による性分化疾患である。養育環境によっては将来，性同一性がゆらぐ可能性がある。両親が納得して法律上の性別を決定し，決定後はその性別に従って養育することが重要である。複数の診療科で構成される性分化疾患の専門医療チームが外性器診察所見，遺伝学的検査（末梢血の染色体検査），内分泌学的検査（HCG負荷試験，各種ホルモン基礎値），画像検査（超音波検査，腹部MRI，尿道造影検査）などの結果を踏まえ，短期的のみならず中・長期的な管理方針を検討する。検討結果を小児科から両親に説明し，最終的には両親が児の法律上の性別を決定する。出生届は提出せずにいてもらう。出生届は生後14日をすぎても診断書とともに提出すれば問題はない。

2. 性分化疾患の専門医療チームが集めた臨床情報（前医での検査結果を含む）

染色体検査（末梢血）：45,X/47,X,idic(Y)(q11.2)x2

性腺：右性腺は陰嚢陰唇隆起に，左性腺は鼠径管内に位置。左性腺は異形成の疑い。

血清テストステロン値 HCG負荷前 2.34 → 負荷後 3.04 ng/mL

内性器：子宮は左側偏位。共通泌尿生殖洞会陰開口部と（骨盤腔内の）尿道膣合流部の距離は15 mm，膣長35 mm（共通泌尿生殖洞からの造影検査での測定）。

外陰部所見：生殖結節長 27 mm。尿道口は，共通泌尿生殖洞として生殖結節基部に開口。陰嚢陰唇隆起の左右差あり。

その他：心臓卵円孔開存。馬蹄腎。

3. 遺伝カウンセリング2回目（日齢23）：両親

以下を両親に伝えた。

性分化疾患の専門医療チームでの検討結果を踏まえ，法律上の性別として男性を選択した場合，女性を選択した場合，それぞれにおける性腺，内・外性器の将来的な管理方針，予想される性同一性・性役割，将来の本人への説明内容を表❶にまとめ，小児科から両親に伝えた。海外では，もう一つの選択肢として，手術をできるだけせずに，成長を待って本人に自分の性別を選択させるという考え方もあることに言及した。また，45,X に関連した馬蹄腎も継続的な管理が必要である。

4. 遺伝カウンセリング3回目（日齢24）：母

前日夜に両親は自宅でゆっくり時間をとって児の法律上の性別について話し合ってきたとのこと。来院は母のみであったが，確認したい事項を記載したメモを持参していた。将来的な顔つき，骨格がどうなるのか心配していたが，性ホルモン補充により，ある程度は選択した性別に合う見た目，体型になることを伝えた。合併症について確認後，母より「家で夫と相談してきました。男児を選択します」と，両親は最終的に男児を選択した。

法律上の性別決定のための検査を行う必要があり，そのために出生届が遅延した旨を記載した診

6) 性分化疾患の遺伝カウンセリング

表❶　法律上の性別を男児あるいは女児に選択した場合の管理方針

		男性	女性
性腺	性ホルモン産生能	あり（十分ではない）	なし
	妊孕性	非常に低い	なし
	性腺腫瘍	左性腺の腫瘍化リスクが高い 右性腺の腫瘍化リスクもゼロではない	
内性器		判定不可	子宮あり 女性ホルモン補充により月経可能
外性器	膣		形成術：比較的容易
	生殖結節 （陰茎/陰核）	形成術：難	形成術：比較的容易
	陰嚢陰唇隆起 （陰嚢/陰唇）	形成術：比較的容易	形成術：比較的容易
精神の性	性同一性	不明	
	性役割 （服装，遊び）	胎児期にアンドロゲンが少し出ているので，男性化の傾向が出る可能性あり	
本人への説明		染色体が45,X/47,XYYで，性腺が未熟。男性ホルモンを作る力が弱く，腫瘍化のリスクがあったため左精巣を摘出した。尿道下裂を修正する手術を行った	染色体が45,X/47,XYYで，性腺が未熟。女性ホルモンを作る力が弱く，腫瘍化のリスクがあったため両側の性腺を摘出した。外性器の形が少数派であったため，整える手術を行った

断書を両親に渡した。日齢27，両親が出生届を市役所に提出し，受理された。現在，1歳。尿道下裂の手術を予定している。

5. 本症例の法律上の性別決定に関する遺伝カウンセリングの留意点

- 性別決定は，psychosocial emergencyである。性別決定のために必要な情報を短期間で集めるよう努めた。一方，検査についての説明と同意を短期間で行ったために，父母が検査について十分に理解できていない可能性があった。性別決定に関する検査結果・今後の健康管理について伝える際は，ゆっくりとわかりやすく説明するよう心掛けた。そして，性別選択に関して夫婦が自宅でゆっくり検討する時間を提供した。
- 将来的な性同一性は，新生児期の検査からは推測不可能である。どちらの性別での養育を選択したとしても，最終的に児がもう一方の性別を選択する可能性がある。性別選択の際に，両親にこの点について十分理解してもらう必要がある。
- 法律上の性別決定に必要な期間は，各種検査や結果を踏まえた話し合いを含め，2～4週間かかる場合があること，ならびに祖父母や友人な

どに児の性別を尋ねられた際は，「外性器が未熟で性別の判定がすぐには難しいため，現在，検査を進めている」と返答するよう，両親に伝えておく。

- 性別を記載した出生届は生後14日以内に提出することが求められている。性別決定のための検査を行うために日数が必要だった旨を記載した診断書とともに提出すれば，罰則なく受理される。両親に余計な心配をさせないために出生届の提出を待つことと同時にこのことを伝えておく。両親が診断書とともに出生届を提出したときに，行政の窓口で混乱が起きないよう，両親が出生届を提出する市役所などの担当者に，あらかじめ主治医が連絡し，提出する日時などを伝えておくとよい。

II．症例2

発端者は4歳女児（Ⅳ-3）。家系図を図❶に示す。他院で鼠径ヘルニアに対する腹腔鏡手術の際，性腺の外観が精巣様であり，かつ子宮を同定できなかった。精査のため当院に紹介。初診時，母（Ⅲ-4）と妹（Ⅳ-4）と来院。発端者（Ⅳ-3）の外性器は完全女性型。再確認のための腹部超音波検査

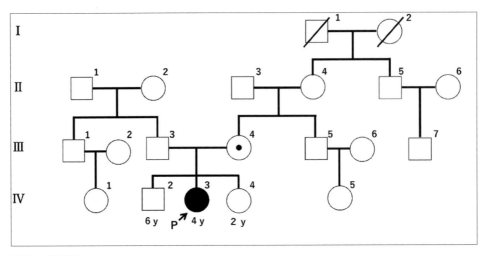

図❶　家系図

で子宮は同定できなかった．

1. 遺伝カウンセリング1回目（当院初診時）：発端者（Ⅳ-3），母（Ⅲ-4），妹（Ⅳ-4）

以下を母に伝えた．

前医の結果と当院での超音波検査結果から，子宮が痕跡的に小さい，あるいはないと判断した．原因を調べるため，遺伝学的検査（染色体検査），内分泌学的検査が必要である．結果説明日は両親で来院のこと．

2. 遺伝カウンセリング2回目（初診約1ヵ月後）：父（Ⅲ-3），母（Ⅲ-4）

以下を両親に伝えた．

発端者（Ⅳ-3）の核型は46,XYと判明．46,XYは男性では多数派，女性では少数派の核型である．男児としても女児としても卵胞刺激ホルモンと女性ホルモンは思春期前として基準範囲．子宮は痕跡的．卵巣も典型的な形態でない．外性器は完全女性型．以上から性分化疾患と診断する．どのような性分化疾患か，詳しく調べたほうがよい．性腺の状態を確かめるための検査と遺伝子を調べる検査の結果によってわかることがある．また，複数の診療科で構成される性分化疾患の専門医療チームで症状，検査結果を多角的に検討する．

初診約3ヵ月後に予定検査入院で，GnRH負荷試験，HCG負荷試験を行った．

3. 遺伝カウンセリング3回目（初診約4ヵ月後）：父（Ⅲ-3），母（Ⅲ-4）

以下を両親に伝えた．

GnRH負荷試験で黄体ホルモン頂値が高値．HCG負荷試験で男性ホルモン産生能正常．これら二つの検査結果から，男性ホルモンが体にうまく作用できない体質と考える．男性ホルモン受容体の設計図である*AR*遺伝子に，他の大部分の人には認められない変化（フレームシフト変異，ヘミ接合性）が見られた．以上から，アンドロゲン不応症と診断する．性分化疾患の専門医療チームでの検討結果を踏まえ，法律上の女性としての性腺，内・外性器の将来的な管理方針，予想される性同一性・性役割，将来の本人への説明内容を**表❷**にまとめた．

性腺摘出のメリット・デメリット，性腺摘出時期の考え方について以下のように説明した．性腺摘出のメリットは，性腺腫瘍のリスクをゼロにできる．性腺摘出のデメリットは，思春期初期からホルモン補充が必要になる．性腺の摘出時期に決まった考え方はない．性腺を思春期完成まで残すメリットは，性腺から出るホルモンで乳房腫大などの思春期が進む．性腺を思春期完成まで残すデメリットは，小児でも稀ながら性腺腫瘍のリスクがある．

表❷ 社会的女性としての性腺，内・外性器の管理方針

		女性
性腺	女性ホルモン産生能	なし
	妊孕性	なし
	性腺腫瘍	20歳未満 約10%（悪性は稀） 20歳以降 20%（悪性もあり） 摘出する場合が多い
内性器	子宮	なし（女性ホルモン補充しても月経なし）
外性器	腟	やや小さめ（多くは性交渉に問題のないサイズ）
	陰核	完全女性型のため手術不要
	陰唇	完全女性型のため手術不要
精神の性	性同一性	女性として違和感を覚える可能性は低い
	性役割 （服装，遊び）	大部分の女性と同じ
本人への病態説明		Y染色体と精巣様の性腺をもっているが，男性ホルモンが作用しない体質。子宮が痕跡的なため月経は来ない

(1) 今後の本人への段階的な説明と同時期に必要な治療・評価について

思春期前（小学校中学年頃）には，月経が起きない体質であることを話す。性腺を摘出した場合には，女性ホルモンで思春期を誘導する。思春期以降には，子どもをもつのが難しいことを理解してもらう必要がある。性交渉前に腟サイズが十分かどうか評価する必要がある。

(2) アンドロゲン不応症の遺伝について

アンドロゲン不応症の原因は，46,XY個体におけるX染色体にある AR 遺伝子の機能の低下である。アンドロゲン不応症罹患は，AR 遺伝子に変化のあるX染色体を親から受け継いだ場合と，AR 遺伝子に偶然変化が入った（＝突然変異）場合がある。46,XY個体のY染色体は父から受け継ぎ，X染色体は母から受け継いだものである。すなわち，AR 遺伝子に変化のあるX染色体を親から受け継いだことによるアンドロゲン不応症は，母から AR 遺伝子に変化のあるX染色体を受け継いだ場合に罹患する。今回，母（Ⅲ-4）の AR 遺伝子に同じ変化があった場合は，発端者（Ⅳ-3）のアンドロゲン不応症は母から AR 遺伝子に変化のあるX染色体を受け継いだことによると判断される。母が AR 遺伝子に変化のあるX染色体を有している場合，妹（Ⅳ-4）も発端者と同じアンドロゲン不応症の体質の可能性がある。

発端者のアンドロゲン不応症が AR 遺伝子に変化のあるX染色体を親から受け継いだ場合と突然変異の場合のいずれにしても6歳兄（Ⅳ-2）は非罹患者である。

4. 遺伝カウンセリング4回目（初診約6ヵ月後）：発端者（Ⅳ-3），母（Ⅲ-4），妹（Ⅳ-4）

母（Ⅲ-4）より，発端者（Ⅳ-3）の成長を待ち，発端者と相談して性腺摘出時期を決めることにしたと報告を受けた。医療者側から発端者との相談時期として高校生くらいを提案した。母は自身の AR 遺伝子解析を希望した。

5. 遺伝カウンセリング5回目（初診約8ヵ月後）：発端者（Ⅳ-3），母（Ⅲ-4），妹（Ⅳ-4）

以下を母に伝えた。

母（Ⅲ-4）の2本のX染色体のうち，1本のX染色体の AR 遺伝子に児（Ⅳ-3）と同じ変化が見つかった。つまり，母は保因者であった。妹（Ⅳ-4）の外性器は完全女性型である。妹の予想される核型は，①父からX染色体，母から AR 遺伝子に変化のないX染色体を受け継いだ46,XX（＝非保因者），あるいは②父からX染色体，母から AR 遺伝子に変化のあるX染色体を受け継いだ46,XX（＝保因者），あるいは③父からY染色体，母から AR 遺伝子に変化のあるX染色体を受け継いだ46,XY（＝罹患者）である。妹の染色体検査を行った場合，46,XYであれば罹

患者と判断され，46,XXであれば非保因者と保因者の区別はつかない。AR遺伝子解析は，非保因者，保因者，罹患者のいずれかを確定可能である。腹部超音波検査では，もし子宮が同定されない場合はアンドロゲン不応症罹患者の可能性が非常に高いと判断される。もし子宮が同定された場合は，非保因者あるいは保因者と考えられる。母方祖母（Ⅱ-4）のAR遺伝子解析の意義を検討するため，母方家系の家族歴を再確認した。母の同胞（Ⅲ-5），母方祖母の同胞（Ⅱ-5）は男性であり，保因者と罹患者ともに存在しないと判断した。このことから母方祖母のAR遺伝子解析の意義は低いと判断した。

6. 遺伝カウンセリング6回目（初診約10ヵ月後）：発端者（Ⅳ-3），母（Ⅲ-4），妹（Ⅳ-4）

以下を母に伝えた。

母（Ⅲ-4）は妹（Ⅳ-4）の腹部超音波検査のみを希望した。母より，「夫（Ⅲ-3，発端者（Ⅳ-3）の父）に自身が保因者であることを話せていない」，「妹の腹部超音波検査をしてから考えたい」とあった。医療者側としては，もし妹が罹患者であることを強く疑われる検査結果が得られた場合にどうするかを決めてから腹部超音波検査を受けたほうがよいと伝えた。母とのやりとりの中で，医療者側として，母が腹部超音波検査の結果の解釈について十分理解していると判断した。

7. 遺伝カウンセリング7回目（初診約12ヵ月後）：発端者（Ⅳ-3），母（Ⅲ-4），妹（Ⅳ-4）

以下を母に伝えた。

妹（Ⅳ-4）の腹部超音波検査で子宮が同定された。アンドロゲン不応症罹患者の可能性は非常に低いと判断した。妹は非保因者あるいは保因者と考えられる。妹が非保因者か保因者かどうかは，現在の妹の健康管理に必要な情報ではない。そのため，妹の成人したのちに，妹に保因者の可能性とAR遺伝子解析の意義について説明し，十分に理解してもらったうえでAR遺伝子解析を行うかどうか本人の希望に沿うのがよいと説明した。また，今回の妹についての情報を父（Ⅲ-3）とどう共有するかは母（Ⅲ-4）に任せることとした。必要なら父に医師から説明することも可能であることも伝えた。

8. 本症例の遺伝カウンセリングの留意点

- AR遺伝子異常に起因するアンドロゲン不応症は，X連鎖性劣性遺伝形式をとる疾患である。X連鎖性劣性遺伝形式について説明する際は，誰にどのような説明をするかを前もって検討しておく必要がある。ときに，配偶者や他の家系員が，遺伝について医学的に誤った固定観念をもっている場合がある。不用意にX連鎖性劣性遺伝形式について説明した場合，夫婦間の確執につながりかねない。

- 母が保因者であることが確定した場合，母は自責の念にかられる。罹患者である子に対してだけではなく，いま健康である保因者である子に対してもその気持ちは小さいものではない。子が保因者であることは，その子が将来いまの母と同じ悩みをもつことを示しているからである。また，母から父へ，母自身が保因者であることを打ち明けられない可能性にも配慮が必要である。保因者であることを説明する際，「すべての人が何らかの疾患の保因者である」ことを伝えることは，受容を助ける可能性がある。

- 腹部超音波検査は，本症例の場合，遺伝学的検査に位置づけられる検査である。結果の解釈やその後の対応も含めて十分なカウンセリングを行い，同意を得てから行うべき検査である。

- 本家系の妹（Ⅳ-4）が保因者か非保因者かどうかの情報は，妹自身の健康管理には必要ではない。そのような場合は，妹が成人して自己判断ができるようになるまで待つべきである。

佐藤武志
2004年　慶應義塾大学医学部医学科卒業
2010年　神奈川県立こども医療センター内分泌代謝科
2013年　慶應義塾大学大学院医学研究科博士課程
2017年　慶應義塾大学病院小児科助教

第3章 小児・周産期遺伝カウンセリング各論（遺伝カウンセリングの実際／ケーススタディを含む）

1. 小児編
7）ミトコンドリア病と遺伝カウンセリング

秋山奈々・村山 圭

ミトコンドリア病の原因はミトコンドリアDNA（mtDMA）の質的・量的変化と核DNA上の遺伝子変異に分けられる。すべての遺伝形式をとる可能性があること，ミトコンドリア遺伝子は変異をもつことがそのまま発症を意味するわけではないこと，症状にも多様性を認めることなどを念頭に置き，慎重な遺伝カウンセリングを実施しなければならない。家系内での遺伝性が明らかになることに対して，クライエントやその家族の心理的反応をアセスメントしながら，「点」ではなく「線」や「面」でサポートを行える体制が必要である。

はじめに

ミトコンドリア病は，「ミトコンドリア機能およびエネルギー産生不全によってもたらされる様々な臨床的障害に対する総称」と定義することができる。ミトコンドリアは細胞内小器官の一つであり，その主要な役割の一つはATPとしてエネルギーを生合成すること（溜め込むこと）である。そのATP生合成の場が呼吸鎖複合体であり，酸化的リン酸化によって行われる。これら呼吸鎖複合体酵素の働き，あるいは酸化的リン酸化反応が低下することによってATP産生が低下した結果，種々の臓器障害を引き起こす。疾患頻度は小児および成人を合わせて約5000人に対し1人と推定されている[1)2)]。

責任遺伝子に注目してみると，成人ではミトコンドリアDNA（mtDMA）による発症が多く，小児では核DNAにおける変異による発症（主に常染色体劣性遺伝）が多い[3)4)]。小児のミトコンドリア病は成人と異なる病型もあり，また多様性に富んでいる[5)]。発症時期によって推定される遺伝形式が異なるため，正確な診断は遺伝カウンセリングにおける情報提供のうえで重要となる。

1. 遺伝カウンセリング

遺伝カウンセリングとは疾患の遺伝的関与について，その医学的影響，心理学的影響，および家族への影響を人々が理解し，それに適応していくことを助ける「プロセス」である[6)]。一方的な情報提供だけではなく，クライエントの自律的選択が可能となるような心理社会的支援が重要となる[7)8)]。

遺伝カウンセリングが力を発揮するのは遺伝学的検査の前後だけではない。遺伝カウンセリングを通して疾患の理解や受け入れ，次世代への影響の理解，血縁者との情報共有といった様々な場面でクライエントである患者やその家族のサポートをしていくことが可能である。このような「プロセス」を達成するためには検査前後だけで限定された「点」での関わりではなく，継続したフォローアップを通した「線」としての関わりと，多

■ **Key Words**
ミトコンドリア病，多様な病型，核DNA，ミトコンドリアDNA，遺伝カウンセリング，出生前診断，心理社会的支援，Leigh脳症，認定遺伝カウンセラー®，多職種連携

職種による「面」としての関わり，場合によっては遺伝のことだけに限らない「面」としての関わりが必要であろう．

2. ミトコンドリア病の原因遺伝子と遺伝形式

約300のミトコンドリア病関連遺伝子のおよそ9割が核DNAコードされており[9]，遺伝形式は常染色体優性遺伝形式（autosomal dominant：AD），常染色体劣性遺伝形式（autosomal recessive：AR），X染色体連鎖性遺伝形式（X-linked：XL），ミトコンドリア遺伝形式（mitochondrial inheritance）のすべての遺伝形式をとる．また，これらの責任遺伝子を含んだ染色体の欠失も原因となりうる．毎年，新規遺伝子が同定されており，情報の蓄積が進んでいる疾患群の一つである．

I．ミトコンドリア病の診断

筆者らの施設で行っている診断フローチャートを図❶に示す．主として一般生化学検査（血液検査，尿検査），ミトコンドリア病をターゲットに精査を行う特殊生化学検査（酵素解析，酸素消費量など），病理学的検査，遺伝学的検査に分けられる[4]．近年，臨床症状から明らかにミトコンドリア病が疑われる場合には，最初から遺伝子検査も行うことが多くなっている．

1. 生化学的診断

呼吸鎖の障害では，乳酸/ピルビン酸比の上昇を伴う（多くの場合20以上）高乳酸血症を呈しやすいが，約20％の症例は乳酸値が正常となることに注意が必要である．高乳酸血症を反映して，血中アミノ酸分析における血中アラニン値は上昇する．尿中有機酸分析は病態の把握において有用であり，診断の一助となる．また，呼吸鎖酵素活性は診断に有用なだけではなく，遺伝子異常まで推定できることがある．酸素消費量（oxygen consumption rate：OCR）の測定は近年，測定機器の改良とともに広く行われるようになってきている．酵素活性よりも鋭敏にミトコンドリア障害を判別することができる．

2. 病理学的診断

呼吸鎖障害による肝臓や筋肉の組織像は，赤色ぼろ繊維（ragged-red fiber），チトクロムc酸化酵素の欠損として捉えられたり，電顕写真においてミトコンドリアの形態異常やミトコンドリア数の増加などが認められたりする．このような電顕写真でのミトコンドリア形態の変化はミトコンド

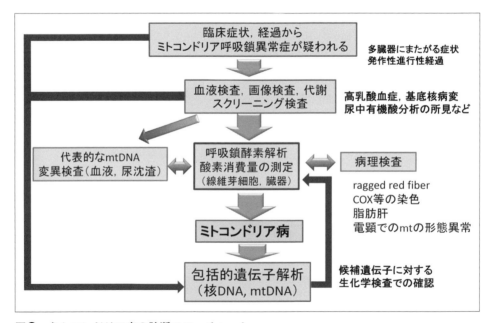

図❶　ミトコンドリア病の診断フローチャート

リア病とは関係のない組織の二次的な変化としても起こりうるために，診断には注意を要する．

3. 遺伝学的診断

mtDNA，核 DNA 上の既知のミトコンドリア病関連遺伝子を対象とする場合と全エクソームシークエンス（whole exome sequence：WES）での包括的な遺伝子解析が必要な場合とがある．臨床病型から解析対象とする遺伝子がある程度しぼれるかどうかによって検査の選択肢は変わる．

遺伝学的検査は強力な診断ツールの一つである一方で，WES まで進んだとしても遺伝学的な診断がつく症例は生化学的にミトコンドリア病と診断された症例のうち 35％ほどと報告されている[10]．遺伝学的検査で原因が見つからないことがミトコンドリア病の診断が否定されたわけではないため，その場合には生化学的診断や病理学的診断などの臨床診断に基づき治療や健康管理を行うことが大切である．

II．出生前診断，生殖補助医療との関連

新生児期・乳幼児期発症のミトコンドリア病は重篤な経過をたどる症例が多く，また両親の年齢が若く次子希望がある家系も少なくない．こういった家系のうちで，発端者，両親の遺伝学的解析が行われ遺伝子変異が同定されている場合，十分な遺伝カウンセリングや必要な倫理的手続きを経て出生前診断が検討，実施されている．

mtDNA ホモプラスミーで発症する Leigh 脳症を対象に着床前診断が実施されたとの報告がなされている[11]．絨毛組織や羊水中の胎児細胞を用いた出生前診断も，核遺伝子を対象に実施されている．

体外受精などの生殖補助医療の発展とともに，英国などでは mtDNA の変異によるミトコンドリア病を対象としたミトコンドリア置換（卵子核移植）が臨床で応用されはじめているが，その倫理面，臨床での応用に関して国内ではまだ議論が必要である[4,12]．

III．ミトコンドリア病の遺伝カウンセリングにおける留意点

遺伝学的検査の結果が血縁者にもたらす意義は成人症例か小児症例かで変わりうる．

前述のように「ミトコンドリア病＝母系遺伝（ミトコンドリア病がすべて母系遺伝）」ではなく，核 DNA 上の遺伝子変異が原因となる場合がある．ミトコンドリア病が疑われる家系において責任遺伝子変異が明らかでない段階でも，情報提供の内容が母系遺伝に偏らないよう，可能性のある遺伝形式について症例に応じて説明する必要がある．次子再発確率に関する遺伝カウンセリングについてクライエントのニーズがある場合，それぞれの遺伝形式における次子再発確率について情報提供を行う必要がある[8]．

また，一般的に患者のもつ変異型 mtDNA は母親由来であるが，新生突然変異と考えられる頻度がこれまで考えられていたよりも高い[13,14]との報告もあり，必ずしも「患者・患児における変異型 mtDNA の存在＝母親が変異 mtDNA をもっている」とはならないことにも留意したい．

クライエントへの情報提供の前には，患者の臨床情報や家族歴からどのカテゴリーのミトコンドリ病が疑われるのか，どういった遺伝形式が想定されるか，どのような検査が提案できるかを慎重に検討しなければならない．その上で mtDNA のシークエンスを行うのか，核 DNA の単一遺伝子をシークエンスするのか，WES で解析を行うかを決定していく．どの検査を行うかによって検査前の情報提供内容は異なってくるため，正確な臨床評価は検査前遺伝カウンセリングにおいて重要である．加えて，患者の診断のための検査であったとしても，特に WES では両親や血縁者の遺伝情報も必要とされる場合もあることも念頭に置かなくてはならない．発端者の診断のためと考えていた検査が，家系内での遺伝性を明らかにして「しまった」と，予期しない新たな不安につながる場合もある．何のために血縁者の採血を行うのか，という目的を事前に十分共有することが望まれる．

ミトコンドリア病では時として診断と治療が同時並行する場合もある。治療に取り組んでいる家族の理解のスピードを見極めながら，遺伝学的検査がもつ臨床的意義についても配慮しつつ検査についての情報提供を行う必要がある。治療に直結する情報を得られる遺伝学的検査なのか，臨床診断を確認する客観的なデータや遺伝性を確認するための遺伝学的検査なのか，どちらに重点が置かれる検査なのか念頭に置いて情報提供を行いたい。どのような位置づけの検査なのかによって遺伝学的検査に関する情報提供のタイミングは異なるためである。同様に検査を受けなかった場合にどのような対応が考えられるのかについてもバランスよく情報提供を行い，クライエントとその家族がより良い選択肢を選べるようにサポートしていくことが望ましい[15]。

また，重篤な症例では残念ながら治療中に発端者が亡くなってしまう場合がある。ミトコンドリア病だけでなく臨床的に何かしらの遺伝性疾患を疑う場合，検体（血液や臓器）の保存についても事前に家族と話し合っておく必要が出てくるかもしれない。

Ⅳ. ケーススタディ：Leigh脳症と臨床診断を受けた児の遺伝学的検査前遺伝カウンセリング

1. Leigh脳症

多くは乳児期に発症するが，羊水過少症や子宮内発育不全として胎児期に気づかれる場合もある。また，成人期に発症するLeigh脳症もある。進行性疾患であり，徐々に退行するが，感染症をきっかけとして病気が急速に進行する。典型例では，筋緊張低下を伴う頸定の遅れや座位獲得の遅れなどの粗大運動の発達遅延が初発症状となり，哺乳不良や発育不良を呈する[8]。

2. 受診までの経緯

【症例】1歳5ヵ月，男児，在胎39週5日で出生，出生体重2360g（−2.1SD）

出生後哺乳不良などの症状は見られず，母子同日に退院となった。生後7ヵ月時に運動発達遅滞を主訴に近医受診。その際の血液検査で乳酸アシドーシスが確認され，精査目的でA病院代謝・内分泌科に紹介となった。乳酸/ピルビン酸比の上昇を伴う高乳酸血症が認められたことからミトコンドリア病を疑いMRI検査を実施。画像検査から臨床的にLeigh脳症と診断された。原因検索と次子についての相談があり，遺伝診療部門に院内紹介。担当科の臨床遺伝専門医と認定遺伝カウンセラー®で遺伝カウンセリングを担当することになった。

3. 家族歴（図❷）

特記すべき家族歴なし，血族婚ではない，初産，流産・死産歴なし。

- 父（Ⅱ-3）：33歳，これまで大きな病気は指摘を受けたことはない
- 母（Ⅱ-4）：27歳，これまで大きな病気は指摘を受けたことはない

4. 初回のセッション

家族の疑問に答えることと，遺伝学的検査についての情報提供を行うことをGC担当者側のアジェンダとした。

CGC：事前のお約束の際にも簡単にお話を伺っていましたが，今日，特に話を聞きたいと思っていることはありますか？

母：先生方からのお話で，これまでの血液検査とかMRI検査の結果からLeigh脳症の可能性があるってご説明があって。それで，この子の治療とかは落ち着いてきているみたいなので，まずは一安心って思っていたのです。だけどネットで情報を集めたり，ブログとかを見たりしていたのですけど，Leigh脳症はミトコンドリア病になるんですか？　…ってことは母系遺伝するのですよね？　私のせいってことでしょうか？

CGC：たくさん情報を集めてくださっているのですね。確かにネットの情報にはいろんなことが書いてあるので，少し心配になってしまうこともあったみたいですね。治療のこととは少し離れる内容もあり，これまで詳しいお話ができていなかったので，今日はこれまでの情報整理とその辺りのことをお話させていただきますね。お父さんはいかがですか？

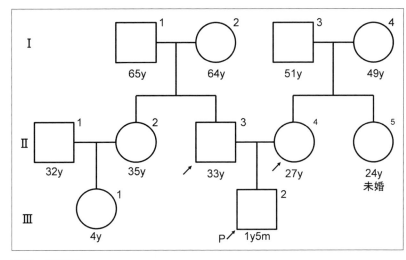

図❷　家系図

父：そうですね。私も遺伝のことは気になります。治療もひと段落してきて，できれば次の子を考えていきたいと思っていて。長男は今も治療を頑張ってくれていますが，元気な子を育てたいという思いは2人で話あった結果でもあります。自分たちの家族にどういう可能性があるのか，しっかり知ったうえで今後のことを考えていきたいと思っています。

医師から，これまでの検査結果の振り返りと情報提供

- Leigh脳症はミトコンドリア病の一病型である
- Leigh脳症ではすべての遺伝形式が知られており，mtDNA異常（2割程度）と核DNA異常の両方が報告されている
- 原因遺伝子によっては一部治療可能なものもある

父：そうなのですね。自分たちが調べていたこととは少し違っていたので···。
母：「ミトコンドリア病」って名前が出てからずっと自分のせいだって思ってきたので，ちょっとだけ安心できました。
父：遺伝子検査となると，どんなことをやっていくのでしょうか？

遺伝子検査の流れを概説
- WESの際には両親の採血が必要になる
- 症状を説明できるバリアントが検出されず，最終的な結論に辿り着かない場合もある

母：わかりました。この子の診断のために必要なことであれば。（涙を目にためて発言）
父：この子の診断をはっきりさせたい，という気持ちは夫婦でずっと共有してきたことです。しかし，自分たちのせいでこの子がこうなったとわかるのは···（母のほうを気にしている様子で）。今お話を伺ったばかりでまだ気持ちの整理がつきません···。
CGC：先生，検査に関してのお答えは今日この場で決めていただかなければならないんですか？
医師：ご本人の治療は症状の経過に合わせて進めていきます。ご家族で考えていただく時間をとって相談しながら，ただ原因が明らかになることで治療法につながる場合もあることを心にとめつつお話をしてみてください。
CGC：お母さん，ここまでの内容で気になるところはありましたか？
母：そうですね···（しばらく無言）。とりあえずは来るまで疑問だったことは解決できまし

た．検査のことは少しお時間がいただけるということだったので，一度持ち帰って夫と相談したいです．

その後，病棟での数回のフォローアップを実施．検査提出の流れとなった．

Ⅴ．遺伝カウンセリングにおける心理社会的支援と多職種での連携

家系内に遺伝性疾患の話題がもたらされたとき，冷静に状況を判断しようとするクライエントもいれば，その事実に驚き，悲しみや怒りを感じるクライエントもいる．クライエントが何を望んで来談しているのか，その事実に対してどのように感じているのか，遺伝カウンセリング担当者は常に心を配り，その状況に合わせてセッションを進めていかなければならない．

セッションの中では医学的情報提供，遺伝性や遺伝学的検査に関わる情報提供，それに対しクライエントがどのような意思決定を行うかを対話していく．情報提供を行う役，クライエントの理解や心理状況を正確にアセスメントする役を一人二役で行うことは難しい場面もあるため複数名で対応を行うことで，クライエントのより深い理解を促し，納得のいく意思決定につなげることができると考える．

ミトコンドリア病に限らず，遺伝性疾患では複数の診療科に受診が必要な患者も少なくない．さらに社会福祉制度を利用するために多くの職種が関わっている．遺伝カウンセリングのセッションを準備する際にはこういった他診療科や他職種からの情報もクライエントの事前のアセスメントには重要な情報源となる．遺伝カウンセリングを担当するわれわれもチームの一員となって，患者，クライエント，その家族を支えられるような連携をとることを心がけて院内や院外のスタッフと協働しなければならない．

おわりに

ミトコンドリア病は新生児期発症のものから成人期発症のものまで，発症時期だけを見ても幅が広い疾患である．重症度も同様に様々で，生後数日で家族に看取られる方もいれば，孫の顔を見る方までいる．これらのことを念頭に置いて遺伝カウンセリングの準備を進めなければならない．合わせて，すべての遺伝形式が関わる可能性があり，遺伝カウンセリングでの情報提供が複雑になることもある．われわれ遺伝カウンセリング担当者はクライエントを中心に置いた情報整理とその理解，という基本の姿勢を決して忘れてはならない[15]．

遺伝学的検査は力強い診断ツールの一つであるが，WESを行っても変異が見つからないケースも一部存在しているのは事実である．クライエントや家族の遺伝学的検査に対する期待が大きい場合，検査前遺伝カウンセリングの中で検査の限界や，期待している結果が得られなかった場合の考え方について，クライエントと医療者の間で共有しなければならない．遺伝学的検査がクライエント，医療者の双方にとって有益な検査となるよう，遺伝カウンセリングの場が活用されることが望まれる．

参考文献

1) Skladal D, Halliday J, et al : Brain 126, 1905-1912, 2003.
2) Yamazaki T, Murayama K, et al : Pediatr Int 56, 180-187, 2014.
3) 村山　圭：日本マス・スクリーニング会誌 28, 109-119, 2018.
4) Ohtake A, Murayama K, et al : Biochim Biophys Acta 1840, 1355-1359, 2014.
5) 三牧正和：脳と発達 50, 7-16, 2018.
6) Resta R, Biesecker BB, et al : J Genet Couns 15, 77-83, 2006.
7) 医療における遺伝学的検査・診断に関するガイドライン，日本医学会（online），2011.
8) 村山　圭，小坂　仁，他：ミトコンドリア病診療マニュアル2017（日本ミトコンドリア学会編集），診断と治療社，2016.
9) Murayama K, Shimura M, et al : J Hum Genet 64, 113-125, 2019.
10) Kohda M, Tokuzawa Y, et al : PLoS Genet 12, e1005679, 2016.
11) 末岡　浩：医のあゆみ 260, 105-110, 2017.
12) 鶴岡智子，村山　圭：小児内科 49, 991-994, 2017.

13) 福嶋義光, 山内泰子, 他：遺伝カウンセリングハンドブック, メディカルドゥ, 2011.
14) Sallevelt SC, de Die-Smulders CE, et al : J Med Genet 54, 73-83, 2016.
15) 杉本立夏：医のあゆみ 260, 117-122, 2017.

村山 圭
1997年　秋田大学医学部卒業
　　　　千葉大学医学部小児科入局
2006年　同大学院医学研究院小児病態学博士課程修了
　　　　Melbourne Royal Children's Hospital, Murdoc Childrens Research Institute に短期留学
2014年　千葉県こども病院代謝科部長
　　　　Helmholtz Zentrum in Munich, Human Genetics に短期研修
2018年　千葉県こども病院遺伝診療センター センター長（代謝科と兼任）

第3章 小児・周産期遺伝カウンセリング各論（遺伝カウンセリングの実際/ケーススタディを含む）

1．小児編
8）神経線維腫症1型と遺伝カウンセリング

黒澤健司

　神経線維腫症1型（NF1）は，カフェ・オ・レ斑，腋窩鼠径部の雀卵斑様色素斑，神経線維腫，Lisch結節などを特徴とする常染色体優性遺伝病で，原因はNF1遺伝子の機能喪失変異をヘテロ接合で有することによる．ほかに合併症として，びまん性神経線維腫，学習障害，視神経グリオーマ，末梢神経鞘腫，側弯，脛骨異形成がある．発生頻度は3000出生に1例で，最も頻度の高い常染色体優性遺伝病の一つである．罹患者の半数は新生突然変異だが，半数は親も同様のNF1に罹患している．症状の個体差は大きく，家系内でも差がある．親のNF1としての症状の有無に注意を払う．親が分節性のモザイクでも，再発可能性の評価では注意が必要である．

I．概念[1]

　神経線維腫症1型（NF1）は，多数のカフェ・オ・レ斑，腋窩鼠径部の雀卵斑様色素斑，多発性の神経線維腫，虹彩のLisch結節，網脈絡膜の色素斑などを特徴とする．約半数の症例は叢状神経線維腫（びまん性神経線維腫）をもち，多くの場合，内在性に存在し，臨床的に疑われない．学習障害は少なくとも約50％でみられる．比較的頻度は稀ではあるものの注意すべき合併症として，視神経や中枢神経のグリオーマ，末梢神経鞘腫，側弯，脛骨異形成，血管病変が挙げられる．原因は，17q11.2にマップされるNF1遺伝子の機能喪失変異のヘテロ接合による．NF1遺伝子はNeurofibrominをコードし，350kbにも及ぶ．機能として細胞内増殖抑制を有し，脳，脊髄，末梢神経に強く発現している．発生頻度は3000出生に1例で，最も頻度の高い常染色体優性遺伝病の一つである．

　診断はふつう臨床所見の組み合わせからなされる．NF1遺伝子の病原性バリアントをヘテロ接合体で検出する．NF1遺伝子の遺伝学的検査が診断のために行われることは少ない．目や中枢神経，末梢神経，心血管系，内分泌系，脊椎，長管骨などの問題に対しては，それぞれ専門家へ紹介する．叢状神経線維腫（びまん性神経線維腫）の外科的治療は，必ずしも満足が得られるとは限らない．悪性の末梢神経鞘腫は可能な限り完全切除が望ましい．視神経のグリオーマの治療は，無症状で臨床的に落ち着いているものである場合は，ふつう必要ない．変形が強い側弯は外科的治療を必要とするが，そうでない場合は保存的治療となる．注意欠如多動性障害を呈する小児では，メチルフェニデート（リタリン®，コンサータ®）治療が有効であることもある．

　フォローとしては，疾患に理解のある医師の定

■ **Key Words**
神経線維腫症1型，カフェ・オ・レ斑，Lisch結節，びまん性神経線維腫，NF1，Legius症候群，末梢神経鞘腫

期健診・眼科検診は，小児の場合は年1回，成人ではそれほど頻回ではない定期受診，小児での定期的発達評価，定期的な血圧測定などが必要である。MRIは，臨床的に頭蓋内ないしは内臓腫瘍が疑われる場合には，フォローする。女性の場合，30～50歳では乳がんのリスクが上昇し，リスクに合わせての精査と定期検診が指摘されている[2]。

NF1は常染色体優性遺伝病で，罹患者の半数はNF1の病原性変異を新生突然変異で有している。罹患者の次世代に50％の確率で受け継がれる。しかし，その臨床症状は極めて幅広く，家系内でも個体差がある。

Ⅱ．診断基準

本邦での初発年齢と合併率では，詳細な報告が日本皮膚科学会から出され（表❶）[3]，それに基づいた診断基準もある（表❷，2018年）[3]。古くからは，NIHの基準（表❸，1988年）[4]が広く使用されている。

Ⅲ．遺伝カウンセリング

神経線維腫症1型の遺伝形式は，常染色体優性遺伝病で，変異アレルをヘテロ接合として有することにより発症する。罹患者の約半数で変異アレルは新生突然変異に由来し，残りの半数は罹患した親に由来する。浸透率は100％である。したがって，次子での再発の可能性を評価する場合には親の臨床的評価が必要で，特に皮膚所見には注意する。場合によっては，Lisch結節や脈絡膜の色素斑などのNF1に特徴的な眼科的所見の有無について眼科的評価を行うこともある。上記のような精査を経ても，罹患者の両親に異常が認められない場合には，新生突然変異が最も考えられる。親の生殖細胞モザイクの可能性も潜在するが，可能性は低い。分節性の軽症モザイク患者の子どもたちへの遺伝に関する可能性の評価は難しい。遺伝する可能性は50％以下だが，子どもの症状は一般に重症例となる可能性がある。

Ⅳ．鑑別診断

SPRED1遺伝子のヘテロ接合変異を原因とするLegius症候群，Lynch症候群，Piebald，神経線維腫症2型，LEOPARD症候群，McCune-Albright症候群，Noonan症候群，Proteus症候群などが挙げられる。

表❶　神経線維腫症1型患者にみられる主な症候のおおよその合併率と初発年齢（本邦）

症候	合併頻度	初発年齢
カフェ・オ・レ斑	95％	出生時
皮膚の神経線維腫	95％	思春期
神経の神経線維腫	20％	学童期
びまん性神経線維腫	10％	学童期
悪性末梢神経鞘腫瘍	2％	30歳前後が多い（10～20％は思春期頃）
雀卵斑様色素斑	95％	幼児期
視神経膠腫	7～8％	小児期
虹彩小結節	80％	小児期
脊椎の変形	10％	学童期
四肢骨の変形・骨折	3％	乳児期
頭蓋骨・顔面骨の骨欠損	5％	出生時
知的障害（IQ＜70）	6～13％	幼児期
限局性学習症	20％	学童期
注意欠如多動症	40～50％	幼児期
自閉スペクトラム症	20～30％	幼児期
偏頭痛	25％	学童期
てんかん	6～14％	小児期
脳血管障害	4％	小児期

表❷ NF1の診断基準2018（日本皮膚科学会）

(概念)
カフェ・オ・レ斑，神経線維腫を主徴とし，皮膚，神経系，眼，骨などに多種病変が年齢の変化とともに出現し，多彩な症候を呈する全身性母斑症であり，常染色体優性の遺伝性疾患である。

(診断基準)
1) 遺伝学的診断基準
　　NF1遺伝子の病因となる変異が同定されれば，神経線維腫症1型と診断する。ただし，その判定（特にミスセンス変異）においては専門科の意見を参考にする。本邦で行われた次世代シーケンサーを用いた変異の同定率は90％以上と報告されているが，遺伝子検査で変異が同定されなくとも神経線維腫症1型を否定するわけではなく，その診断に臨床的診断基準を用いることに何ら影響を及ぼさないことに留意する。
　　(2018年1月現在保険適応外)
2) 臨床的診断基準
　1. 6個以上のカフェ・オ・レ斑 *¹
　2. 2個以上の神経線維腫（皮膚の神経線維腫や神経の神経線維腫など）またはびまん性神経線維腫 *²
　3. 腋窩あるいは鼠径部の雀卵斑様色素斑（freckling）
　4. 視神経膠腫（optic glioma）
　5. 2個以上の虹彩小結節（Lisch nodule）
　6. 特徴的な骨病変の存在（脊柱・胸郭の変形，四肢骨の変形，頭蓋骨・顔面骨の骨欠損）
　7. 家系内（第一度近親者）に同症

7項目中2項目以上で神経線維腫症1型と診断する。

＜その他の参考所見＞
　1. 大型の褐色斑
　2. 有毛性褐青色斑
　3. 若年性黄色肉芽腫
　4. 貧血母斑
　5. 脳脊髄腫瘍
　6. Unidentified bright object（UBO）
　7. 消化管間質腫瘍（Gastrointestinal stromal tumor, GIST）
　8. 褐色細胞腫
　9. 悪性末梢神経鞘腫瘍
　10. 限局性学習症（学習障害）・注意欠如多動症・自閉スペクトラム症

(診断のポイント)
*¹: 多くは出生時からみられる扁平で盛り上がりのない斑であり，色は淡いミルクコーヒー色から濃い褐色に至るまで様々で色素斑内に色の濃淡はみられない。通常大きさは1～5cm程度で形は長円形のものが多く，丸みを帯びた滑らかな輪郭を呈する（小児では大きさが0.5cm以上あればよい）。
*²: 皮膚の神経線維腫は常色あるいは淡紅色の弾性軟の腫瘍であり，思春期頃より全身に多発する。圧痛，放散痛を伴う神経の神経線維腫やびまん性に隆起した神経線維腫がみられることもある。

(診断する上での注意点)
　1. 患者の半数以上は孤発例で両親ともに健常のことも多い。
　2. 幼少児期にはカフェ・オ・レ斑以外の症候はみられないことも多いため，時期をおいて再度診断基準を満たしているかどうかの確認が必要である。
　3. 個々の患者にすべての症候がみられるわけではなく，症候によって出現する時期も異なるため，本邦での神経線維腫症1型患者にみられる症候のおおよその合併率と初発年齢（表1）を参考にして診断を行う。

表❸ 診断基準（NIH 1988）

以下の所見のうち2つ以上を満たす場合にNF1と診断する。
- 思春期以前では5mm以上，思春期以降では15mm以上の最大径を有するカフェ・オ・レ斑が6個以上
- 形態を問わない神経線維腫が2個以上，あるいは叢状神経線維腫が1個
- 腋窩や鼠径部の雀斑
- 視神経グリオーマ
- 2個以上のLisch結節（虹彩過誤腫）
- 蝶形骨異形成や脛骨偽関節などの特徴的な骨病変
- 1度近親者（親，同胞，子）に上記診断基準を満たすNF1罹患者がいる

V. 遺伝カウンセリングの実際

1歳男児，体幹を中心としたカフェ・オ・レ斑（図❶）を主訴に来院。身長・体重は標準的であったが，頭囲は+1.2SDと軽度の大頭傾向があった。カフェ・オ・レ斑は，NIHの基準を満たす大きさと個数であった。家系内に同様の皮膚所見を呈するものはいない。眼科精査でもLisch結節を確認し，NIHの基準を満たすことから臨床診断に至った。NF1の概要と合併症管理の重要性を親に説明し，継続的な合併症管理を行うこととなった。整形外科での四肢・脊椎評価も行った。1歳6ヵ月時の頭部MRIによる視神経精査では異常を検出しなかったが，引き続き眼科での精査を定期的に継続した。発達に遅れは目立た

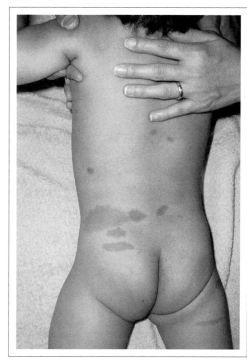

図❶ カフェ・オ・レ斑

ず，就学は普通クラスに在籍。中高学年頃から，授業での集中力が続かず，教科によっては個別の指導も考慮された。高学年になって以降，腋窩部の雀卵斑様色素斑が目立つ傾向があった。神経線維腫は指摘されていない。中学生となり，本人への告知と説明が予定されている。

参考文献

1) Friedman JM : Neurofibromatosis. https://www.ncbi.nlm.nih.gov/books/NBK1109/
2) Seminog OO, Goldacre MJ : Br J Cancer 112, 1546-1548, 2015.
3) 吉田雄一，倉持 朗，他：日皮会誌 128, 17-34, 2018.
4) NIH : Neurofibromatosis 1, 172-178, 1988.

黒澤健司	
1988年	新潟大学医学部卒業 神奈川県立こども医療センタージュニアレジデント
1990年	埼玉県立小児医療センター未熟児新生児科レジデント
1991年	神奈川県立こども医療センター遺伝科シニアレジデント
1993年	九州大学遺伝情報実験施設研究生
2002年	神奈川県立こども医療センター遺伝科科長
2008年	神奈川県立病院機構神奈川県立こども医療センター遺伝科部長

第3章 小児・周産期遺伝カウンセリング各論（遺伝カウンセリングの実際/ケーススタディを含む）

1．小児編
9）脊髄性筋萎縮症 I 型と遺伝カウンセリング

齋藤加代子・横村　守

　乳児の最重症難病である脊髄性筋萎縮症 I 型（Werdnig-Hoffmann 病：SMA I 型）は，SMN1 遺伝子欠失や変異による SMN タンパク質産生の低下を病因とする。脊髄運動神経細胞の変性・消失による筋萎縮と進行性筋力低下が特徴の下位運動ニューロン病である。核酸医薬品の髄腔内投与による治療が承認され，早期診断・早期治療開始の有効性が示されている。遺伝カウンセリングにおいては，遺伝学的検査による速やかな診断確定と治療介入の有効性を両親・家族が理解し，理学療法を含む医療ケアが可能な体制作りを支援することが重要である。

はじめに

　脊髄性筋萎縮症 I 型（Werdnig-Hoffmann 病：SMA I 型）は，乳児における最重症の難病の一つである。新生児，乳児においてフロッピーインファントの症候を示し，呼吸筋と嚥下筋の筋力低下により次第に肺炎，無気肺，呼吸不全をきたす。SMA I 型においては，確定診断がつくと，小児科において気管切開を行い人工呼吸器装着と在宅管理に向けての体制を整えるか，または気管切開を受けず緩和ケアと看取りの体制を選択するか，という究極の選択を両親や家族に迫る深刻な疾患である。しかし，2017 年の核酸医薬品スピンラザ®（ヌシネルセン）髄腔内投与の国際共同治験の成功による薬事承認を端緒として，低分子医薬品経口投与や遺伝子組換え医薬品単回静脈投与の国際共同治験など，次々に有効な治療開発がなされてきている。「治らない疾患」としての脊髄性筋萎縮症（SMA）が治り，さらに発症を予防する可能性が出てきたということは，医療において，早期に SMA を診断し，治療に結びつけることが要求される。

　このような背景にて，SMA I 型における診療，遺伝カウンセリング，さらに出生前診断は大きく変わろうとしている。SMA I 型の遺伝カウンセリングにおいては，児の両親にとって，その時点における適切な選択ができるように，時々刻々と進歩する医療の最前線の情報提供を受ける体制が必要である。本稿では，遺伝カウンセリングの例を呈示し，SMA I 型の臨床，新規治療法の発展について解説する。

I．遺伝カウンセリングの実際

【症例】患児（A 君）。生後 2 ヵ月，男児，健康な女児（B ちゃん）4 歳がいる第 2 子（図❶）。
【受診目的】A 君の確定診断のための遺伝学的検査，新規治療の情報を得たい。姉の B ちゃんは罹患していないか？　次子におけるリスクは？　その対応は？
【病歴】妊娠中問題なし，胎動も弱くない。38w5d，

■ **Key Words**

脊髄性筋萎縮症，フロッピーインファント，アンチセンス核酸，ヌシネルセン，スプライシング，SMN1 遺伝子，SMN2 遺伝子，遺伝学的検査，MLPA 法

2800gにて出生。分娩に問題なし，A君は出生時より啼泣良好，哺乳も問題なかった。生後3週目より足を開排位のまま動かさない，肘を伸ばしたままで腕の動きがほとんどない，泣き声がか細いことに家族が気づいた。1ヵ月健診で近医小児科に相談をしたが，様子を見ましょうと言われた。生後1ヵ月半，母乳の吸いつきが弱く，飲みが悪い，体幹・四肢を動かさなくなった。再度，小児科医院を受診したところ，地元の病院を紹介され直ちに入院，精査となった。入院時，全身の筋緊張低下，フロッピーインファント，奇異呼吸があり，体重の増えが悪い，舌の線維束性収縮（＋），深部腱反射（－）などの所見により，脊髄性筋萎縮症Ⅰ型を疑われ，遺伝学的検査を受けるため，新規治療の情報を得るため，当センターに両親とともに受診となった。

【遺伝カウンセリング】臨床経過，診察所見からA君は脊髄性筋萎縮症（SMA）Ⅰ型と臨床診断される。以下の説明を行う。

1. SMAとは
2. SMAの原因遺伝子
3. SMAの遺伝学的検査
4. SMAにおける新規治療
5. SMAにおけるケア

さらに，次子の出生前診断を受ける希望がある場合には，次子を妊娠してからの検査は時間的な制約があるため，妊娠前に準備をしておくことが必要である。具体的には2回目以降の受診時，遺伝カウンセリングの下に患児と両親のDNAで，*SMN*遺伝子領域におけるマイクロサテライト多型解析を実施して，次子の妊娠における出生前診断の準備をする。

Ⅱ．SMAとは

SMAは脊髄前角細胞の変性・消失による筋萎縮と進行性筋力低下を特徴とする下位運動ニューロン病である。5番染色体（5q13.2）に原因遺伝子 *survival motor neuron 1*（*SMN1*）遺伝子[1]が存在する常染色体劣性遺伝病である。日本で約10万人に1～2人の頻度で認められる。*SMN1*遺伝子欠失や変異によるSMNタンパク産生の低下を病因として，脊髄運動神経細胞の変性・消失が生じる。発症年齢と最高到達運動機能により0型，Ⅰ型，Ⅱ型，Ⅲ型，Ⅳ型に分類される。0型は胎児期の発症で出生直後から人工呼吸管理を必要とする最重症型，Ⅰ型は新生児期から乳児期の発症の重症型，Ⅱ型は幼児期の発症で，頸定と独座を獲得するも生涯歩行不可能，Ⅲ型は歩行機能を獲

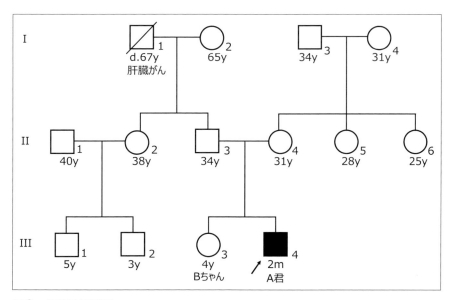

図❶ 症例の家系図

得するが，幼児期から小児期に次第に歩行困難，Ⅳ型は成人発症で最も緩徐な経過をとる。到達運動機能により**表❶**のような細分類を行っており，細分類と運動機能障害進展過程は相関する[2]。

Ⅰ型（Werdnig-Hoffmann 病）はSMAの中で最も頻度が高く，筋力低下が重症で全身性である。発症後，運動発達は停止し，体幹を動かすこともできず，筋緊張低下のためにフロッピーインファントを呈する。体重の増えが悪い，飲みが悪く，吸い付きが弱い，おとなしいと気づかれる。新規治療を受けず，人工呼吸管理をしない場合には死亡年齢は平均6～9ヵ月であり，24ヵ月までに95%が死亡する。

Ⅲ．SMA の原因遺伝子

1995年にSMAの原因遺伝子 SMN 遺伝子が同定された[1]。責任遺伝子である SMN1 遺伝子と，修飾遺伝子としての SMN2 遺伝子が存在し，その塩基配列は5塩基を除いて相同である。SMN1 と SMN2 の塩基配列の違いにより，SMN2 のスプライシングの過程で，ほとんどのエクソン7がスキップされる。このため産生される SMN タンパク質の大部分は短縮型の非機能性となる。SMA における機能性の全長 SMN タンパク質は，SMN2 から産生されるわずかな完全長 SMN タンパク質のみとなる。

Ⅰ型からⅣ型の臨床的重症度の幅については，SMN2 遺伝子のコピー数，すなわち SMN2 遺伝子がどの程度，SMN タンパク質を産生するかで説明できる。臨床像が軽症の場合，SMN2 のコピー数が多く，全長 SMN タンパク質の量が多く産生されている。

Ⅳ．SMA における遺伝学的検査

SMA を疑った場合，まずは遺伝学的検査を実施する。染色体検査，筋電図，画像検査，筋生検などに時間を費やすことで，早期診断・新規治療薬による早期治療の有効性が減少する。SMA の多くはホモ接合性の遺伝子欠失を示すが，点変異などの微小変異を示すこともある。SMN1 遺伝子の下流には NAIP（neuronal apoptosis inhibitory protein）遺伝子が存在し，欠失の領域が広く NAIP 遺伝子欠失も示す例は重症な傾向がある。multiplex ligation-dependent probe amplification（MLPA）法により欠失の診断，コピー数の解析を行う（**図❷**）。点変異などの微小変異は SMN1 遺伝子に特異的な long PCR を行い[3]，シークエンス法により同定する。SMA における遺伝学的検査と検査前後の遺伝カウンセリングは保険収載されている。

Ⅴ．SMA における新規治療

SMN2 遺伝子のイントロン7には hnRNP-A1/A2 依存性スプライシングサイレンサーの領域があり，pre-mRNA において hnRNP-A1/A2 が結合することにより，その多くは mRNA におけるエクソン7がスキップされる（**図❸**）。そのため完全長の機能性 SMN タンパクではなく，不安定な Δ7 タンパク質となる。アンチセンス核酸（ASO）が pre-mRNA において hnRNP-A1/A2 依存性スプライシングサイレンサーの領域に結合することにより，hnRNP-A1/A2 は結合できず，エクソン

表❶ SMAの型別分類，細分類（文献2より）

型	発症年齢	最高到達運動機能	細分類	詳細な最高到達運動機能
0	胎児期	なし	0	なし
Ⅰ	0～6m	独座不可能	Ⅰa Ⅰb	頸定なし 頸定あり
Ⅱ	<18m	独歩不可能	Ⅱa Ⅱb	8ヵ月以降に独座 8ヵ月以前に独座
Ⅲ	18m<	独歩可能	Ⅲa Ⅲb	階段昇り不可能 階段昇り可能
Ⅳ	20y<	正常	Ⅳ	すべて正常に到達

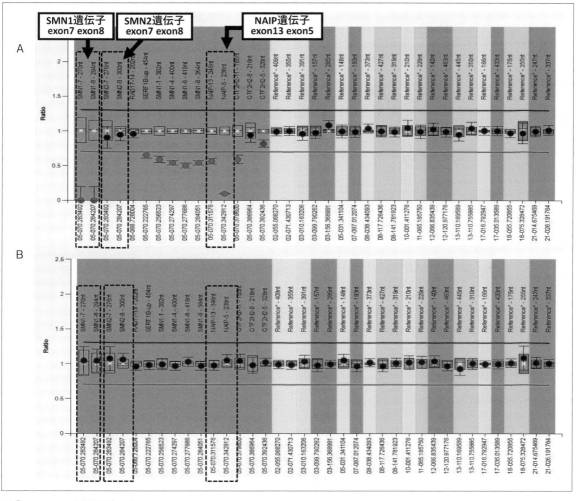

図❷ MLPA の結果データ
A. 患者。*SMN*1 エクソン 7, 8:0 コピー, *SMN*2 エクソン 7, 8:2 コピー, *NAIP* 遺伝子 エクソン 13:2 コピー, エクソン 5: 1 コピー。
B. 対照。すべての遺伝子は 2 コピーであった。

7 のスキップは抑制される。エクソンインクルージョン, すなわちエクソン 7 が読まれることにより完全長の SMN タンパク質が合成される[4]。SMA の治療は, このような機序で, ASO の髄腔内投与による *SMN2* 遺伝子由来の完全長 SMN タンパク質合成が増加し, 原因である病態を改善する。

2015 年から 15 ヵ国, 36 医療施設の参加にて, 国際共同治験として ISIS-SMN（ヌシネルセン）髄腔内投与による実薬：偽薬＝2：1 の第 3 相臨床試験を二重盲検ランダム化比較対照試験として実施され, 日本も参加した[5)6)]。実薬群において運動機能に対する有効性が示され, ヌシネルセンの髄腔内投与による SMA の新規治療が, 国際共同治験による有効性と安全性の検証により, Ⅰ型に引き続いて, Ⅱ, Ⅲ型においても証明され, 米国 FDA に引き続き, ヨーロッパ EMA および日本 PMDA において承認され, 診療において使用されるようになった。病態修飾治療として症状固定前さらには発症前に投与することで, 症状の発現を抑え, 軽減化もしくは無症状化する可能性がある。同様のメカニズムをもつ経口薬の開発もな

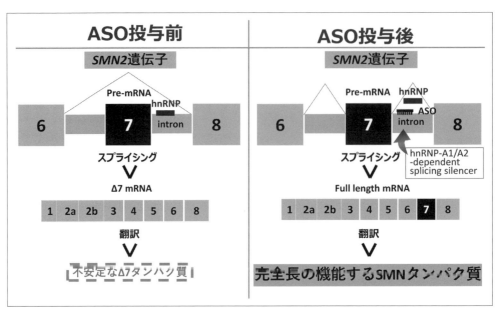

図❸ SMAにおけるASO投与によるスプライシングの変化

され治験が開始されている。さらに，Ⅰ型に対するAAV9をベクターとする遺伝子治療も第2相試験において有効性の報告がなされ，国際共同治験が進んでいる[7]。

Ⅵ．SMAのケア

SMAの診断を実施したら，医療では何をするのか，Wangらは2007年にSMAにおける標準ケアのコンセンサスステートメントを発表し[8]，多くの国はこの内容に沿って治療-ケアを実施してきた。家族へ疾患に関してのみならず必要な医療ケアや社会保障制度などに関する十分な情報提供をすべきである。Ⅰ型，Ⅱ型の重症例においては，呼吸筋，特に肋間筋の筋力低下への対応，非侵襲的人工呼吸（NPPV）や侵襲的人工呼吸の情報提供が重要である。特にⅠ型では，多職種による包括的医療ケアを行う。新規治療の承認前は，気管切開などの侵襲的人工呼吸管理を希望しない場合においては，緩和ケア的アプローチがなされてきた。アンチセンス核酸ヌシネルセン髄腔内投与の承認により，SMAの標準ケアは変革しつつある。一方で，治療の有効性の評価および有効性の増進のために，理学療法の重要性は増していくと考えられる。

おわりに

SMA Ⅰ型という乳児期の難病に対して，新規治療の開発により，早期診断・早期治療の有効性が示されてきた。遺伝カウンセリングの現場では，症状が進行する患児の状況を両親と家族が理解し，遺伝学的検査により本症の診断確定を速やかに実施すること，医療ケアおよび新規治療の対応ができる体制作りを行うことが重要である。

COI開示
著者はBiogen社のadvisory board memberであり，講演料，原稿料を受けている。中外製薬における治験調整医師，AveXis社のconsultantの契約をしている。著者の所属施設はサイネオス・ヘルス・クリニカル株式会社（Biogen社依頼），株式会社リニカル（中外製薬依頼），エイツーヘルスケア株式会社（ノバルティスファーマ株式会社，AveXis社依頼）より治験研究費を受領していることを開示する。

参考文献

1) Lefebvre S, et al : Cell 80, 155-165, 1995.
2) Kaneko K, et al : Brain Dev 39, 763-773, 2017.
3) Kubo Y, Nishio H, et al : J Hum Genet 60, 233-239, 2015.
4) Hua Y, et al : Am J Hum Genet 82, 834-848, 2008.
5) Finkel RS, et al : N Engl J Med 377, 1723-1732, 2017.
6) Mercuri E, et al : N Engl J Med 378, 625-635, 2018.
7) http://www.curesma.org/research/latest-advances/
8) Wang CH, et al : J Child Neurol 22, 1027-1049, 2007.

齋藤加代子	
1976 年	東京女子医科大学医学部卒業
1980 年	同大学院臨床医学系小児科学修了
1999 年	同教室講師，助教授を経て，教授
2001 年	東京女子医科大学大学院先端生命医科学系専攻遺伝子医学分野教授（兼任）
2004 年	東京女子医科大学附属遺伝子医療センター教授専任・所長
2016 年	東京女子医科大学副学長
2017 年	東京女子医科大学附属遺伝子医療センター特任教授・所長 東京女子医科大学名誉教授 東京女子医科大学臨床ゲノムセンター所長
2018 年	東京女子医科大学病院遺伝子医療センターゲノム診療科特任教授

第3章 小児・周産期遺伝カウンセリング各論（遺伝カウンセリングの実際/ケーススタディを含む）

2. 周産期編
1）高年妊娠に関する遺伝カウンセリング

鈴森伸宏

　国内では出産年齢の高年齢化に伴い，妊娠・分娩合併症や胎児疾患の増加がみられ，少産少子化とともに大きな社会問題になっている。出生前診断は，妊娠中に胎児が何らかの疾患に罹患していると思われる場合や，胎児の異常は明らかではないが何らかの理由で胎児が疾患を有する可能性が高くなっていると考えられる場合に，その正確な病態を知る目的で診断を行うことである。高年妊娠に対する出生前診断には医学的・社会的・倫理的に留意すべき課題が多く，適切な遺伝カウンセリングを行ったうえで実施することが大切である。

はじめに

　近年，女性の社会進出と晩婚化，遺伝子解析技術の進歩に伴って，高年出産に対するニーズは急速に広まり，妊婦自身が様々な面でメンタルストレスを受けるようになってきている[1]。国内の人口動態調査では，35歳以上で出産する女性は1951年には14％であったが，近年は30％を超え，3人に1人は高年出産する時代になっている。ライフスタイルの変化に伴う出産年齢の高年齢化は，卵子の老化をはじめとする出生前環境悪化の一つの原因となっている。また，生殖補助医療での出生割合は5％を超えており，年々増加している[2]。加齢とともに妊娠・周産期合併症（流産・早産・妊娠高血圧症候群・前置胎盤など）の増加，軟産道強靭など分娩合併症の増加，帝王切開率や母体死亡率の増加，配偶子形成の減数分裂時の染色体不分離が主原因である胎児染色体疾患の増加がある。出生前診断の基本的な概念は，胎児が疾患に罹患していると思われる場合や，胎児の異常は明らかではないが何らかの理由で胎児が疾患を有する可能性が高くなっていると考えられる場合に，その正確な病態を知る目的で診断を行うことである。高年妊娠に対する出生前診断には，クライエントへの正確な情報提供，遺伝カウンセリングが必要である。

I. 高年妊娠の背景

　高年妊娠（advanced maternal age）は，ここでは初産・経産関係なく35歳以上の妊婦とする。女性の社会進出と晩婚化，出産年齢の高年齢化が年々国内で進んできている。また，生殖補助医療での出生割合は19名に1名と5％を超え，漸増傾向である。

　厚生労働省の人口動態調査では，国内の出生数は1970年頃から減少しており，35歳以上の高年妊婦は漸増している（図❶）[3)4)]。この傾向は今後も続き，年間出生数は近いうちに90万人を下回ることが予想される。25歳から29歳にピークであった妊婦年齢は，30歳から34歳に移行し，40

■ **Key Words**
高年妊娠，遺伝学的検査，染色体，出生前診断，妊娠・周産期合併症，確定的検査，非確定的検査

1）高年妊娠に関する遺伝カウンセリング

歳以上の妊婦も特に都市部では増加が著しい（図❷）[4]。2017年には30％を超え，3人に1人は高年出産するようになっている。高年出産に伴うダウン症候群の増加については図❸に示す[4]。30代後半からその出生確率は増加し，年齢別患者数は二相性に示される。しかし，国内では高年妊娠で出生前検査を実施される妊婦は数％程度であり，北米・欧州など受検率70％を超える先進各国に比べて，かなり低い割合の妊婦のみ出生前診断が行われている。

出生前検査に関する関連サイトとして，医療における遺伝学的検査・診断に関するガイドライン（日本医学会），出生前に行われる検査および診断に関する見解（日本産科婦人科学会），「母体血を用いた新しい出生前遺伝学的検査」についての共同声明（日本医学会・日本医師会・日本産科婦人科学会・日本産婦人科医会・日本人類遺伝学会），母体血を用いた新しい出生前遺伝学的検査に関する指針（日本産科婦人科学会），新たな手法を用いた出生前遺伝学的検査について（日本産科婦人科学会）がある。

Ⅱ．母体年齢と胎児染色体疾患

ヒト受精卵では，約45％に染色体異常がみられるが，妊娠初期には約15％まで減少し，妊娠してから約10％が自然流産となるため，染色体異常として出産する割合は約0.6％とされている（図❹）[5]。つまり，染色体異常胚の淘汰により，妊娠が進むにつれて染色体異常の

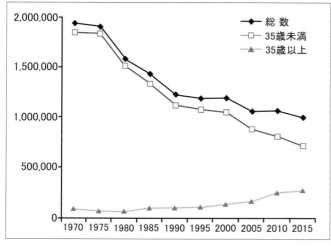

図❶ 出生数の推移
厚生労働省の平成27年（2015）人口動態調査より

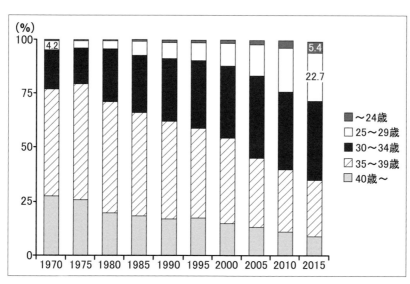

図❷ 高年妊娠は全妊娠の28.1％（2015年）
厚生労働省の平成27年（2015）人口動態調査より

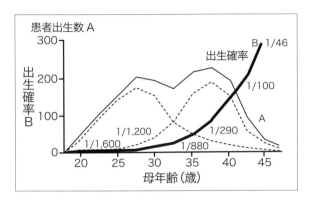

図❸ ダウン症候群の母年齢別患者数（文献8より）

割合は減少する。また，染色体異常の種類によって妊娠継続率は異なり，染色体疾患をもつ児の大部分は流産に終わることがわかっている。出産児における母体年齢と児の染色体疾患罹患率を**図❺**に示す。13トリソミー，18トリソミーでは90％以上，ダウン症候群では80％以上が流産となるため，実際の初期胚でのトリソミーの頻度は高いと考えられる。母体年齢と妊娠週数別にみた胎児染色体疾患の罹患率は**表❶**に示すとおりであり，遺伝カウンセリングで情報提供するうえで参考になる。

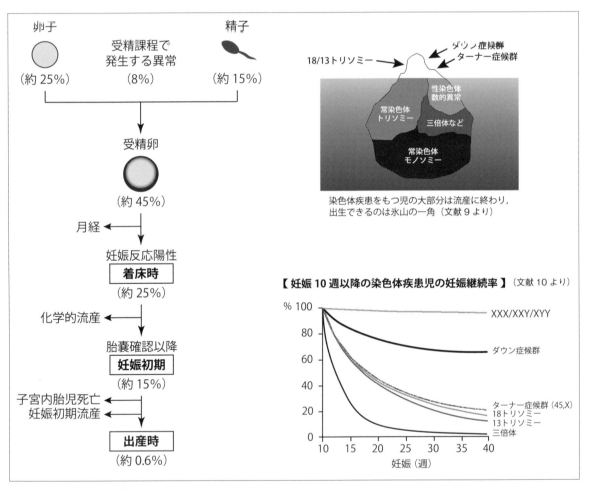

図❹ 染色体異常と流産
染色体異常卵の淘汰：妊娠前後の各段階での染色体異常の割合。

1）高年妊娠に関する遺伝カウンセリング

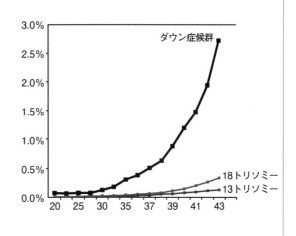

母体年齢（出産時）	ダウン症候群	18トリソミー	13トリソミー
20	1/1,441	1/10,000	1/14,300
25	1/1,383	1/8,300	1/12,500
30	1/959	1/7,200	1/11,100
35	1/338	1/3,600	1/5,300
36	1/259	1/2,700	1/4,000
37	1/201	1/2,000	1/3,100
38	1/162	1/1,500	1/2,400
39	1/113	1/1,000	1/1,800
40	1/84	1/740	1/1,400
41	1/69	1/530	1/1,200
42	1/52	1/400	1/970
43	1/37	1/310	1/840
44	1/38	1/250	1/750
45	1/30		

図❺ 母体年齢と児の染色体疾患罹患率（出産時）（文献9より）
出産年齢の高年化に伴い，染色体疾患の頻度は増加する．卵子形成時の染色体不分離の頻度の増加などが原因の一つと考えられている．

表❶ 母体年齢と妊娠週数別にみた染色体疾患の罹患率（文献9より）

年齢	ダウン症候群			18トリソミー			13トリソミー		
	10週	16週	出生時	10週	16週	出生時	10週	16週	出生時
20	1/800	1/1,050	1/1,441	1/2,000	1/3,600	1/10,000	1/6,500	1/11,000	1/14,300
25	1/710	1/930	1/1,383	1/1,750	1/3,200	1/8,300	1/5,600	1/9,800	1/12,500
30	1/470	1/620	1/959	1/1,200	1/2,100	1/7,200	1/3,700	1/6,500	1/11,000
35	1/185	1/245	1/338	1/470	1/840	1/3,600	1/1,500	1/2,600	1/5,300
36	1/150	1/195	1/259	1/370	1/660	1/2,700	1/1,200	1/2,000	1/4,000
37	1/115	1/150	1/201	1/280	1/510	1/2,000	1/900	1/1,600	1/3,100
38	1/90	1/115	1/162	1/220	1/390	1/1,500	1/700	1/1,200	1/2,400
39	1/65	1/90	1/113	1/170	1/300	1/1,000	1/530	1/920	1/1,800
40	1/50	1/70	1/84	1/130	1/230	1/740	1/400	1/700	1/1,400
41	1/40	1/50	1/69	1/95	1/170	1/530	1/300	1/530	1/1,200
42	1/30	1/40	1/52	1/70	1/130	1/400	1/230	1/400	1/970
43	1/20	1/30	1/37	1/55	1/95	1/310	1/170	1/300	1/840
44	1/15	1/20	1/38	1/40	1/70	1/250	1/130	1/200	1/750

Ⅲ．高年妊婦への遺伝カウンセリング

高年妊娠で遺伝カウンセリングへ来院されるクライエントは，年齢が高いというだけで漠然とした不安を抱き，遺伝カウンセリング外来に訪れることが多い．妊娠経過中に母児に起きうること，出生前検査の選択肢と検査の限界，産科的・遺伝的リスクなどを説明し，適切な周産期管理を行う必要がある．国内では，日本産科婦人科学会の指針のもとに2013年4月から母体血を用いた出生前遺伝学的検査（NIPT：non-invasive prenatal testing）[6]が開始され，2018年から同学会の見解改訂により，重篤な遺伝性疾患，反復流産に対して着床前診断が検査として実施されるようになり，遺伝カウンセリングの重要性が指摘されている．また，生殖補助医療や薬剤の胎児への影響について，凍結胚の保存について，風疹やトキソプラズマなどの胎児感染について，前児の疾患について，など様々な質問を受けることになる．さらに，高年妊娠による妊娠・周産期合併症について

は遺伝カウンセリングと直接関連するものではないが，遺伝外来でしばしば質問を受けるため，周産期・新生児管理についての知識も広げておく必要がある。

出生前検査としては，非確定的検査では超音波検査（NT，鼻骨，三尖弁逆流など）・母体血清マーカー検査（クアトロ・トリプルマーカー），コンバインド検査，NIPT，確定的検査では羊水検査・絨毛検査がある。いずれも検査前に本人とパートナーには適切な遺伝カウンセリングを施行することが望まれる。国内では医療者側から積極的に出生前検査を勧めるというよりは，本人などから検査希望があるときに，検査について説明する場合が多い。産婦人科診療ガイドライン産科編2017（日本産科婦人科学会編）では，出生前診断としての染色体検査・遺伝子検査の実施上の注意点として，検査前には遺伝カウンセリングを行った後，インフォームドコンセントを得てから実施する（推奨レベルA）こととされている[7]。

高年妊婦に対する遺伝カウンセリングの例として，下記に挙げるケーススタディでみる。

＜ケーススタディ＞

クライエントの春香（38歳）は，大学の同級生の明雄（38歳）と7年前に結婚した。結婚してからお互いに仕事が忙しかった。夫婦ともに特記すべき既往歴や家族歴はない。なかなか妊娠せず，2年前からARTクリニックへ通院したところ，2回目の体外受精胚移植で妊娠した。妊娠6週頃，胎児心拍動が確認されたが，高年初産であり，自分の遠い親戚に自閉症の人がいて，子どもの病気について心配なことを同クリニックに相談したところ，総合病院の遺伝外来を紹介された。家系図に特記すべき事項なし。

このケースでは，高年妊娠のリスクについての理解，生殖補助医療，出生前検査の方法とその選択肢，何を不安に感じているのか，妊娠合併症と周産期管理がポイントとなる。例えば，施設内でロールプレイを実施して，ケーススタディをすることも一考と思われる。

1. ロールプレイ：高年妊娠，出生前検査の選択肢について

出生前診断，発達障害，自閉症を含めて，いろいろ子どものことが心配なため，妊娠8週で紹介されて夫婦で受診した。

→検査の選択肢，具体的に胎児疾患として何が心配か，検査でわかることとわからないこと，検査に伴うリスクや費用などについて

2. ロールプレイ：出生前検査後について

夫婦でよく相談して羊水染色体検査を受けた。検査結果を聞くために妊娠18週で再診した。開示された羊水染色体検査の結果は正常核型であった。どこでお産したらよいか思い悩んでいる。

→高年妊娠の合併症について，分娩に伴うリスクについて，羊水染色体検査ではわからない胎児疾患について，産後のケアについて

おわりに

高年妊婦に対する遺伝カウンセリングでは，クライエントの高年妊娠についての理解，生殖補助医療，出生前検査の方法とその選択肢，何を不安に感じているのか，妊娠合併症と周産期管理といった様々な観点からみていく必要がある。社会背景の変化や医療技術の進歩に伴い，提供すべき情報も変化するため，医療者自身が新しい情報収集とクライエントに対する適切な遺伝カウンセリングに努めていくことが大切であると考えられる。

参考文献

1) Suzumori N, et al : Prenat Diagn 34, 1055-1060, 2014.
2) Samura O, et al : J Obstet Gynecol Res 43, 1245-1255, 2017.
3) Takeda E, et al : J Obstet Gynaecol Res 42, 1222-1228, 2016.
4) 浜之上はるか：産婦の実際 66, 389-398, 2017.
5) 関沢明彦, 他：周産期遺伝カウンセリングマニュアル 改訂2版, 中外医学社, 2017.
6) Bianchi DW, et al : N Engl J Med 379, 464-473, 2018.
7) 日本産科婦人科学会編：産婦人科診療ガイドライン産科編 2017, 110-114, 2017.
8) 新川詔夫, 他：遺伝医学への招待 改定第5版, 南江堂,

9) Gardner RJM : Chromosome Abnormalities and Genetic Counseling 4th ed, Oxford University Press, 2014.

10) Nicolaides KH : The 11-13^{+6} weeks scan, Fetal Medicine Foundation, 2004.

鈴森伸宏

1993 年	三重大学医学部卒業 国立病院機構名古屋医療センター研修医
2000 年	名古屋市立大学大学院医学研究科修了,医学博士 名古屋市立大学医学部産科婦人科学助手 ベイラー医科大学(ヒューストン)病理学助手
2002 年	名古屋市立大学生殖遺伝医学・生殖発生医学助手
2007 年	同大学院産科婦人科学講師
2010 年	同准教授
2017 年	同病院教授

第3章 小児・周産期遺伝カウンセリング各論（遺伝カウンセリングの実際/ケーススタディを含む）

2．周産期編
2）胎児治療と遺伝カウンセリング

和田誠司

　出生前診断の技術は進み，多くの先天性疾患が出生前診断されるようになってきている。出生前診断の前後には児の予後，治療法，次子の再発率などを含めた遺伝カウンセリングが重要である。

　胎児治療とは母体を通じて胎児の治療を行うことであり，母体への外科的・内科的な侵襲や早産のリスクが伴うため，治療の対象疾患，治療適応はより慎重に選択される。現在，胎児治療が行われている先天性疾患は，外科的な治療では胎児胸水，下部尿路閉塞，先天性横隔膜ヘルニア，脊髄髄膜瘤など，内科的な治療では先天性副腎過形成，不整脈などである。

　一方で再生医療技術のような新しい医療技術も胎児治療への応用が期待されている。先天性疾患の中でも胎児治療が可能な疾患は限られているが，新しい医療技術の進歩により先天性疾患に対しての胎児治療が発展すれば，遺伝カウンセリングの重要性がさらに増すと考えられる。

はじめに

　胎児治療は，子宮内の胎児に対して母体を通して治療を行う医療である。様々な疾患で胎児治療の研究が行われているが，標準的な医療となっている疾患は限られている。胎児治療を実施するためには当然ながら出生前診断が重要であるため，適切な遺伝カウンセリングが欠かせない。本稿では胎児治療が行われる場合の遺伝カウンセリングの実施方法と対象疾患について概説する。

Ⅰ．胎児治療とは

　胎児治療は早産や母体への侵襲，副作用のリスクが伴うため，出生後の治療で十分間に合う疾患・症例は対象とはならない。つまり，治療の有益性が母児への安全性，早産のリスクより勝り，胎児死亡や出生後の治療では高度の障害を伴う可能性が高い疾患が対象である。そのためには基礎研究および臨床研究によるエビデンスに基づいて実施されるべきである。

1．胎児治療の方法と対象疾患

　胎児治療の方法は，主に内科的治療と外科的治療に分けられる。内科的治療は経胎盤的薬物治療で，母体・胎盤を経由し胎児に投薬するものである。頻脈性および徐脈性不整脈，先天性副腎過形成などが対象となる。外科的治療は，胎児胸水や無心体双胎などに行う超音波ガイド下での病変部位への穿刺術またシャント挿入術，双胎間輸血症候群や先天性横隔膜ヘルニアで行う胎児鏡下手術，脊髄髄膜瘤などで行う母体を開腹し子宮を切

■ **Key Words**
出生前診断，胎児治療，遺伝カウンセリング，先天性副腎過形成，胎児胸水，骨形成不全症，染色体疾患

開する開腹直視下手術がある。後者ほど母体への侵襲が大きくなる（**表❶**）。また，日本胎児治療グループのホームページにも各疾患の胎児治療の概要が掲載されている。

Ⅱ．胎児治療と遺伝カウンセリング

　胎児治療を可能とするためには胎児診断されることが必須である。胎児治療が実施されるプロセスは2通り考えられ，一つは胎児診断された胎児がそのまま胎児治療されるケースである（**図❶**）。この場合は胎児診断される妊娠週数にもよるが，遺伝カウンセリングやインフォームドコンセント後に治療の意志決定までの時間が短く，展開が早いことが特徴である。

　もう一つは前児が罹患児で次子でも罹患の可能性があるため，出生前診断後に胎児治療が施行されるか，もしくは診断と治療を同時に進める場合である。常染色体劣性遺伝やX連鎖劣性遺伝の遺伝形式の疾患がこのパターンにあてはまる（**図❷**）。罹患児が診断されたときに，次子の再発率や両親の保因者診断についてのカウンセリングが重要である。

Ⅲ．先天性副腎過形成（21水酸化酵素欠損症）

　先天性副腎過形成の発症頻度は1～2万出生に1人である。21水酸化酵素をコードする*CYP21A2*遺伝子の欠損が90％で，遺伝形式は常染色体劣性遺伝である。病態はコルチゾール，アルドステロンの分泌不全から塩喪失，急成長，思春期早発，女児の外性器の男性化をきたし，多くは複合ヘテロ接合体で表現型が多様である。出生後の治療はステロイド，塩化ナトリウムの投与，外性器の外科的治療である。

　21水酸化酵素欠損症に対する出生前治療は，罹患児を出生した夫婦に対する次子が女児である場合の外性器男性化の軽減を目的としており，治療の効果は証明されている。治療薬は胎盤通過性のあるステロイドであるデキサメタゾンを使用し，治療は胎児の男性化は受胎6週（妊娠8週）頃から開始するが，妊娠6～7週では胎児の

表❶　現在行われている主な胎児治療の方法と対象疾患

▶経胎盤的薬物治療
　　頻脈性不整脈，徐脈性不整脈，先天性副腎過形成
▶超音波ガイド下治療
　　胸水，無心体双胎，卵巣のう腫
▶胎児鏡下手術
　　双胎間輸血症候群，sIUGR，横隔膜ヘルニア
▶開腹直視下手術
　　脊髄髄膜瘤，CPAM，仙尾部奇形腫

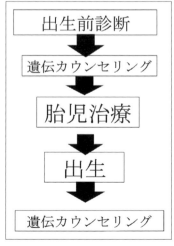

図❶　胎児治療を実施する場合：パターン①

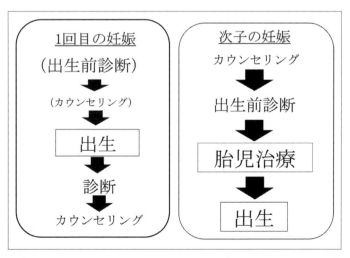

図❷　胎児治療を実施する場合：パターン②（再発率が高い疾患）

遺伝子検査や性別診断は不可能であるため、まずは妊娠6〜7週よりステロイド薬の投与を開始する。妊娠10〜13週で絨毛採取を行い、性別判定（FISH、SRY）、遺伝子検査を行う。男児または非罹患女児であれば判明次第、直ちに治療を中止する（図❸）。治療の利益は1/8の可能性である罹患女児のみであり、男児と非罹患女児（7/8）にもステロイドが不必要に曝露される。このように、21水酸化酵素欠損症は以下のような問題が生じている。

①妊娠初期からの治療が必要
②外性器異常の抑制のためであり、原疾患の治療ではない
③胎児へのステロイド投与の長期的な安全性が不確定（エビデンスが乏しい）
④治療の利益は罹患女児のみであり、男児と非罹患女児にもステロイドが不必要に曝露される

胎児へのステロイド曝露は催奇形性の問題は低いと考えられているが、長期的な安全性の証明が不確定であるため、米国内分泌学会のガイドライン（JCEM 2010）では、出生前治療のデキサメタゾン投与により起こりえる有害事象を避けることが、両親・患者が外性器の男性化によって被る精神的負担より優先すると記載されており[1]、日本小児内分泌学会の21-水酸化酵素欠損症の診断・治療のガイドライン（2014年）では、本邦では長期予後のデータはないことから、いまだ確立した治療法ではなく、慎重に考慮するとされている[2]。

また、近年ではcell-free DNAを利用した診断も研究されており、胎児の性別の決定は、妊娠7週以降では少なくとも95％の感度がある[3]。研究レベルでは、CYP21A2遺伝子を利用したハイブリダイゼーション法で妊娠5週6日に診断が可能であったと報告されている[4]。

Ⅳ．胎児胸水

胎児胸水は二次的な要因で発症する続発性胎児胸水と、乳び胸を主因とした原発性胎児胸水症に分けられる。原発性胎児胸水症は全妊娠の1/12,000の頻度と報告されており、胸腔内に胸水が貯留することで循環不全や肺低形成をきたす。自然寛解する症例から胎児水腫に進行する症例まで重症度は様々である。一般的に、予後に影響する要因は両側性、胎児水腫や腹水の有無、発症妊娠週数などであるが[5]、特に胎児水腫を伴う例の生存率は30〜50％と不良である。そのため重症例に対しては、胎児の胸腔にカテーテルを留

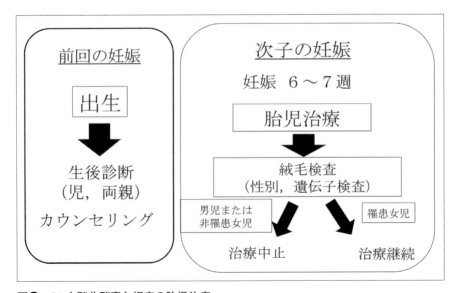

図❸　21水酸化酵素欠損症の胎児治療

置して胸水を羊水腔内に持続的に排液する胸腔－羊水腔シャント術（thoraco-amniotic shunting：TAS）が1980年代より行われている。わが国ではダブルバスケットカテーテルと呼ばれるシャントチューブが開発され，使用されている。この治療により胎児水腫を伴う症例での生存率は50〜70％程度に上昇する。

また，乳び胸すなわち原発性胸水の診断には胸水のリンパ球の割合が参考になるが，ダウン症候群などの染色体疾患による続発性胎児胸水もみられるため[6]，胎児治療実施の前に遺伝カウンセリングと染色体検査が行われる（図❹）。Yangらはさらにリンパ管異常をきたす原因遺伝子の変異を検出し，胎児治療の適応に利用している[7]。

V．骨形成不全症

骨形成不全症は易骨折性や骨変形をきたす骨系統疾患である。軽症のものから周産期致死の重症のものまで様々な臨床像を示し，Sillenceの分類により分けられる。骨形成不全症の90％は常染色体優性遺伝の遺伝形式をとる結合組織の主要な成分であるⅠ型コラーゲンの遺伝子変異（*COL1A1*，*COL1A2*）だが，常染色体劣性遺伝であるⅠ型コラーゲンの修飾酵素や分子シャペロンに関連する遺伝子の異常（*LEPRE1*，*CRTAP*，*PPIB*，*BMP1*，*SERPINH1*，*FKBP10*など）なども報告されている。また，性腺モザイクや体細胞モザイクも存在し，両親が無症状の場合の再発率は7％とされている。

骨形成不全症の出生後の治療は，外科的治療には骨折した場合の整形外科的治療，内科的には骨折頻度の減少を目的としてビスフォスフォネート製剤投与が行われる。また，骨髄移植，間葉系幹細胞移植，遺伝子治療なども研究されている。胎児治療に関しては間葉系幹細胞移植の研究が行われており，マウスでの動物実験を経て[8]，ヒトでの臨床研究も開始されている[9][10]。

VI．その他

低フォスファターゼ症は生後のALP酵素補充療法治療薬が薬事承認され，出生前診断された症例での新生児期からの治療例が報告され，さらに今後は胎児への応用も期待される。

ダウン症候群の中枢神経障害に対する治療の研究も進んでいる。タフツメディカルセンターのBianchiらはダウン症候群モデルマウスを用いた研究から，いくつかの薬物療法で胎児治療の有効性を検討している[11]。もし将来，ダウン症候群の神経障害の治療が可能になったら，遺伝カウンセリングのあり方も変わるかもしれない。

まとめ

出生前診断や胎児治療の技術の進歩により，様々な先天性疾患が胎児治療の対象となる可能性がある。そのような発展とともに遺伝カウンセリングの重要性がますます高まるであろう。

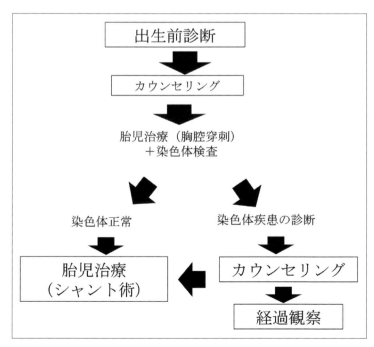

図❹　胎児胸水の胎児治療

参考文献

1) Speiser PW, Azziz R, et al : J Clin Endocrinol Metab 95, 4133-4160, 2010.
2) Ishii T, Anzo M, et al : Clin Pediatr Endocrinol 24, 77-105, 2015.
3) Devaney SA, Palomaki GE, et al : JAMA 306, 627-636, 2011.
4) New MI, Tong YK, et al : J Clin Endocrinol Metab 99, E1022-1030, 2014.
5) Wada S, Jwa SC, et al : Prenat Diagn 37, 184-192, 2017.
6) Yumoto Y, Jwa SC, et al : Prenat Diagn 37, 686-692, 2017.
7) Yang YS, Ma GC, et al : Ultrasound Obstet Gynecol 39, 56-62, 2012.
8) Guillot PV, Abass OH, et al : Blood 111, 1717-1725, 2008.
9) Chan JK, Gotherstrom C : Front Pharmacol 5, 223, 2014.
10) Gotherstrom C, Westgren M, et al : Stem Cells Transl Med 3, 255-264, 2014.
11) Guedj F, Bianchi DW, et al : Curr Opin Obstet Gynecol 26, 92-103, 2014.

参考ホームページ

・日本胎児治療グループ
　http://fetusjapan.jp/

和田誠司
1995 年　東京慈恵会医科大学卒業
1997 年　東京慈恵会医科大学産婦人科入局
2011 年　同講師
2012 年　国立成育医療研究センター胎児診療科医長
　　　　（現 診療部長）

第3章　小児・周産期遺伝カウンセリング各論（遺伝カウンセリングの実際／ケーススタディを含む）

2．周産期編
3）骨系統疾患と遺伝カウンセリング

室月　淳

骨系統疾患とは全身性の骨格の成長・発達の障害を起こす遺伝子疾患であるが，国際分類で42グループ436疾患に分類され，確定診断に難渋することが多い。しかしその遺伝カウンセリングにあたっては，まず何よりも骨系統疾患についての正しい診断を行うことが必要である。われわれは希少疾患を集積して得られた知見を臨床現場にフィードバックすることを目的として，ノンオフィシャルなネットワークをつくって活動してきた。本稿では骨系統疾患診断のための手順をまとめ，代表的な疾患にしぼって，その遺伝カウンセリングを解説した。正確な診断や予後の推定は，家族への説明や出生直後からの管理方針の検討に役立つだろう。

はじめに

　骨系統疾患とは，全身の骨格を形成する組織の成長・発達の障害を起こす遺伝子疾患である。産科のわれわれが遭遇する疾患は，骨系統疾患の中でも胎児期にすでに発症し進行している重症のものが多く，死産や出生後早期に亡くなるために診断にいたらないこともしばしばである。なによりも 2015 年の国際分類[1]で 42 グループ 436 疾患もあるとされる骨系統疾患の診断そのものが難しいのが，診断が確定しないままとなってしまう最大の理由といえる。
　遺伝カウンセリングの視点からみれば，骨系統疾患のケースにおいて，遺伝子検査も含めて診断をきちんと確定し，次に妊娠したときの再発リスクを評価することが基本である。ときには次回妊娠で出生前診断を考慮する必要が出てくることもあるだろう。致死性の疾患の同胞再発だけは防ぎたいのはおおかたのコンセンサスだろう。

　ノンオフィシャルなネットワークであるわれわれの「胎児骨系統疾患フォーラム」は，周産期における骨系統疾患，特に出生前の症例の診断や管理についての経験を集めて検討し，周産期管理の臨床にフィードバックしていくことを目的として 2007 年に結成された。骨系統疾患の遺伝診療においては，骨系統疾患の確定診断を行うことによって，次回妊娠のときに再発する可能性があるか，すなわち遺伝する病気であるかの評価が可能となる。最近では新しい治療法が開発されている疾患もあり，その病気の診断や治療についての適切な助言が必要となるときがある。フォーラムではそういったコンサルテーションに対してできる限りの助力をすることを目標としている。
　骨系統疾患の遺伝カウンセリングにあたっては，まず何よりも正しい診断が絶対条件である。本稿では上記の活動で得られた知見をもとに，骨系統疾患の確定診断，そして次回妊娠にむけての遺伝カウンセリングについてまとめる。

■ **Key Words**
胎児骨系統疾患フォーラム，軟骨無形成症，タナトフォリック骨異形成症，軟骨低形成症，FGFR3 異常症，2 型コラーゲン異常症，先天性脊椎骨端異形成症，軟骨低発生症，軟骨無発生症，骨形成不全症

I. 骨系統疾患の確定診断について

骨系統疾患は早くからX線診断学が確立した分野であり，画像的な評価が診断の中心となっている．無数に存在すると思われた疾患をいくつかの疾患群に整理し診断学を確立したのは，放射線診断畑のSpranger[2]や西村[3]といった世界的な泰斗によってである．Spranger[4]はX線骨所見により骨変化の本質的な類似性をもつ疾患をまとめて臨床的な疾患単位（bone dysplasia family）を提唱した．今日からみて偉大であったのは，それぞれのファミリーに対応する原因遺伝子が，その後の分子遺伝学の進歩とともに一つ一つ同定されていったという歴史的事実である．すなわち彼らは早い時期からX線所見のみによって，疾患の背後にかくされている病態的本質を見出していたことになる．

たとえば比較的頻度の高いachondroplasia（軟骨無形成症）は生命予後が良好で，昔からいわゆる「小人症」の典型とされた骨系統疾患である．一方，thanatophoric dysplasia（タナトフォリック骨異形成症）もしばしば遭遇する疾患であるが，極端な四肢長管骨短縮と胸郭低形成を示し，出生直後に呼吸不全によって亡くなる予後不良の疾患の一つである．一見きわめて対照的な両疾患であるが，Sprangerらはこの両者を一つのファミリーにまとめた．長管骨の短縮や弯曲，骨幹端のcuppingを特徴とし，胸郭の短縮，頭蓋冠の拡大を示しており，両者の差はその程度の問題にすぎないと喝破したのである．

このファミリーにはachondroplasia，hypochondroplasia（軟骨低形成症），SADDAN，thanatophoric dysplasiaなどの疾患がまとめられたが，のちにFGFR3遺伝子に共通して変異があることが明らかにされ，現在ではFGFR3-pathy（FGFR3異常症）という疾患概念になっている．

同じような例として，2型コラーゲン遺伝子のさまざまな異常によって発症するtype2 collagenopathy（2型コラーゲン異常症）というファミリーを挙げることができる．このファミリーに属する骨系統疾患は，spondyloepiphyseal dysplasia congenita（先天性脊椎骨端異形成症）やhypochondrogenesis（軟骨低発生症），achondrogenesis type2（軟骨無発生症2型）などがある．

すなわち骨系統疾患の診断にはまずX線所見が主となり，遺伝子診断はその後にそれを確定するものということである．骨系統疾患436種類のうち，すでに7割以上の原因遺伝子が同定されているとはいえ，novel mutationも次々と見つかっており，遺伝子検査で診断がすべて可能なわけではない．あくまでも骨X線写真をていねいに撮って，その所見の評価により診断に近づいていくのが基本であり，出生前の胎児診断でも同じである．

II. 確定診断のためのステップ

出生児の全身骨X線写真はふつう放射線科医の読影にまわるが，骨系統疾患に通暁している専門家はそれほど多くない．本稿では診断各論には言及しないが，自分たちでも正常異常の鑑別くらいはできるようになっておくとその後の精査も楽である．「胎児骨系統疾患フォーラム」では診断のコンサルテーションを歓迎している．産科医にとって骨系統疾患は超音波計測によるFL（大腿骨長）の短縮，さらには四肢長管骨の短縮として認識されることが多いが，X線診断学的にみて長管骨の短縮のみで他に異常を認めない骨系統疾患というものは存在しない．X線像には必ずなんらかの病的変化を伴うことが基本である．

胎児期の診断においても画像が重要になってくる．出生前の診断では超音波写真と四肢長管骨の計測データ（SD値を含める）が基本となるが，超音波所見だけで確定診断にいたることは難しい．必要に応じて胎児CTを撮ると，出生後の放射線診断学の知見を骨の3D画像にあてはめることによって診断が可能となることが多い．出生後は，上記に示した全身骨X線写真の正面像，側面像，さらに必要に応じて手足や頭蓋骨の写真が重要となってくるが，出生後にわざわざ3D-CTを撮ることは不要である．

骨系統疾患の出生後の確定診断のための遺伝子

診断がどこまで必要かについては議論がある。以前はX線写真などである疾患が疑われても，その原因遺伝子が不明なことも多かったし，また遺伝子が大きい場合などはサンガー法では変異部位が見つからないこともしばしばであった。疾患としてかなりめずらしく画像だけでは診断確定が難しい場合や，研究的意義から行う場合を除けば適応にはかぎりがあった。しかし現在ではNGSによって網羅的にシークエンスできるようになったため，以前よりは遺伝子変異の同定率が格段に増加している。次回妊娠のための遺伝カウンセリングや，場合によっては出生前遺伝子検査のためにも，遺伝子検査による確定検査を必要とする場合は多い。

III．骨系統疾患が疑われる児が出生したときの対応

新生児乳児であれば，出生後に診断確定のために画像検査や血液検査，遺伝子検査を行うことがふつうであるが，仮に胎児死亡や死産となった児，あるいは出生直後に亡くなった児のケースでは，産科医がその場できちんとした対応をしなければ，その後の診断の機会は永遠に失われてしまう。生まれる前からきちんと準備して対応する必要があるが，その対応の仕方を以下に解説する。

1．出生児の肉眼写真とX線写真を撮る

肉眼写真は正面と拡大した顔面の2枚で，所見に応じて背側や四肢の写真も残しておく。X線写真に関しては正面像，側面像は必須であり，brachydactyly（短指症）のパターンの確認のための手の正面や，点状骨化の有無をチェックするために足の側面があれば理想的である。死児の場合，X線撮影の費用の負担に関して問題が生じることがあって，特に公的病院では簡単に撮れない場合があるが，臨床的に重要であることを強調し，事前に話し合いによる取り決めを行っておくことが望ましい。当院ではAIのための病院予算を使うことが認められている。

2．遺伝子診断のための検体採取と保存を行う

もっとも望ましいのは血液である。臍帯血をEDTA採取し，そのまま−20度で凍結保存する（DNAは基本的に安定な物質で，EDTAはDNA分解酵素を阻害するため，2～3日室温で放置していても大丈夫ともされている）。最低0.5～1mLで，5mL程度あるとたいてい十分である。ヘパリン採血でも可である。PCRなどにはEDTA採血のほうがベターだが，cell lineの作成など細胞培養が予定されているときにはヘパリンが必須となる。理想的にはDNA抽出を行い保存する。DNAは安定な物質であり，場所もとらず，4度の冷蔵庫で長期間の保存が可能である。DNAの抽出キットを用いればより簡単であり，検査会社でも受託でDNA抽出をしてくれる。

問題は妊娠22週未満の人工妊娠中絶であり，臍帯が細く胎児血がほとんど採れない場合が多い。胎盤表面の血管からツベルクリン注射器を使ってなんとか採取するか，それも難しければ心臓穿刺という方法もある。分娩前から遺伝子検査をすることを決めて両親から同意を取っておく必要がある。基本的に血液が最も望ましいが，皮膚，毛髪，爪など児の組織であれば何でも可能である。胎盤は，胎児面の卵膜を剥離し，その下の絨毛を広く浅く採取する。胎盤の凍結保存でも可能であるが，母体血液などのコンタミに注意する。検体は確定診断や研究のためにすぐに使う場合もあるし，数年後に次子を妊娠し出生前診断を希望したときに改めて検査するということも想定されるので，保存の方法や期間には留意する。

3．可能であれば剖検を行う

もし子宮内胎児死亡や死産であったり出生直後に死亡ということであれば，両親にできる限り勧めて剖検を行う。剖検から得られる情報は大きい。DNAに関しても病理標本/プレパラートからでも抽出可能である。10年以上たったパラフィンブロックからでもDNA抽出が可能である。組織サンプルは貴重であり，特に軟骨の病理が非常に大切なデータとなることがある。通常，遠位大腿骨の骨端軟骨を用いるが，難しければ肋軟骨など，どこの軟骨でも可能である。RNAやタンパクの解析をするにも軟骨のサンプルがあると非常に情報が増す。この場合はできるだけ早く液体窒素などで凍結し超低温冷凍庫で保存する。

4. 記録をきちんと残しておく

出生前の臨床経過，超音波写真，CT，生化学検査所見，出生児の計測記録，外表所見，肉眼写真，X線写真などは散逸しないようにきちんと保管する。家族歴は特に重要である。近親婚（の可能性）の有無などは，遺伝カウンセリングにも臨床研究にも重要である。

Ⅳ．骨系統疾患の遺伝カウンセリング

骨系統疾患の遺伝カウンセリングには，生まれる前の段階での両親への告知と疑われる疾患の説明や管理の相談を行うとき，出生後に見つかった疾患について告知をするとき，および次回の妊娠における再発リスクを説明するときの大きく三つが考えられる。ここではいくつかの代表的な疾患を取り上げ解説したい。

1. 軟骨無形成症（achondroplasia）

およそ1～2万人に1人の出生頻度で，前額部の突出や顔面正中部の低形成など特徴的な顔貌を示す。出生時は−1.0から−1.5SD程度の低身長で目立たないが，生後1年以内に著明な低身長を呈するようになる。FGFR3遺伝子の異常によって発症する常染色体優性の疾患である。骨系統疾患の中では最も頻度が高いため，生命予後良好の骨系統疾患の代表のように扱われているため，出生後に低身長などで気づかれた他の疾患が混じっていることがしばしばであり，過去になされた軟骨無形成症という診断については改めて慎重に検討する必要がある。

出生後の診断は骨X線写真の特徴的所見により容易である。両親のいずれかが軟骨無形成症に罹患しているときは，50％の確率で罹患児が生まれてくるので，妊娠中に長管骨の−4から−5SD程度の短縮を認めることで胎児診断は可能である。なお両親が罹患者同士のとき1/4の割合で発生するホモ接合体の軟骨無形成症は出生直後に死亡する。

一般的に軟骨無形成症は80％前後が新生突然変異（de novo mutation）で発症し，いずれも健常者の両親から生まれてくる。父親の高齢（一般には35歳以上）が関連してくるといわれている。新生突然変異のときには胎児診断に難渋することが多い。胎児期に四肢長管骨，特に大腿骨の短縮が顕在化するのは妊娠23～24週頃からであり，早期のスクリーニングは難しい。またX線写真における診断的所見である大腿骨近位部の帯状透亮像や坐骨切痕の短縮などを超音波で描出するのはきわめて難しいために，胎児期の確定診断は胎児CTによらなければならない。

前児が軟骨無形成症のときの同胞の再発リスクは両親の遺伝学的状態により，もしいずれかが罹患者であればやはり50％のリスクがある。両親とも非罹患であれば同胞が軟骨無形成症となるリスクはきわめて低いが，性腺モザイクで同胞再発を繰り返した例[5]が知られており，注意が必要である。

2. タナトフォリック骨異形成症（thanatophoric dysplasia）

著明な四肢長管骨の短縮と弯曲を認め，特に近位肢節に著しい。胸郭は低形成で，これが出生前の羊水過多や出生後の呼吸不全の原因となる。しばしば予後不良である骨系統疾患では頻度が高く，2～3万人に1人程度とされている。出生後は骨X線写真の特徴的所見により診断は容易である。超音波診断では妊娠16～18週という早期から大腿骨の短縮を示し，胸郭低形成，腹部膨隆といった所見で気がつかれるが，出生前に軟骨無発生症2型（achondrogenesis type2）や致死性扁平椎異形成症（platyspondylic lethal skeletal dysplasia：PLSD）といったやはり予後不良の疾患と鑑別するのは難しい。

タナトフォリック骨異形成症は軟骨無形成症と同じFGFR3遺伝子の変異によって発症し，常染色体優性を示す。この疾患に罹患している患者が成長して子をもつことは基本的にないので，発症はすべて突然変異（mutation）によると考えていい。すなわち健常な両親であれば，次子における同胞再発はほとんど考えなくてよいが，軟骨無形成症と同じようにまれな性腺モザイクの存在には注意が必要である。

3. 骨形成不全症（osteogenesis imerfecta）

骨化の低下による易骨折性と，それに伴う四肢

の骨変形などをきたす疾患である。従来は臨床症状によりSillence分類による4型に分けられ，いずれも1型コラーゲン遺伝子の変異による常染色体優性遺伝とされてきた。しかし近年，あたらしい遺伝子異常が次々と見つかり，いずれも常染色体劣性の遺伝形式をとることが明らかになっている。この疾患に関しては遺伝子検査により原因遺伝子の変異を同定しておくことが次回妊娠の遺伝カウンセリングのために望ましい。

出生後の診断は，X線上の四肢長管骨の骨折や変形，頭蓋骨の骨化不良といった特徴的な所見により容易である。骨化不全の程度は頭蓋骨で評価しやすく，また一般的には頭蓋の骨化が悪いものほど生命予後が悪いといえる。出生前の超音波診でも，四肢や肋骨の多発骨折像や頭蓋骨が容易に変形する所見などから骨形成不全症を疑うことは難しくない。

骨形成不全症の多くは常染色体優性遺伝なので，両親が健常のときは新生突然変異で発症する。両親の一方が罹患しているときは，50％の児に発症することが予想できる。重症である2B/3型では，約8％に同胞再発を認めることがこれまで経験的に知られていて，いずれも性腺モザイクのためとされてきたが，おそらくかなりの程度に常染色体劣性形式で発症する遺伝子変異が混じっていると考えられる。この場合，25％に発症してくる。

おわりに

骨系統疾患は一つ一つがきわめて稀な疾患にもかかわらず，全体では436疾患もあるために確定診断が難しいことが多い。特に周産期においては診断や予後の推定が，家族への説明や出生直後からの管理方針の検討に必須となり，しばしば困ることになる。もし対応に苦慮されることがあれば，診断支援ネットワークである「胎児骨系統疾患フォーラム」までコンサルテーションいただければ幸いである。

参考文献

1) Bonafe L, et al : Am J Med Genet 167A, 2869-2892, 2015.
2) Spranger J, et al : Bone Dysplasia 3rd ed, Oxford University Press, 2012.
3) 西村 玄：骨系統疾患X線アトラス，医学書院，1993.
4) Spranger J : Pathol Immunopathol Res 7, 76-80, 1988.
5) Henderson S, Sillence D, et al : J Med Genet 37, 956-958, 2000.

室月 淳
1986年　東北大学医学部医学科卒業
2009年　宮城県立こども病院産科部長
2010年　東北大学大学院医学系研究科先進医学講座胎児医学分野教授

第3章 小児・周産期遺伝カウンセリング各論 (遺伝カウンセリングの実際/ケーススタディを含む)

2．周産期編
4）生殖補助医療と遺伝カウンセリング

竹下直樹

カップルが1年以上妊娠の成立を見ず，医療介入を希望する状態を不妊症と呼ぶ（2015年）。その治療である生殖補助医療は目覚ましい発展を遂げ，様々な挙児希望のカップルに福音をもたらしている。一方，その後の妊娠には遺伝学的な問題も報告されるようになっており，治療を受けるカップルに対し，正確な情報を提供し，不安に対峙する遺伝カウンセリングを行うことは極めて重要であり，妊娠に至る前と妊娠成立後のカウンセリンクに大別される。治療前では妊娠の成立に関係する遺伝学的問題以外についても十分に説明することが必要である。また遺伝学的検査により，これまでカップルが知らなかった情報を得ることで大きな問題が生じることもあり，十分な配慮が必要である。生殖補助医療後の妊娠では，先天異常の割合が自然妊娠に比べ高い頻度で認められることが報告されている。しかし，その内訳は必ずしも生殖補助医療施行後妊娠に特異なものではなく，自然妊娠における先天異常の種類と違いを認めないということが現在の世界的なコンセンサスである。

はじめに

世界初の体外受精児の誕生から約40年が経過した現在，体外受精-胚移植は，不妊治療において不可欠で確立された技術となっている。生殖医療分野の技術的な進歩は世界的に目を見はるものがあり，標準的な体外受精-胚移植（IVF-ET：in vitro fertilization-embryo transfer），顕微授精（ICSI：intracytoplasmic sperm injection），着床前診断・スクリーニング（PGT；PGT-M，PGT-A，PGT-SR），胚・配偶子あるいは組織凍結保存，未熟配偶子の体外培養，培養液の改良など生殖補助医療（ART：assisted reproductive technology）として体系づけられている（図❶）。

わが国では，生殖医学会の2016年の報告よると，ARTによる出生児は54,110人，約18人に1人という驚くべき頻度となっている（図❷）。今や約6組に1組がARTを受けており，特筆すべきは，治療を受けている女性の年齢のピークが40歳であり世界で最も高年齢となっていることである[1]。また出生数のうち，35歳以上は25％を超え，ART後の割合は，高年妊娠，晩産化となっており，ARTを要しての妊娠が5％にせまる状態となっている。

体外受精という医学的な介入を要して妊娠したカップルにとって，自然妊娠による違いによる児

■ **Key Words**

生殖補助医療（ART），着床前診断（PGT），顕微授精（ICSI），生殖遺伝カウンセリング，Y染色体微小欠失，azoospermic factor（AZF），染色体数的変化，染色体構造変化，体外受精-胚移植（IVF-ET），反復流産，習慣流産

へのリスク・周産期異常に関して非常な大きな不安をもっていることが多い。このようなクライエントに対し，現時点での得られる情報をもとに遺伝カウンセリングを施行することは極めて大切である。ここでは，妊娠前・妊娠後の遺伝学的な問題について遺伝カウンセリングを実施する際の留

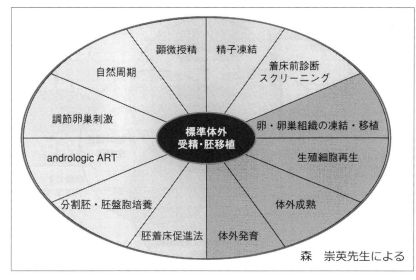

図❶ 生殖補助医療体系

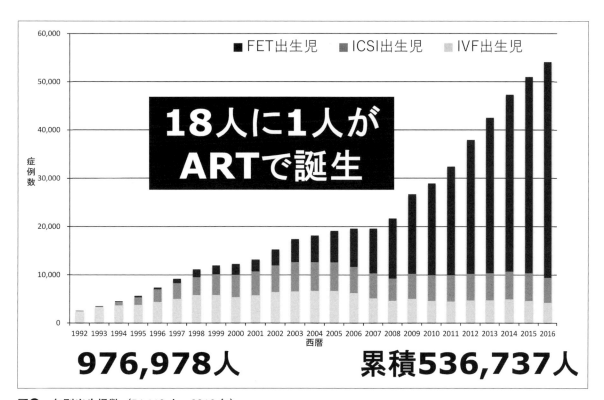

図❷ 年別出生児数（54,110人，2016年）
FET：凍結胚移植，ICSI：顕微授精，IVF：体外受精

意点・ポイントを解説する．

I．妊娠前の遺伝カウンセリング

実際の外来で多く遭遇するのは，染色体の変化，Y染色体の遺伝子変異である．まず染色体検査で，わかる事は大きく次項の2つに大別される．

1．数的変化

ヒト染色体の大多数は46本であり，ここで大多数という言い方は大切で，できる限りカウンセリングの場面では，正常・異常という言葉の使用には気を配る必要がある．染色体核型標本を作製する場合，数的変化は比較的すぐに同定することが可能である．全体が，1本多く47本，逆に45本と少ないような場合は容易に判断しやすい．

数的変化には，常染色体の変化，性染色体の変化に分けることができる．常染色体の数的変化はいわゆる，13番，18番，21番などのトリソミーの状態，あるいはそれら一部のトリソミーの状態が考えられる．必ずしも不妊状態となるとは限らないが，実際13番，18番に変化がある場合，生殖年齢まで生存することは非常に少ない．また，他の常染色体の数的変化では，初期流産の原因として高頻度に認められる．

性染色体の変化では，クラインフェルター症候群（47,XXY），や47,XXX女性などがある．クラインフェルター症候群では特徴的な体型を示し，無精子症が認められる．現在は，精巣内精子を利用し，顕微授精を行い妊娠例も報告されている．47,XXXでは必ずしも不妊になるとは限らず，特に気づかれぬまま日常生活を送っていることが大多数を占める．このほか，45,XOや46,XX maleなどの結果をみることもあり，染色体の結果について正確な情報伝達とその後の対応を説明する必要がある．また説明に対しては，いつ，どのような時点で，誰にということを事前にスタッフで十分に話し合い，チームでの意見をまとめておくことが大切である．

2．構造的変化

染色体の構造，形，長さなどの変化である．これも核型標本を作製する際に比較的容易に見ることが可能である．通常染色体は，1番が最長で順に並べられている．それらの変化である．すべての人々が染色体の核型検査をしているわけではなく，染色体の多様性として遭遇する機会は多いと考えられる．乏精子症，無精子症の男性では比較的高率に発見される．また，女性も同様に構造変化をもっていて，表現型としては何も示さない保因者状態のケースもある．特にカウンセリングの機会が多い，相互転座，ロバートソン型転座について解説する．

（1）相互転座

2本の染色体間で，互いに切断点，再結合点を生じ，再構築された染色体を形成する．メカニズムは明確には解明されてはいないが，染色体分裂の相同染色体が並び，交差する際に生ずることが考えられる．理論的には，全染色体の遺伝情報量としては，何ら過不足がないとされ，本人自身には症状が見られないことも多い．ある特定の染色体群（12番，13番，14番，21番）について転座が起こっている場合，ロバートソン型転座と呼び，男性不妊の原因となる場合がある．本人自身は症状がない（均衡型転座保因者）ものの，配偶子形成において不均衡な配偶子を形成する場合があり，通常の妊娠・経過が可能とされる均衡型受精卵を得るための配偶子形成率は低下する．通常，配偶子形成に関しては，2：2交互分離，3：1分離など隣接Ⅰ型，Ⅱ型分離があり，2本間であれば，14通りの配偶子パターンが考えられる．そして，もし乏精子症，無精子症などの表現型として症状が存在する場合，その後の精子回収の確率，顕微授精の確率，そして妊娠が成立した場合の流産率などを考慮する必要があり，それを十分に説明しなくてはならない．また構造変化で注意することは，切断点，再結合点など稀に細部にまで通常の分染法では情報が得られない場合があり，その部分の塩基配列の微細な変化については十分な配慮が必要である．また，転座は染色体2本間のみではなく，3本，4本と複雑に変化している場合，chromosomal complex rearrangement（CCR）という変化もあり，その結果，今後の対応を可能な限り正確に，そしてそのカップルに対

3. 遺伝子変異
(1) Y染色体微小欠失

1992年，Palermoにより，顕微授精（ICSI）による出生児の報告が，Lancetに掲載された[2]。これは，生殖医療の大きな節目となる出来事であった。このことは，従来から非常に妊娠が困難であった，男性不妊の領域に大きな福音をもたらした。それとともに，1996年頃から，Pageらをはじめとして，ICSIで出生した児に，父親のY染色体の微小な遺伝子変異が伝播することが報告されるようになった[3)4)]。

これは多くの研究者により精力的に検討がなされ，現在も新しい知見が得られてきている。男性不妊患者の約10％程度にY染色体に微小変異を認めることから，その伝播が注目されているのである。実際には，次世代に全く同じ変異がある場合，また変異の程度が異なり伝播している例などが報告されている。AZF（azoospermic factor）領域の解析は，乏精子症，無精子症男性の精巣からの精子回収の指標となる。

4. 常染色体上の遺伝子

性染色体と配偶子（精子・卵子）形成・成熟との関連は考えやすいが，常染色体上にも配偶子形成に関連すると考えられる遺伝子も報告されている[5]。これは，精子形成にY染色体のみが関係しているのではなく，Y染色体上の*DAZ*遺伝子と高い相同性をもつ3番染色体上の*DAZL*遺伝子の多型についても報告がなされている。また12番染色体には，精子形成におけるRNA結合領域をコントロールしている*SYCP3*という遺伝子が存在するとも，宮本らにより報告されている[6]。また，早発閉経に関連する遺伝子についても研究がなされており，卵子発生，成熟，排卵過程がどのようにコントロールされているか解明が待たれるところである。このほか配偶子形成に関係する候補遺伝子はあり，今後報告されてくると考えられる。常染色体については，実際の伝播など明確なデータはまだない。したがって現在，カウンセリングでは必ずしも要求はされないが，今後この話題にも触れる必要があると考えられる。

5. 着床前診断

流産を繰り返すカップルには着床前診断（PGT：preimplantation genetic testing）についても言及する必要がある。1990年に英国のHandysideにより遺伝性疾患の出生前診断に代わる可能性のある一つの技術として施行された[7]。その背景には，妊娠の継続中断を余儀なくされる場合，女性の精神的・肉体的負担に考慮したものである。その後，分子生物学的技術は飛躍的に進歩し，その結果，PGTで解析可能な遺伝子，染色体の変化が増加してきた。現在PGTの報告・実施の多くは染色体の異数性についての解析である。遺伝性疾患そのものが数多く存在するわけではないため，このような結果となっている。反復あるいは習慣流産のカップルに対して，体外受精の技術の過程で，胚移植前に生検した割球に対して可能な染色体分析を行い，その結果で胚移植する技術である。割球のみでなく，極体も分析対象として用いることが可能である。また，ごく限られたケースではあるものの，同胞の治療を考慮してのHLAのタイピングを行い胚移植するという，大変高度な技術を要するPGTも行われている[8]。

わが国では，2012年に着床前スクリーニングの公開シンポジウムが開催され，前向き研究として，その有効性の検討についてパイロットスタディが実施された。今後，結果を受けて分析数を増やしていく予定であるが，今のところ流産の回避という点で有効性があるものと考えられている。

II. ARTによる先天異常（染色体異常）

生まれながらに何らかの変化（異常）をもっているものを先天異常と呼ぶ。100人の新生児では5～6％の割合で認められる。染色体異常は，一般集団では約0.6％であるのに対し，体外受精-胚移植（IVF-ET），顕微授精（ICSI）では，妊娠成功例において約3％前後と言われている[9]。

Bonduelleら[10]の報告では，ICSIで生じた染色体異常の45％は父方に染色体構造異常を認める。IVF-ETの2/3はトリソミー13，18，21であり，残りは構造異常であった。IVF-ETにより

妊娠の成立した3329例のうち，出生に至ったのは2995児で，2955例は生産であり，40例は死産であったと報告している。ICSIにより出生した2889例のうち1437例に出生前診断が行われ，染色体異常は2.9%であったとしており，その内訳は9例が中絶を選択し，3例が死産，残り30例は臨床上特に異常所見は認めなかったと報告している。またIVF-ET 3329例中，493例に出生前診断が施行され，3.0%に染色体異常が認められた。大奇形は，ICSIから3.4%，IVF-ETでは3.8%であった。また，ICSIの単胎妊娠からは3.1%，多胎妊娠から3.7%，IVF-ETにおいても単胎妊娠で3.1%，多胎妊娠で4.5%と，多胎妊娠での先天異常の頻度が上昇することが示唆された。

Westergaadら[11]の報告では，デンマークの体外受精登録調査から2245児（IVF-ET 1913児，ICSI 180児，凍結胚移植105児，卵子提供47児）の分析では，妊娠継続例における絨毛診断（CVS），羊水染色体検査の結果では，ICSIで5.4%，IVF-ETで3.4%の染色体異常が発見されたと報告している（表❶，❷）。また，全体では大奇形は4.6%で，妊娠方法別では，IVF-ETで4.9%，ICSIで1.7%，凍結は2.9%，卵子提供では14.9%であったと報告している。大奇形，小奇形を合わせると4.8%となり，デンマークの一般集団における頻度2.8%と比して高頻度であったとしている。

Samliら[12]の報告では，ICSIによる出生児98例のうち4.2%に染色体異常（羊水染色体検査から）が認められたとの報告がある。

2016年，イタリアのSettiらの報告では[13]，2351人のIVFおよびICSI児の解析から，大奇形は3.8%と，コントロールグループの3.3%より高く，さらにEUROCAT（ヨーロッパ先天異常調査）の頻度は2.0%であり，高い頻度となっている。しかし，コントロールに比して先天異常の種類に違いはなく，IVF-ET，ICSIに明らかに特有な異常は認められなかったと述べている。

また最近の報告では，大奇形については，対象妊娠群の4.2%に比べて，IVF-ETでは9.0%，ICSIでは8.6%と明らかに高率であったとの結果も報告されており，また先天異常の種類として，筋肉骨格系，染色体，心血管系など特定の異常が有意に上昇したとの報告もある（表❸）[14]。

Hansenら[15]はARTによる単胎児での先天異常発生率に関して多変量解析し，その発生頻度が高率であることを示している（図❸）。

1. ARTの児の発育・健康

ARTにより低体重児が多いとの報告があるが，それは多胎・早産によるところが多いことに起因すると考えられる。しかし他の先天異常では，その背景には，ICSIによる出生男児で停留睾丸・男性不妊，ART出生女児における子宮内膜症・多嚢胞性卵巣などの遺伝的背景との関連を示唆するものもある。また一部には小児がんとの関連性を報告しているものもある（表❹）[16]。

2. ARTとエピジェネティック異常

ARTに関連して，ゲノム刷り込み現象（インプリンティング異常）の異常が指摘されており[17]，それ以降はBeckwith-Wiedemann症候群，Angelmann症候群，Prader-Willi症候群などとの関連についての報告がなされている。インプリンティング異常は，DNAメチル化の異常が原因の一つとの報告もあり，培養環境，器械的な操作が，

表❶ IVF-ETにより成立した妊娠により発生する染色体異常

報告者	年	症例数	頻度
Westergaard, et al	1999	207	3.4%
Bonduelle, et al	2002	493	3.0%

表❷ ICSIにより成立した妊娠に発生する染色体異常

報告者	年	症例数	頻度
Westergaard, et al	1999	56	5.4%
Samli, et al	2003	98	4.2%
Bonduelle, et al	2002	1,437	2.9%

表❸ IVF，ICSIにおける先天異常発生

	ICSI	IVF	自然妊娠（対照）
先天異常全体（形態形成異常）	9.7%	9.5%	4.2%
特異的先天異常	四肢奇形	四肢奇形 心臓奇形	

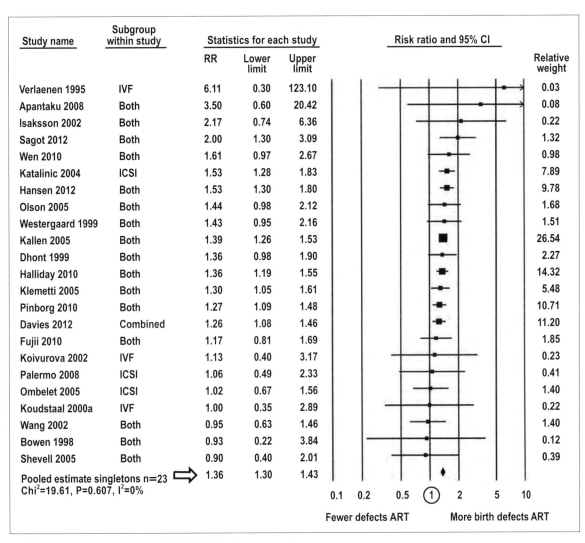

図❸ メタアナリシスによる各報告の分析（文献15より）

表❹ ART児の発育・健康（自然妊娠と比較して）

健康上の問題点		報告
精神的発育	認知能・IQ	有意な差はみられない
	脳性まひ	増加
運動的発育		有意な差はみられない
小児がん		一部増加か？
その他	不妊症，停留精巣・男性不妊，多嚢胞性卵巣，子宮内膜症	増加か？

その成因の可能性との指摘もあるが，その解明はいまだ明確にはされておらず，それらの発生頻度は極めて低い疾患であることから，因果関係の証明には今後のさらなる検討が必要である。

3. 顕微授精（男性不妊）と先天異常

1992年にPalermoにより報告された。これは，男性不妊にとって大きな福音をもたらし，これまで治療法のなかった無精子症の症例においても児

を得ることが可能となった。しかし，男性がもつ遺伝的背景（Y染色体微小欠失，構造異常など）が，これまで伝播されなかった次男児にも認められ，次世代での妊孕能について十分に留意する必要がある。

Ⅲ．妊娠後の遺伝カウンセリングのポイント

以上のように，現在のところARTが先天異常，出生後の児の健康に明らかに影響を及ぼすものは認められていないとのコンセンサスとなっている[9]。クライエントを前にした際には，まずARTにおける遺伝学的な現状の問題点の概要を伝え，さらにクライエント個別の妊娠に至るまでの医療技術，背景を考慮し，カウンセリングを進めていくことが必要である。

カウンセリングする時期（週数）により差はあるものの，伝えるポイントとして以下が挙げられる。

①現在報告されている，体外受精，顕微授精後の児の予後についての現状：IVF-ET，ICSIの染色体異常は，およそ3％程度。大奇形は約4％。一般頻度に比して高いが，異常の種類に特異なものは明らかとはなっていない
②体外受精の物理的（器械的操作，培養環境など）な影響はいまだ不明であること
③起因する要因は不明であるが，エピジェネティックな変化による疾患についての可能性を示した報告はあるが，因果関係が証明されてはいないこと
④高年妊娠に伴う先天異常の頻度，周産期合併症など：母体年齢のもつ，常染色体異数性の発生や，IVF-ETによる胎盤位置異常，多胎妊娠による早産の問題，卵子提供による分娩時の多量出血など
⑤男性因子の場合，Y色体に関連した疾患（Y色体の異数性・構造変化，Y染色体微小欠失など）の伝播：ICSIの適応である男性因子の場合，Y染色体微小欠失の次男児への伝播，あるいはY染色体の構造変化などの伝播の可能性。性染色体異数性，例えば47,XXY; Klinefelter症候群の実際の精子では，通常のX,Yを1本ももつことなど
⑥PGD，PGSが，その後の児に及ぼす影響などについて，言及する必要もあるが，十分なデータは蓄積されていない
⑦ICSIにみられる特異な多胎（キメラ現象）：一卵性双胎児の形態をとりながら，児の性が異なる現象

おわりに

1978年，世界初の体外受精児の誕生は，生殖医療分野のみならず社会的にも大きな出来事であった。これを契機とし，生殖補助技術は目覚しい進歩を遂げたことは言うまでもない。また，同時に生殖医学の様々な現象のメカニズム解明にも大きく貢献している。一方，進歩とともに，卵巣過剰刺激症候群，多胎妊娠など問題点も出現してきている。なかでも技術の安全性の検討は多くなされているが，いまだ十分とは言えず，不確実な点も多いと考えられる。今まさに，生殖補助技術の再確認と出生児の遺伝学的な検討も含めた観察が必要とされる時代になったと考えられる。

また，生殖医療を受ける際の心理的支援の重要性は，大きな無視できない問題であり，ようやくわが国でも目が向けられるようになってきた。欧米においては，その特殊性から専門のカウンセラーが実際の臨床の場で広く活躍している。日本では現在，そのシステム構築に努力が注がれている。

生殖医療は複雑であり，いまだ解明されていない点も多々存在するため，他のカウンセリングとは異なり特殊な部分も少なくない。その理由の一つは，妊娠がクライエントの目標の中心となっていることが挙げられる。必ずしも，遺伝子変異がカウンセリングの中心とならないこともある。このように生殖医学分野，遺伝学分野，両者の十分な知識が要求される。

生殖医療の発展は目覚しく，まだその途上である。様々な生命現象が解明され医学の大きな進歩をもたらしてきた一方，それを取り巻く諸問題（特に遺伝学的問題）は複雑になっている。この

ような進歩の早い分野で，生殖医療と臨床遺伝学の正確な深い知識を習得し，適切なカウンセリングを行うことが，クライエントの不安を取り除く医療につながると考える。

体外受精は実施されてまだ歴史の浅い技術である。ヒトの生殖における生理現象はいまだ解明されていないものも多いと考えられる。そのため，その施行者には高い倫理観と常に自然に対しての謙虚さを持ち合わせている必要がある。ART後の妊娠に関するカウンセリングの際は，日頃から世界のアップデートな情報に目を向け，クライエントのサポートに活かすことが大切である。

参考文献

1) 日本産科婦人科学会：ART 登録データ 2016 年度版
2) Palermo G, Joris H, et al：Lancet 340, 17-18, 1992.
3) Reijo R, Lee TY, et al：Nat Genet 10; 383-393, 1995.
4) Shlegel PN：Reprod Fertil Dev 16, 561-572, 2003.
5) Lin YM, Chen CW, et al：Mol Hum Reprod 7, 1015-1022, 2001.
6) Miyamoto T, Hasuike S, et al：Lancet 362, 1714-1719, 2003.
7) Handyside AH, Kontogianni EH, et al：Nature 344, 768-770, 1990.
8) Verlinsky Y, Eviskov S：Mol Hum Reprod 5, 89-96, 1999.
9) 平原史樹：臨婦産 69, 726-731, 2015.
10) Bonduelle M, et al：Hum Reprod 17, 671-694, 2002.
11) Westergaard HB, et al：Hum Reprord 14, 1896-1902, 1999.
12) Samli H, et al：Prenat Diagn 23, 847-850, 2003.
13) Setti PE, et al：J Assist Reprod Genet 33, 711-717, 2016.
14) Hansen M, et al：N Engl J Med 346, 725-730, 2002.
15) Hansen M, et al：Hum Reprod Update 19, 330-353, 2012.
16) 平原史樹：J Mamm Ova Res 30, 149-154, 2013.
17) Gosden R, et al：Lancet 361, 1975-1977, 2003.

竹下直樹

1988 年　東邦大学医学部医学科卒業
1992 年　同医学部医学科大学院博士課程修了，博士号（医学）取得
1999 年　Cornell 大学生殖医療センター留学
2004 年　東邦大学医療センター大森病院産婦人科講師
2010 年　同佐倉病院産婦人科准教授
2011 年　同佐倉病院母子周産期センター センター長
2016 年　同佐倉病院臨床遺伝診療センター センター長

専攻分野：産婦人科学，生殖・周産期医学（出生前診断），臨床遺伝学，生殖遺伝学および遺伝カウンセリング

第3章 小児・周産期遺伝カウンセリング各論（遺伝カウンセリングの実際／ケーススタディを含む）

2．周産期編
5）着床前診断と遺伝カウンセリング

中岡義晴

　着床前診断（preimplantation genetic testing：PGT）は，生殖補助医療（ART）と遺伝子・染色体解析技術を必要とする先進医療であり，日本産科婦人科学会の管理下で重篤性のある遺伝性疾患および均衡型染色体構造異常に起因する習慣流産のみを対象として実施されている。また生殖補助医療において，胚形態では判別困難な染色体異常胚を診断し治療成績向上をめざす着床前異数性検査は，特別臨床研究として実施が予定されている。
　適応対象が単一遺伝子疾患と染色体構造異常による習慣流産では遺伝カウンセリングの内容は大きく異なる。遺伝カウンセリングでは医学面だけでなく倫理面の説明を包括的に行い，夫婦の自己決定を支援することが重要である。

はじめに

　着床前診断（preimplantation genetic testing：PGT）は，日本産科婦人科学会がガイドラインで重篤な遺伝性疾患を適応としてから20年が経ち，臨床研究から医療行為へと変化している。出生する重篤な遺伝性疾患児を妊娠前に診断することで出生前診断後の中絶をなくすことや，高頻度に流産を生じる染色体転座（均衡型染色体構造異常）保因者の初期流産を減らすことにより，母体の身体的精神的負担を軽減することを目的としている。さらに，偶然に生じる染色体異常胚を診断することで，生殖補助医療の成績向上を期待するものへと適応は拡大しつつある。今後，多くの施設がPGT施設認定を受けることにより，均衡型染色体構造異常を対象としたPGTが実施されるようになる一方，十分な遺伝カウンセリングを必要とする遺伝性疾患に関しては限られた施設での実施になると考えられる。今回，遺伝カウンセリングに必要なPGTに関する概略と症例提示により，PGTに関して述べてみたい。

I．着床前診断の概要

1．着床前診断の分類

　preimplantation genetic diagnosis（PGD）と呼ばれていた着床前診断は，名称をpreimplantation genetic testing（PGT）に変更された。対象別に単一遺伝子疾患に対する着床前診断をPGT-M（monogenic），染色体構造異常に対する着床前診断をPGT-SR（structural rearrangement），また着床前スクリーニング（preimplantation genetic screening：PGS）と呼ばれていた異数性検査はスクリーニングという言葉が誤解を招くという理由からPGT-A（aneuploidy）に名称変更されてい

■ **Key Words**

着床前診断，単一遺伝子疾患，染色体構造異常，着床前異数性検査，体外受精，胚生検，次世代シークエンサー（NGS），STR（short tandem repeat）法

る[1]。

今後PGTと記載した場合は，PGT-Aを含まない着床前診断を意味している。

2．着床前診断の適応

わが国のPGTの適応[2]は，①重篤な遺伝性疾患児を出産する可能性のある遺伝子変異ならびに染色体異常を保因する場合，②均衡型染色体構造異常に起因すると考えられる習慣流産（2回以上の流産）に限られている。

重篤な遺伝性疾患の定義は，「成人に達する以前に日常生活を著しく損なう症状が出現するか，または生存が危ぶまれる状態になる疾患」である。適応症例は，遺伝性疾患名で決められるのではなく症例ごとの重篤性を考慮して，日本産科婦人科学会（日産婦）の審査により承認されている。わが国で承認された遺伝性疾患は表❶[3]のとおりである。

また均衡型染色体構造異常の場合，家系内に重篤な不均衡型染色体構造異常児の出生や2回以上の流産既往がない場合にも，エマヌエル症候群など出生の可能性がある染色体異常症は遺伝性疾患として承認されている。

2018年6月の日産婦の見解の改定[2]では，PGTは臨床研究という位置づけから高度な医療行為に変更されたが，適応に関する変更はなかった。またPGT-Aに関しては，別に日産婦主導のもとで特別臨床研究として行われることになっている。

3．着床前診断の申請，承認

PGTの申請には図❶に示すごとく，実施施設におけるカウンセリングに加え，客観的な立場から第三者機関の臨床遺伝専門医や認定遺伝カウンセラー®などの遺伝医療専門家による遺伝カウンセリングが必須となっている。また，PGT-Mは症例ごとに解析が可能であることを示す事前検査結果を申請書類に添付する必要がある。

2019年よりPGTを実施する施設は，まず日産婦の施設認定を取得する必要がある。認定施設は症例ごとに日産婦の適応の審査を受け，承認後に実施施設内倫理委員会で倫理審査を行うこととなった。その結果，実施の可否を早く知ることができることになった。PGT承認までは，受診か

表❶　日産婦により認可された遺伝性疾患

グループ	疾患名
神経筋疾患	デュシェンヌ型筋ジストロフィー
	筋強直性ジストロフィー
	副腎白質ジストロフィー
	Leigh脳症
	福山型先天性筋ジストロフィー
	脊髄性筋萎縮症
	Pelizaeus-Merzbacher病
	先天性ミオパチー（Myotubular myopathy）
	ペルオキシソーム病*
骨結合組織皮膚疾患	骨形成不全症
	成熟遅延骨異形成症
	先天性表皮水疱症
	拘束性皮膚障害
代謝性疾患	オルニチントランスカルバミラーゼ欠損症
	ピルビン酸脱水素酵素複合体欠損症
	5,10-Methylenetetrahydrofolate reductase欠損症
	レッシュナイハン症候群
	ムコ多糖症Ⅱ型（Hunter症候群）
	グルタル酸尿症Ⅱ型
染色体異常	重篤な遺伝性疾患児を出産する可能性のある染色体構造異常
その他	X連鎖性遺伝性水頭症

*当院で承認のため追加

ら3ヵ月から1年程度を要する。
　PGTの実施後は，臨床成績を症例ごとに日産婦に報告する義務がある。

II．着床前診断の方法（図❷）

1．体外受精と生検
　PGTは体外受精を実施することにより形態良好胚を得る必要がある。生検細胞への精子混入を防ぐために，授精方法は顕微授精を用いる。均一性の高い全ゲノム増幅のためには複数細胞が必要なことから，生検胚には5～10細胞（胚全体の約5～10％）採取できる5～6日目胚（胚盤胞）（図❸）が多用されている。生検後の胚は解析に時間を要することから凍結となる。PGTの臨床成績は生殖補助医療の技術に左右される。

2．解析法
　PGT-SRやPGT-Aの染色体解析法に以前用いられていたFISH法は，熟練の標本作製や解析の技術を要し，診断精度も高くなかった。現在は，染色体異常の種類にかかわらず同一手法で，一度に全染色体を解析でき，精度の高い網羅的解析法であるarray comparative genomic hybridization（aCGH）法や次世代シークエンサー（NGS）法が用いられている。ただ，より解析精度の高いNGS法では胚盤胞に約10％の頻度で存在するとされるモザイク胚[4]の診断が可能となり，結果解釈が難しくなっている。モザイク胚の対処は十分な遺伝カウンセリングのもと

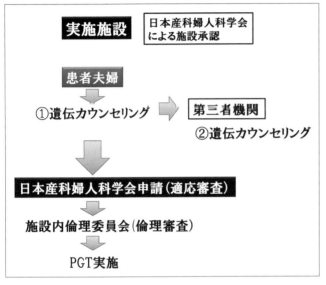

図❶　承認までの流れ

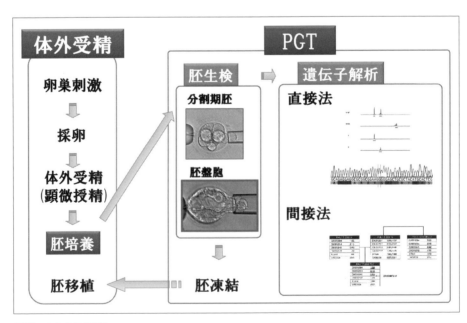

図❷　PGTの実際

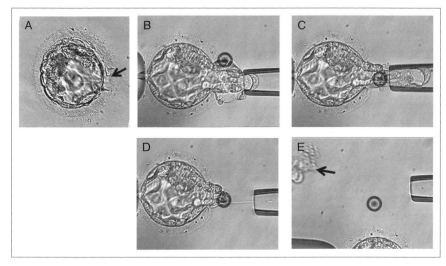

図❸ 胚盤胞生検の実際
A. レーザーを用いた透明帯開口（矢印）
B, C. 脱出した栄養芽細胞をレーザー（丸印）で切除
D. 生検後の胚盤胞
E. 生検細胞（矢印）

で決定し，妊娠後には羊水検査も考慮すべきと考えられる。

また PGT-M は，遺伝子変異の解析（直接法）を日産婦は必須としている。数細胞の生検細胞は解析に全ゲノム増幅を必要とし，その際アレルドロップアウトやゲノムの増幅不良などが生じる可能性があり，検査精度向上のために間接法が必要となる。直接法は遺伝子変異の種類に対応した解析法を用い，また間接法は遺伝子近傍の short tandem repeat（STR）法によるハプロタイプ解析を用いる（**図❹**）。

Ⅲ．着床前診断の成績

1．均衡型染色体構造異常に対するPGTの成績

Sato ら[5] は，わが国で2004年から2012年に FISH 法を主とした染色体解析法による PGT-SR を報告している。均衡型染色体構造異常572周期，分析胚あたりの移植可能胚の割合が25.5％，移植あたりの HCG 陽性率が46.8％，臨床妊娠率（臨床妊娠：胎児心拍確認）が35.6％，また流産率は HCG 陽性あたり35.6％，臨床妊娠あたり15.6％としている。

当院の aCGH 法または NGS 法を用いた PGT-SR 成績は，25症例64周期，生検胚数209個のうち染色体正常胚が46個（22.0％）あり，単一胚移植30例のうち19例が妊娠成立（胚移植あたりの妊娠率63.3％），流産はなかった。また，海外でも網羅的解析法を用いた成績[6] は，移植あたりの妊娠率，流産率がそれぞれ，相互転座症例（117症例）で74％，11％，Robertson 転座（52症例）で69％，12％であった。

2．PGT-M の成績

わが国の2004年から2012年の PGT-M をまとめた Sato らの報告によると[5]，PGT-M 実施99周期のうち59周期がデュシェンヌ型筋ジストロフィー，31周期が筋強直性ジストロフィーで，両者が全体の91％を占めていた。生検胚554個のうち診断可能胚が383個（69.1％），そのうち移植可能胚（非罹患胚）が240個（62.7％）であった。妊娠率（胎児心拍確認を妊娠）は周期あたり14.1％，移植あたり12.0％で，移植胚1個あたりの着床率は9.0％であり，流産率は21.4％，生産率は周期あたり10.1％，移植あたり8.5％であった。このわが国の妊娠率は他の報告と比較して低

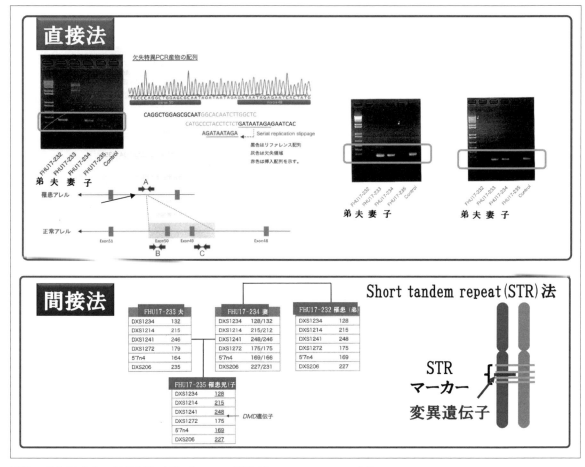

図❹ 遺伝子疾患の解析方法（デュシェンヌ型筋ジストロフィーの1例）

いとしている。ヨーロッパ不妊学会が報告している1999年から2012年の間の9267周期の治療成績では[7]、周期あたりの妊娠率が23.8％、移植あたりの妊娠率が30.5％であった。

2017年より当院で実施したPGT-Mは副腎白質ジストロフィー2例、デュシェンヌ型筋ジストロフィー1例、筋強直性ジストロフィー2例、ペルオキシソーム病1例の6症例にすぎないが、その臨床成績は平均年齢38.1歳、実施周期数12周期、採卵数81個、生検胚数33個であり、そのうち分析可能胚29個（87.9％）、分析不能胚4個（12.1％）であった。解析結果は非罹患胚19個、罹患胚10個であった。単一胚盤胞移植を5回行い、妊娠3（60％/胚移植あたり）、流産1（33.3％）であった。

遺伝子解析の外部委託により生殖医療専門施設がPGT-Mを行うことができるようになったことから、今後わが国の臨床成績の向上が期待される。

3. PGT-Aの成績

胚には高率に染色体異数性が存在し、妊娠率の低下や流産率の上昇をもたらす。染色体異常率は女性年齢と関連していることはよく知られている。染色体異数性胚を診断するPGT-Aは、生殖補助医療の成績向上を期待されている。

FISH法を用いたPGT-Aでは臨床成績悪化の報告から現在は実施されていない。CGH法では胚移植あたりの妊娠率が46％から71％に上昇し、流産率が9％から3％に低下したとする報告[8]や、年齢別の流産率が年齢の上昇にもかかわらずほぼ

一定の10％前後であるとする報告[9]など有効性を示す多数の報告がなされている。

ただ，NGS法を用い海外で大規模に行われた研究の結果は論文発表されていないが，35歳以上ではPGT-Aを実施することで妊娠率が改善するが，34歳以下ではPGT-Aの有無で妊娠率に差がなく，年齢が低い女性のPGT-Aは有用でないとしている[10]。

わが国は2014年，日産婦の特別臨床研究としてPGT-Aの実施を決定し，現在その準備を行っている。習慣流産や体外受精不成功症例を対象とし，妊娠率，流産率および生産率などの臨床成績を比較検討することになっている。

Ⅳ．症例提示

1．相互転座症例

妻30歳代後半，1回の流産既往（他に2回の化学妊娠あり）。不育症検査としての血液染色体検査で，妻に46,XX,t（11;22）（q23.3;q11.2）の相互転座を認めた。既往流産回数が1回であるため習慣流産での適応とならないが，22番派生染色体の過剰による重篤な遺伝性疾患児（エマヌエル症候群）出産の可能性があるとして，日産婦から承認を得た。

PGT-SRでは形態良好胚盤胞5個を生検し，NGS法により染色体解析し，1個の正常胚，4個の異常胚を認めた。異常胚のすべては3：1分離を示し，その1個はエマヌエル症候群として出生しうる22番派生染色体を過剰に有する胚であった。正常胚盤胞1個の移植により妊娠，出産となった。

重篤な不均衡型染色体構造異常児を出産する可能性がある均衡型染色体構造異常夫婦の場合には，流産歴に関係なくPGT-SRの承認を受けることができる。

2．デュシェンヌ型筋ジストロフィー（DMD）症例

妻30歳代前半のDMD保因者。家族歴として，15歳で死亡した妻の母方伯父と，現在寝たきり状態の実弟のDMD罹患者がいる。妻は成人になり実施した遺伝子検査でDMD保因者と診断された。乏精子症のために顕微授精が実施され，2回妊娠している。妊娠9週での流産と羊水検査によるDMD罹患男児の妊娠19週での人工妊娠中絶である。

当院にPGT-Mを希望し受診し，当院での遺伝カウンセリング，PGT-M解析委託施設での遺伝カウンセリングおよび事前検査の採血，さらに第三者機関での遺伝カウンセリングを受けた。日産婦へPGT-Mの申請を行い，承認となった。

初回のPGT-Mで，形態良好胚盤胞8個を生検し，遺伝子解析結果は非罹患胚4個（正常胚2個，保因者胚2個）を認めた。非罹患胚1個移植により，妊娠成立し現在継続中である。PGT-Mの診断精度は完全でなく，また移植胚が男児であったために，羊水検査を予定している。

デュシェンヌ型筋ジストロフィーや副腎白質ジストロフィーなどのX連鎖劣性遺伝病において，男児は1/2が罹患児となり，女児は1/2が保因者となるがすべて非罹患児であり，全体で非罹患胚が3/4に認められることになる。

出生前診断は通常，性別診断による女児の遺伝子解析を行わないために保因者が診断されることがない。しかしPGT-Mでは，直接法・間接法の実施から，胚の性別，正常胚，罹患胚，保因者胚が診断される。日産婦は出生前診断同様に，PGT-Mにおいても保因者胚を非罹患胚として扱い，夫婦がその胚の処遇を選択することがないように指示している。PGT-Mを希望する夫婦の多くは，移植前にわかるのであれば自分のもつ遺伝子変異が児に伝わり同じ苦しみをもつことを避けたいと希望している。保因者胚の処遇については，十分な遺伝カウンセリングの下で夫婦が自己決定できることが期待される。

3．筋強直性ジストロフィー（DM1）症例

常染色体優性遺伝形式をとる筋疾患である筋強直性ジストロフィ（DM1）に罹患している30歳後半の女性。*DMPK*遺伝子のCTG反復配列100回と若干の増加を認めるが，筋萎縮や筋強直などの筋症状はない。出産1回，初期流産2回，胎児DM1罹患による妊娠中絶2回の合計5回の妊娠歴がある。第1子は生後44日間で死亡している先天型DM1であり，その出産に際して，胎児機

能不全のため実施された帝王切開で 1500 mL と多目の出血量を認めた．さらに，妊娠 8 週での稽留流産手術時にも 418 mL と出血量が多く，また羊水検査で DM1 罹患児と診断後の妊娠 21 週での人工妊娠中絶では，癒着胎盤，弛緩出血が原因となり 2300 mL の出血のために輸血が行われた．DM1 女性は，平滑筋異常などによる子宮収縮不全や癒着胎盤をはじめとした様々な要因で周産期リスクが高くなっている．妊娠出産は，十分な周産期管理ができる施設で行うとともに，胚の異数性検査による流産リスクを減らす試みも今後は必要と考えられる．また，この疾患の特性として親から子へ症状増悪が認められる表現促進現象があり，今回の症例も妻には筋症状を認めない CTG 反復数にもかかわらず罹患児 3 人とも CTG 反復数が 2000 回以上と大きく延長していた．

V．着床前診断の問題点

均衡型染色体構造異常をもつ夫婦が PGT-SR を行う場合に，自然妊娠する場合と比較して，児を獲得する可能性が向上するというエビデンスは現時点では得られていない[11]．

PGT は自然妊娠可能な夫婦にも体外受精が必須となり，排卵誘発や採卵，出血，卵巣過剰刺激症候群などの身体的負担と経済的負担がかかる．一方で，PGT でも必ずしも挙児獲得を保証はできない．また，PGT が児の悪影響を及ぼすとする報告は現在のところないが，児の長期的な予後調査やデータの蓄積は必須である．

PGT 実施施設の中で PGT-M 実施施設は数施設のみであるが，解析の外部委託により PGT-M を行う生殖補助医療専門施設が増えることで，患者は PGT-M を受けやすくなると考えられる．また，社会状況の変化や医学の進歩によって PGT 適応の変更も必要と考えられる．

おわりに

PGT は，遺伝学的検査と生殖補助医療技術の進歩による検査精度が向上している一方，モザイクの診断などの新たな課題も現れてきている．また，倫理的には PGT や出生前診断が優生思想につながるという考えや命の選別という考えもある一方，遺伝的素因をもつ当事者夫婦が自分たちの子どもを望むにあたって，夫婦の幸福が得られる選択肢が与えられるべきであるとも考えられる．少数派である患者夫婦の実状を多くの人々に伝え，認知されることが今後の PGT には必要と考えられる．

参考文献

1) Zegers-Hochschild F, et al：Fertil Steril 108, 393-406, 2017.
2) 日本産科婦人科学会：「着床前診断」に関する見解 http://www.jsog.or.jp/modules/statement/index.php?content_id=31（2019 年 1 月現在）
3) 榊原秀也：日産婦会誌 69, 1916-1920, 2017.
4) Lai HH, et al：Mol Cytogenet 10, 14, 2017.
5) Sato K, et al：Bioinformation 11, 254-260, 2015.
6) Tan YQ, et al：Hum Reprod 28, 2581-2592, 2013.
7) De Rycke M, et al：Hum Reprod 32, 1974-1994, 2017.
8) Yang Z, et al：Mol Cytogenet 5, 24, 2012.
9) Harton G, et al：Fertil Steril 100, 1695-1703, 2013.
10) Munne S, et al：Fertil Steril 108, e19, 2017.
11) Sugiura-Ogasawara M, et al：Hum Reprod 20, 3267-3270, 2005.

中岡義晴
1988 年　広島大学医学部医学専門課程卒業
　　　　同医学部産科婦人科学教室
1994 年　尾道総合病院産婦人科
2000 年　IVF 大阪クリニック
2009 年　IVF なんばクリニック副院長
2013 年　同院長

第3章 小児・周産期遺伝カウンセリング各論（遺伝カウンセリングの実際／ケーススタディを含む）

2．周産期編
6）不育症と遺伝カウンセリング

小澤伸晃

夫婦染色体異常は最も因果関係の明白な不育症要因であり，夫婦染色体検査は不育症一般検査に含まれているが，遺伝学的検査であることから検査前の遺伝カウンセリングが必要であり，異常が検出された際は，今後の妊娠に関しての十分な説明と，行いうる治療法に関して情報提供を行わなければならない。また自然流産の原因を特定できる流産染色体検査も，不育症診療を適切に行っていくためには必須の検査であり，現在は先進的遺伝学的検査も導入されており，その対応を含めた遺伝カウンセリングの知識を習得しておく必要がある。

はじめに

不育症診療においては，夫婦染色体検査や流産染色体検査といった遺伝学的検査を適格に導入して，正しく評価していくことが極めて重要であり，そのためには適切な遺伝カウンセリングが必須となる。本稿では，不育症診療における遺伝カウンセリングのために必要な知識やポイントについて詳述する。

I．不育症に対する診療

自然流産や死産を繰り返して生児が獲得できない場合に不育症と診断される。現在不育症患者に対して行われている検査ならびに治療法は必ずしも統一されているわけではないが，一般にリスク因子の検索として，抗リン脂質抗体，内分泌異常（卵巣機能・甲状腺機能異常，糖尿病），子宮形態異常，夫婦染色体異常などを検出する検査が行われる[1]。ただし，これらの検索を行っても，異常が検出されない症例も多く，現在判明していない不育症要因が存在する可能性がある一方で，自然流産最大の原因である受胎物に発生した染色体異常のために流産を繰り返している場合も多いと予想されている[2]。実際に自然流産の約60～70％に常染色体トリソミー，倍数体，Xモノソミー，構造異常などの染色体異常が検出されるが，不育症患者においても検出率は低下する可能性はあるものの，最大の流産原因であるのは明らかである[2)3)]。

自然流産の原因となる染色体異常の成因としては，配偶子自体の異常，受精時に起こる異常，初期発生過程での異常が考えられ，異常の程度がより重篤であれば早めに自然淘汰となる可能性が高くなる[4]。女性では，卵子の減数分裂は出生後より排卵期まで中断するため，加齢により分裂異常による異数性配偶子の生成率が高くなり，結果的に流死産率が高くなる[4)5)]。そのため女性が高年である場合，不育症となった要因として，偶発的に胎児染色体異常を繰り返した可能性を常に念頭に置く必要がある。その上で，不育症に対する諸

■ **Key Words**
不育症，均衡型構造異常，流産染色体検査，PGT-SR，PGT-A，SNPアレイ法

検査や治療は行われるべきである。その際に，高年による影響を誇張しすぎることにより，女性に心理的負担を過度に負わせないようにすることが必要である。

II．夫婦染色体検査

夫婦染色体異常は不育症原因として最も因果関係の明らかなものであり，夫婦染色体検査は不育症検査として非常に重要である。ただし，遺伝学的検査であることを考慮し，検査前後の遺伝カウンセリングは不可欠であり，実際に施行するかどうかの判断は不育症患者夫婦に委ねられるべきである。決して不育症ルーチン検査の一環として安易に行うべきではない。以下，夫婦染色体検査前後の遺伝カウンセリングの際に知っておくべきポイントについて記す。

1. 不育症患者で検出される染色体異常の頻度と種類

一般に不育症患者夫婦の約3～5％が，夫婦どちらかに均衡型構造異常を有すると報告されている[1)3)6)]。したがって検出頻度としては決して高くはなく，後述する異常保因者の妊娠予後や費用対効果も考えて不育症ルーチン検査としての意義を疑問視する意見もある[7)]。性別では，女性のほうが男性に比べてやや検出頻度は高くなっている[6)]。前述の女性の高年による影響を考えると，比較的若い女性患者夫婦のほうが染色体異常は検出される可能性は高い可能性もある。

検出される染色体異常の種類としては，均衡型構造異常である相互転座，ロバートソン転座，逆位であり，いずれも減数分裂の際に正常あるいは均衡型配偶子だけでなく，不均衡型構造異常配偶子が形成されるため，流死産もしくは染色体異常児の出産につながる可能性がある。減数分裂の詳細なメカニズムに関しては，成書を参照されたい[4)]。相同染色体間に発生したロバートソン転座が検出された場合は，理論上不均衡配偶子の発生率は100％となる[4)]。検出される可能性は極めて低いものの，夫婦染色体検査前には情報として知らせる必要はある。

また，X染色体の低頻度モザイクや一部の逆位など正常変異とされるものを，流産に関与する染色体異常と誤って情報提供しないように留意する必要があり，判断に迷う場合は専門家の意見を仰ぐべきである。

2. 染色体異常が検出された場合の影響

均衡型構造異常が検出されても，不育症患者自身の表現型は正常であり，今後の日常生活に影響を及ぼすことは通常は考えにくいが，因果関係の明白な遺伝学的不育症要因であることにより，今後の夫婦関係や家族関係に影響する可能性があることに留意すべきである。そのため染色体異常が検出されても，夫婦どちらか特定しないという選択肢もある。一方で，正確なリスク判定のためには夫婦のどちらかを特定することも必要ではあり，個人情報として今後のことも考えれば開示すべきとする考え方もある。

均衡型構造異常は突然変異によっても生じるが，両親から引き継がれている可能性も高く，同胞をはじめとする他の家系メンバーも同様の異常を有している可能性があることになる。また，続発性不育症患者において染色体異常が検出された際は，現在の子どもにおいても同様の均衡型構造異常が引き継がれている可能性があることになる。そのため続発性不育症患者に対しての夫婦染色体検査では，より慎重な対応が必要である。

（1）相互転座

各々の相互転座ごとに減数分裂で起こりやすい分離様式は異なっており，不均衡型配偶子の生成率を一概に推定することはできないが，総じて約60～70％と報告されている[4)]。また不均衡型染色体異常による影響は，転座部位に含まれる遺伝子の量あるいは質的重要度で異なるため，妊娠への影響としても不妊，不育症，不均衡児出産など様々である。リスク判定の際には，配偶子に対するFISH分析による各々の分離様式の発生頻度に関する報告があれば参考にはなるが，実際に異常配偶子が受精に至るかはわからない。不均衡児発症のリスク判定としては，Stengel-Rutkowskiらによる推定法がある[4)]。

一般に，不均衡児の出産から夫婦のどちらかに相互転座が検出された場合と異なり，習慣流産を

契機に相互転座が検出された場合は不均衡児を出産する可能性は少ないとされているが[3)7)8)]，全く考えなくてよいわけではない。比較的頻度の多い t(11;22)(q23;q11) では，隣接分離では流産となり，3:1分離では不均衡児として出産する可能性がある（Emanuel症候群）[9)]。

(2) ロバートソン転座

ロバートソン転座においては，不均衡型配偶子が形成される割合は，男性では約 10～20％，女性では約 30～60％となっている[4)]。ロバートソン転座に関与する染色体は 13～15, 21, 22番の端部着糸型染色体に限られるが，13, 21番を含む場合は自然流産だけでなく，特に女性保因者においては各々 13, 21 トリソミー児の出産につながる可能性を考慮する必要がある。また可能性は低いものの，14, 15番を含む場合はトリソミーレスキューにより片親性ダイソミー（UPD14, 15）となる可能性もある[4)]。

前述のごとく，相同染色体間のロバートソン転座では理論的には不均衡型配偶子しか形成されない。トリソミーレスキューなどの可能性もないとは言えないが，提供配偶子による妊娠が考慮されるかもしれない[4)]。

(3) 逆位

逆位では，逆位を含むセグメント内で組み換えが起きると，腕間逆位では不均衡型配偶子が生成され，自然流産や不均衡児の出産に結びつく可能性がある[4)]。一方，腕内逆位では生成される不均衡型配偶子はすべて致死的となるため，少なくとも不均衡児の出産に関しては，その可能性は極めて低いと考えられる。また，腕間逆位では inv(9)(p11;q13) に代表されるように正常変異である場合も多く，その場合は生殖とは関係がないことに留意する必要がある。

3. 染色体異常が検出された場合の今後の妊娠について

相同染色体間のロバートソン転座を除いて，染色体構造異常を有していても正常/均衡型配偶子は生成されるはずである。そのため今後の妊娠のためには，自然経過で正常もしくは均衡児の出産を期待するか，最近では PGT-SR (preimplantation genetic testing for chromosomal structural rearrangements) により正常もしくは均衡型胚を選択的に移植して妊娠させるのかを選択することになる。両者のどちらを選択するかは，不均衡型配偶子の発生頻度に関する報告結果，既往流産回数，既往流産の核型分析結果，家族の妊娠歴などからリスクを評価して[10)]，以下の事項を十分に説明した後に，最終的には患者夫婦の意見を尊重して決定されるべきである。

(1) 両者の妊娠成績に関して，これまでの報告では最終的な生児獲得率としては同等であり，PGT-SR の優位性は現状では確立していない[11)]。最近のレビューでも最初に行うべき治療ではないとされている[12)]。本邦の報告でも，染色体異常患者の初回自然妊娠での生児獲得率は 60～70％と比較的良好であり[6)]，自然妊娠と着床前診断の妊娠成績を比較した報告でも，流産率以外の最終的生産率，妊娠までの期間などで両者に有意差を認めていない[13)]。ただし，染色体異常ごとにリスクは異なるはずであり（特に相互転座），一律に評価すること自体が困難である可能性はある。

(2) PGT-SR では生殖補助医療（ART）が必要であり，すでに不妊症のために ART を行っている場合は別として，新たな経済的負担や排卵誘発剤などに伴う身体的負担を強いることになる。また PGT-SR では ART による将来的な影響に加えて胚生検による影響が加味されることになるが，その安全性は確立しているわけではない。

(3) 両者の精神的負担の違いとして，PGT-SR により正常/均衡胚を選択できれば，心理的ストレスや不安は軽減される可能性はある一方で，採卵するも受精に至らなかったり，均衡胚が得られない場合などは，PGT-SR は逆に余計な心理的負担を増加させることもある。また PGT-SR によって正常/均衡胚で妊娠が成立しても，別の原因により流産となる可能性はある。

(4) 均衡型構造異常が児に受け継がれた場合は，児も将来流産を繰り返す不育症になる可能性がある。将来的には可能になるかもしれない

が[14]，現状では PGT-SR を行っても正常胚と均衡胚を選別して移植することはできない。

(5) 不均衡児の出産に関して，不育症を契機に発見された構造異常保因者では可能性は高くはなく，出生前検査で確認することも可能ではある。

(6) 本邦では，PGT-SR は日本産科婦人科学会に認可された施設で倫理審査の下に施行されるため，その手続きと承認が必要であり，すぐに行うことはできない。

(7) 現在 PGT-SR は分割胚の割球を採取した FISH 法による診断から，胚盤胞の栄養外胚葉細胞を採取し DNA を抽出して行うアレイ法や次世代シークエンサー法（NGS：next generation sequencing）を用いた診断方法に移行してきている。全染色体領域にわたる網羅的な解析により，該当する構造異常以外の染色体異常も検索可能となり妊娠効率が高まっていく可能性はある[15]。

Ⅲ．流産染色体検査

流産染色体検査は自費検査であり高額ではあるものの，流産の原因を特定できる唯一の検査であり，不育症診療においては非常に重要な検査である（図❶）。不育症ではなくても，妊娠10週以降の初回流産であれば，抗リン脂質抗体症候群の診断のためには流産染色体検査を行う意義はある。また2回目の流産であれば，その後に不育症検査を行うべきか判断するために流産染色体検査は有用となる。すなわち流産染色体結果が偶発的異常であれば，必ずしも他の要因を合併する可能性は否定できないが，不育症検査をあえて行わないという選択肢も考えられる[1]。不育症患者に対して検査・治療を行うも流産に至った際は，今回行われた治療効果を検証し今後の治療方針を考えていくために，流産染色体検査は必須となる。すなわち，染色体結果が正常であれば検査や治療の再考が求められるが　異数体など偶発的な数的異常であれば再度早めの妊娠が勧められ，次回妊娠予後も良好であることも報告されている[16]。一方，患者夫婦から引き継いだ不均衡型構造異常であれば，次回妊娠では PGT-SR が考慮されることになる。

また，流産染色体検査により流産の原因が特定され，不可抗力な自然淘汰現象であったことがわかれば，心理的ストレスを軽減できる可能性はある。その際のカウンセリングでは，最も染色体異常として高頻度に検出されるトリソミーは女性の年齢に関連することは間違いないが，次回妊娠へ向けて年齢の影響を過度に誇張しすぎることのないように配慮すべきである。

流産染色体検査は，これまで絨毛細胞を培養後にGバンド分染法を行って検索されていたが，最近ではSNP（single nucleotide polymorphism）アレイ法やアレイCGH（comparative genomic hybridization）法による検索も行われている。検査を行うにあたって重要なことは，検査自体の特性や精度を理解することと，

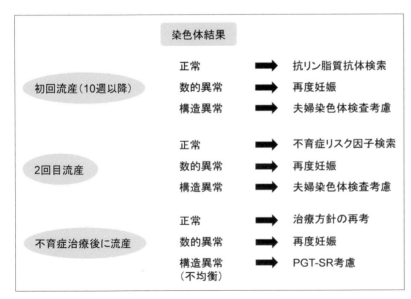

図❶　流産染色体検査結果からの不育症診療マネージメント

検査結果を正しく解釈することである[17]。以下，検査法としてゴールドスタンダードであったGバンド分染法とSNPアレイ法を中心に注意すべきポイントを記す。

(1) 母体由来細胞/DNAの混入

流産染色体検査では，母体血や脱落膜細胞由来の母体細胞/DNAが検体に混入する可能性があり，絨毛細胞検体の採取/回収過程においては，細心の注意を払って純度の高い検体を得ることに努めなければならない（Gバンド分染法では鮮度も重要）。そのため，結果が正常女性核型であった場合は注意が必要である。特にGバンド分染法では混入した母体細胞のみが選択的に増殖する場合もありうる。SNPアレイ法では検査結果から母体細胞/DNAの混入が疑われることがある。また，母体DNAとの比較解析の追加により正常女性核型の場合の由来を判定することも可能である。

(2) Gバンド分染法での細胞培養の必要性と影響

Gバンド分染法では細胞培養が必要であり，培養が失敗すると結果が得られない。一方，SNPアレイ法では一定量のDNAが抽出できれば検査は可能であり，自然排出検体など培養困難が予想される症例では，追加検査のための検体量が確保できない場合は，初めからSNPアレイ法を選択することも考慮される。また細胞培養による影響として，前述の母体細胞の選択的増殖だけでなく，重篤な染色体異常では培養失敗例が増えたり[18]，モザイクなどの正確な評価はできなくなる可能性がある。

(3) 検出される染色体異常

Gバンド分染法とSNPアレイ法の両者ともに絨毛組織を検体として用いるが，絨毛組織と胎児組織の染色体が必ずしも一致しているとは限らず，特に結果がモザイクとなった場合に流産の原因であったかどうかの解釈は難しくなる。また，比較的高頻度に検出される21トリソミー，Xモノソミーなどは流産の原因と判断することが通常は妥当であるが，出産に至る場合もあり，その差に関しては不明である。

高頻度に認められる異数体は両者で検出可能であるが，SNPアレイ法で端部着糸型染色体のトリソミーが疑われた場合，通常のトリソミーかロバートソン転座由来かは鑑別できないため注意が必要である。そのため夫婦染色体検査が未施行の不育症患者では，施行を余儀なくされる場合がある。構造異常も両者で検出可能であるが，倍数体の一部はSNPアレイ法では検出できない（受精後の分離異常による2：2四倍体）[19]。

(4) 精度の違い

Gバンド分染法とSNPアレイ法では解像度に大きな違いがあり，Gバンド分染法では5〜10Mb以下の異常を検出することは困難であり，微細な染色体異常の検出のためにはSNPアレイ法が必要となる。ただし自然流産の原因検索として，微細な染色体異常を検出することの意義に関しては現在のところ明らかではなく，病原性があるかどうか意義不明の異常が検出されたり[20]，夫婦が遺伝子疾患の保因者であることが偶然判明する場合もありうる。そのため流産染色体検査では高精度であることが必ずしも実臨床で有用とは限らないが，多型解析が可能なSNPアレイでは母体混入の有無だけでなく，UPDの検出や異数体の付加染色体の由来が判定できる可能性があることなどは魅力的である[19]。

(5) 検査費用，所要期間

両者とも自費検査であるが，SNPアレイ法のほうが割高にはなる。検査の所要期間はSNPアレイ法のほうが実質は短いが，国外で解析される場合はその限りではない。

IV. PGT-A (PGT for aneuploidies)

PGT-Aは体外受精で得られた胚に対して異数性の確認を行って，異常のない胚を選択的に移植することにより，妊娠率を高め，流産率を低下させることを目的としており，適応として高年妊娠や反復着床不全とともに習慣流産が含まれる。当初行われていた割球に対するFISH法を用いたPGT-Aでは，異数性の検索は限られた染色体になること，1〜2細胞のみのFISH検査では評価が困難な場合があること，初期胚ではモザイク率が高いこと，生検による初期発生への障害も懸念

されることなどが問題であり，実際の有用性も否定的であった[21]。最近では遺伝学的診断技術の進歩にともなって，栄養外胚葉細胞を約5〜8個採取しDNAを抽出し増幅後にアレイ法や次世代シークエンサー法による解析が行われている。これらの方法では全染色体にわたって異数性を検索することが可能であり，初期胚に比べて胚盤胞ではモザイク率も低下し，生検の影響も軽減されると期待されている[22]。ただし，胚盤胞に到達できない場合は解析ができないことになる。また現在のところ，モザイク胚と診断された際の対応に関しては明確ではなく，依然として偽陰性胚の移植や偽陽性胚の廃棄の可能性は残っている。真にこれらの方法によりメリットがある集団の抽出や，検索法のさらなる改善が今後の課題である。なお本邦では，PGT-Aに関しては日本産科婦人科学会主導で臨床研究が現在進行中である。

おわりに

遺伝学的検査は日々進歩しており，それに伴い遺伝学的診療ならびに不育症診療も変貌してきている。不育症診療では，いまだ不明瞭な領域が大きく，最新の知見を取り入れて現状でできる最善の原因検索や治療を行っていくことが肝要であるが，そのなかで遺伝学的知識に関してもアップデートして，適切な遺伝カウンセリングを行っていくことが必要である。

参考文献

1) Brezina PR, Kutteh WH : Obstet Gynecol Clin North Am 41, 1-18, 2014.
2) Sugiura-Ogasawara M, Ozaki Y, et al : Hum Reprod 27, 2297-2303, 2012.
3) Page JM, Silver RM : Clin Obstet Gynecol 59, 498-508, 2016.
4) Gardner RJM, Amor DJ : Chromosome Abnormalities and Genetic Counseling 5th ed, 69-112,142-157, 177-200, 421-446, Oxford University Press, 2018.
5) Nybo Andersen AM, Wohlfahrt J, et al : BMJ 320, 1708-1712, 2000.
6) Sugiura-Ogasawara M, Aoki K, et al : J Hum Genet 53, 622-628, 2008.
7) Barber JC, Cockwell AE, et al : BJOG 117, 885-888, 2010.
8) Franssen MTM, Korevaar JC, et al : BMJ 332, 759-763, 2006.
9) 池田敏郎, 尾崎 守：臨婦産 71, 815-821, 2017.
10) 小澤伸晃, 丸山哲夫：臨婦産増刊号 72, 185-189, 2018.
11) Franssen MTM, Musters AM, et al : Hum Reprod Update 17, 467-475, 2011.
12) Iews M, Tan J, et al : Reprod Biomed Online 36, 677-685, 2018.
13) Ikuma S, Sato T, et al : PLoS One 10, e0129958, 2015.
14) Hu L, Cheng D, et al : EBioMedicine 14, 139-147, 2016.
15) Christodoulou C, Dheedene A, et al : Fertil Steril 107, 212-219.e3, 2017.
16) Ogasawara M, Aoki K, et al : Fertil Steril 73, 300-304, 2000.
17) Shah MS, Cinnioglu C, et al : Fertil Steril 107, 1028-1033, 2017.
18) Benkhalifa M, Kasakyan S, et al : Prenat Diagn 25, 894-900, 2005.
19) Lathi RB, Loring M, et al : PLoS One 7, e31282, 2012.
20) Dhillon RK, Hillman SC, et al : BJOG 121, 11-21, 2013.
21) Mastenbroek S, Twisk M, et al : Hum Reprod Update 17, 454-466, 2011.
22) El Hachem H, Crepaux V, et al : Int J Womens Health 9, 331-345, 2017.

小澤伸晃
1988年　慶應義塾大学医学部卒業
2014年　国立成育医療研究センター周産期・母性診療センター

第4章
倫理・法・社会的問題

第4章 倫理・法・社会的問題

1．小児・周産期医療の遺伝カウンセリングにおける認定遺伝カウンセラーの役割

浦野真理

　小児・周産期医療の遺伝カウンセリングでは，患児の正確な診断と情報提供はもちろんのこと，夫婦にとって自分たちの子どもが何らかの疾患を有するという事実を受け入れることが重要な課題となる。背景にある家族関係や社会の状況を考えながら親の疾患の受け入れを思索し続け，対応を図ることが肝要である。遺伝カウンセラーとして親や患児の状況に合わせて情報を伝える工夫を続け，臨床遺伝専門医と情報を相補的にしながら，患児とともに家族全体を包括するように心がけることが必要である。

はじめに

　遺伝カウンセリングは患者個人や家族が遺伝的な状況についての情報を得て，理解を進め，それに適応していくコミュニケーションプロセスである。なかでも小児・周産期医療の遺伝カウンセリングでは，患児の正確な診断と情報提供はもちろんのこと，夫婦にとって自分たちの子どもが何らかの疾患を有するという事実を受け入れることが重要な課題となる。妊娠中の胎児，あるいは乳幼児・小児期の子どもに何らかの疾患があるとわかったとき，親は衝撃を受け，深い悲しみに陥る。その後，養育する過程で心を持ち直し，児を受け入れていくことが必要になる。

　私たちは生きる中で様々なライフイベントを経験するが，上述のように子どもが疾患を有するという事実と向き合うことは，自分たちが思い描く「健康なわが子」というイメージを失い，新たなイメージを再構築して生きる作業をすることになる。このような家族に出会う遺伝カウンセラーとしては，教育的そして心理社会的な支援を継続して行う役割を担うことを心がける必要がある。親が疾患を受け入れる段階を見ながら，児の発達に寄り添い，様々な医学的な問題，あるいは療育・教育などの課題に対して，最良の方法を探すことを共に考える。そのため，児を取り巻く環境として，家族や地域など全体を見通していく視点が情報提供においても重要となる。

　本稿では，遺伝カウンセリングの中で，医学的な情報のみならず，心理社会的な状況をどのように情報提供していくか，家族の再適応の過程を論じながら，そこに寄り添う認定遺伝カウンセラー®の役割を考察する。

I．小児科・周産期領域の遺伝カウンセリングについて

　まず，小児科・周産期領域の遺伝カウンセリングについての内容は，以下のように大別される[1]。

■ **Key Words**
小児科・周産期領域，遺伝カウンセリング，確定診断，出生前診断，診断告知，疾患の受け入れ，genesurance

1. 確定診断をめぐる小児期遺伝カウンセリング（pediatric genetic counseling）

先天異常など小児期発症の疾患に罹患している患者についての正確な診断がなされ，その上で疾患に関する情報提供が行われる。また，その患者の両親から生まれる次子，あるいは両親の兄弟姉妹から生まれる子のリスクに関する遺伝カウンセリングが主な目的になる。ここでは，発端者の診断が最も重要な課題となり，この確定診断を元に次子の出生前診断につながる場合も考えられる。出生前診断を含んだ遺伝カウンセリングが次のような場合である。

2. 胎児に関わる出生前遺伝カウンセリング（prenatal genetic counseling）

妊娠中の胎児あるいはこれから妊娠を考える際のリスクについての遺伝カウンセリングである。高齢妊娠，近親結婚，超音波検査で胎児の形態異常などが指摘された場合，母体血清マーカー陽性，無侵襲的出生前遺伝学的検査（NIPT）陽性，習慣流産，妊娠中の薬剤の服用，出生前診断の希望など，産科診療と密接な関わりをもつ領域である。

認定遺伝カウンセラー®は，児の確定診断を希望して来院した両親あるいは家族に対して実施される遺伝カウンセリングにおいて，臨床遺伝専門医やその他スタッフと共に関わることになる。小児科領域の遺伝カウンセリングの最も一般的な状況としては，各科の主治医がおり，それ以外の専門家としての臨床遺伝専門医と遺伝カウンセラーという位置づけになるであろう。その領域は表❶のようになる[2]。

遺伝カウンセリングでは，病歴に続いて3世代にわたる家系図の聴取をし，家族歴の詳細を得ることが診断の確定の一助にもつながり，家族関係を把握するためにも大切な資料となる。遺伝カウンセラーとしては，家族が疾患と向き合うために，家系員の関係性に心を配りながら丁寧に聴取できることが望まれる。

II. 確定診断で親に生じる感情 – 診断と向き合うこと –

確定診断を受けるということは，親が子どもの病気と向き合う必要があり，そこには親の苦悩や悲哀が生じ，受け入れを巡って様々な葛藤が生じる。ある親は担当医に言われた疾患名を受け入れ難く，否定されることを望んで当院を受診されていた。また，ある母親は遺伝カウンセリングで児の経過を話されるところから流涙され，その横で父親はインターネットで疾患に関するあらゆる情報を得て，知的な語りに終始し，落ち込んだ自身の心を見せないようにされていた。親といっても，父親・母親の疾患に対する捉え方，感情表出の仕方などに差異があるため，双方に心を配る必要がある。

医療領域で親の障害受容の過程を段階的に説明したDrotarら[3]によるモデルはよく知られるところである。図❶のように，先天奇形をもつ子どもの誕生に対する正常な親の反応を，「ショック」，「否認」，「悲しみと怒り」，「適応」，「再起」の5段階に分類している。

家族が遺伝カウンセリングに訪れるのは，ショック期前後が多いと思われるが，病名を知らされた親は心理的な葛藤状態にあると考えられ

表❶ 遺伝カウンセラーが携わる可能性のある小児科のsubspeciality
（文献2より改変）

小児科のsubspeciality	遺伝カウンセリングで担う遺伝性疾患の例
循環器学	Long-QT症候群，Marfan症候群
皮膚科学	先天性魚鱗癬，結節性硬化症
発達-行動学	脆弱X症候群，Rett症候群
内分泌学	SHOX遺伝子欠失，Turner症候群
消化器学	Alagille症候群，Turner症候群
血液学	鎌状赤血球症，血友病
免疫学	慢性肉芽腫症，重症複合型免疫不全症
腎臓病学	Alport症候群，尿崩症
神経学	Friedreich運動失調症，筋ジストロフィー
腫瘍学	Li-Fraumeni症候群，von Hippel-Lindau症候群
眼科学	Leber先天性黒内障，網膜色素変性症
耳鼻科学	22q11.2欠失症候群，Usher症候群
呼吸器学	嚢胞性線維症，原発性線毛機能不全症候群
リウマチ学	強直性脊椎炎，Ehlers-Danlos症候群

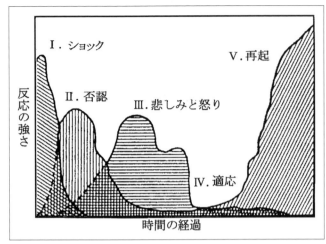

図❶ 先天奇形をもつ子どもの誕生に対する正常な親の反応の継起を示す仮説的な図

る。親はこのとき病気の説明が頭に入らないほどの混乱状態にあるだろう。担当医から，可能性のある今まで聞いたことのないような病名を告げられ，遺伝関連の診療部門を訪れ，確定診断を受けるための遺伝学的検査を受検する。このような人生における体験は，家族，特に両親にとってはストレスフルな状況であることは明らかで，その心理的サポートがその後の受容にも関わるであろうことは想像に難くない。

Ashtianiらの研究によれば[4]，子どもの確定診断を受けた両親の中で，そのセッションをネガティブな体験であったと捉えている者が6割もおり，ポジティブに捉えていた親は2割しかいなかったという。また，親は情報提供に対して受け身であったこと，自分たちが思うように遺伝カウンセリングの場で話せなかったことに不満を感じていたという。このような見解からは，当然のことながら，遺伝カウンセリングのセッションが単なる情報提供に終始してしまうのを避ける必要があり，そのためには，認定遺伝カウンセラー®が彼らの情緒的な反応をよく観察し，表出を促すように働きかける必要がある。「診断を告げられたときに頭が真っ白になってしまって，それ以上の言葉が入らなかった」という発言はよく聞かれるところである。医師の説明あるいは言葉が親に届いているのかいないのかを彼らの表情や身振り，行動などから判断し，セッションの進み具合を見極める必要があるだろう。親の感情の整理がままならず，言葉にできない思いがありそうならば，適切な一声をかけることがその後の診断をスムーズに受け入れることの重要な一助になるだろう。

さらに，小児の最初の遺伝カウンセリングにおいて，遺伝カウンセラーが関わっているほうが，遺伝専門医だけの関わりよりも疾患の管理に関するアドヒアランスが良好になるという研究結果がある[5]。医療管理には，様々な診療科への紹介，遺伝学的検査，画像検査，理学療法・作業療法などへの紹介，学校への情報提供，生活様式への医学的なコメント，その他医療機関への情報提供などが含まれる。その中に遺伝カウンセラーが関わることで，家族とのコミュニケーションの質が保たれ，協働しながら意思決定することにつながる。また，認定遺伝カウンセラー®がいることで治療のアドヒアランスや児の健康状態，ひいては親の満足感になっていると考えられている。

一方で，遺伝カウンセラーの役割を理解しておらず，遺伝カウンセリングの中で主要な役割をとっていないと思っている親も少なくないという結果も示されている[4]。このような回答をしている親は，遺伝カウンセリングの中で情緒的なサポートがなく，不十分な情報しか与えられなかったと受け止めているのである。そのように感じるとネガティブなセッションであったと述べることが多く，満足度も低くなるという結果になっている。つまり，確定診断を受けるときに重要なのは，親が共感してもらえたと受け止めることができ，支援とカウンセリングをその後も継続できる環境にいることである。そのような心がけの一端としては，遺伝カウンセラーとして窓口となる連絡先を伝えておくことや，疑問が生じたらいつでも連絡できるところがあるという安心感を与えておくようにフォローする必要があるだろう。

Ⅲ．患児本人への診断告知と受け入れ

　小児期の遺伝カウンセラーとして，親の受け止めと同じように子どもたちの告知についても考えておく必要がある．知的発達が平均以上の子どもでは，本人の身体の状態について，あるいは病名を親に聞くことが出てくると思われる．両親がそのときに慌てず対応できるように，子どもの発達や置かれた環境に合わせて一緒に考えておくことも大切である．

　子どもへの告知については，一般的に，まず親が子どもの理解度に合わせて適切な言葉で少しずつ話しておくことが大切になる．子どもによっては，「自分が悪いことをしたから，歩けなくなってしまった」などのような想像をしていることもあり，自責の念をもたないようにするためにも十分な説明が必要になる．他児とは何か違うという疑問を生じ親に質問することも多いが，真摯に答えることが大切であり，病気のことを隠そうとしたり，がんばったら歩けるようになるなどの励ましをしたりすることは，後に子どもの心に傷を残し，心身症のような症状につながることもある．親の不安が子どもに影響することも多いため，まず親自身の安定を図るため子どものことをよく知るスタッフらと話をしておくことがよいだろう．

　筆者が所属するセンターでは，定期診察の際に，子どもの日常を聞きながら，疾患の話をいつ行うかを話題にしていく．子どもの反応が出た時に家庭で対処しやすい連休や夏休みなどの長い休暇を利用することが多い．告知後は患児に対して個別面接の時間をとり，衝撃が大きくならないようにフォローを行う．

　理想的には思春期より前に少しずつ伝えていくが，親自身も心の準備ができないと難しいことが多く，タイミングについてはそれぞれの患者・家族によって様々であると考えられる．

Ⅳ．単一遺伝性疾患の出生前診断に関する遺伝カウンセリング

　さらに，小児期の遺伝カウンセリングで出生前診断を希望する場合には，夫婦はすでにその疾患の患者を育てているか，兄弟姉妹が罹患者であることが多い．一般に出生前診断は，妊娠中の女性に大きな葛藤をもたらすため，冷静に考えることができる時期として，妊娠する前に熟慮できる遺伝カウンセリングが重要になる．小児科領域では，児の定期受診の際に，夫婦や家族の気持ちにも接することができるため，遺伝カウンセリングを挟みながら柔軟に対応することが可能である．

　疾患それぞれの家族背景を考慮しながら出生前診断の一面を考えてみると，DMDのような男児の兄弟が疾患を有し女性本人が保因者と判明している場合には，病児を育ててきた母親の意見が強く反映されることがある．母は娘に自分と同じような思いをさせたくないと思い，娘に出生前診断を勧める．そして娘は，母の思いを受けて来院する．母娘が一致した考えであれば葛藤はないが，違う考えをもつ母娘もいる．

　別席にてそれぞれの考えを聞いてみると，「母を見ていて苦労もわかるが，自分は兄と同じ病気をもった子を育てられると思うので，出生前診断を受けるかどうかは迷ってしまう」といった意見も聞くことがある．このように病気に対する思いは個々によって違うため，複数の家族が来院した際には母と娘であっても両者の考えを個別に聞く視点が必要であろう．チームで関わるメリットを生かし，遺伝カウンセラーが母あるいは娘に個別に会い，臨床遺伝専門医や他のスタッフが別の家族に気持ちを聞くことができるのは，家族ごとあるいは個人ごとへの細やかな対応を可能にするだろう．

　また，乳幼児期や小児期に症状が出現し，時には早期に児が亡くなっていることもある．そのような場合，出生前診断を希望する夫婦には，特に亡くなった児についての気持ちの整理が行われているかが重要な観点である．遺伝カウンセリングに来訪し，気持ちの整理も含めて行うことが望ましい．身近な存在，つまり児を亡くした経験を十分に消化していないと，出生前診断で次子が陽性と診断された際に衝撃はさらに大きくなることが予測されるからである．夫婦が同じように情緒的な体験を経ているとも限らず，必要に応じて個々

の遺伝カウンセリングを導入し，さらに亡くなった体験によりうつ状態などが考えられる際は，心理的な介入も考慮していく場合もある。

例えば，出生前診断を受けなければ怖くて次の妊娠は考えられないと話された夫婦もいれば，出生前診断を受けるが，その子の分娩方法を考慮するために受けたいと考える夫婦もいる。症状をもった児を大事に育てることを考えて次の子は希望しない夫婦，あるいは同じ疾患の児ならば育て方はわかっているので出生前診断は受けないで産むと決める夫婦，またもう一度同じ疾患をもった児が欲しいと思うので診断は受けない夫婦など，遺伝カウンセリングで話される内容は様々である。ただ相談を受けて，熟慮された夫婦は決定してから迷うことは少なく，その状況を受け入れて前に進むことが多いように感じる。それゆえ，出生前診断を受けるか受けないか思いを話し，整理する機会は重要であると考えられる。

出生前診断を受けると決めた夫婦には，実際に陽性と出た場合の自分たちの内面を想像してもらうことが大切である。罹患であった場合には妊娠継続をあきらめるのか，出産するのかという重い問題にも直面しなければならない。理性的に考えられる時期に話し合い，夫婦での意見を一致していくプロセスは肝要であり，罹患児をあきらめるという重い結論にも向き合うことになるだろうと考える。

加えて遺伝カウンセリングの中での情報提供の観点として，患児の兄弟姉妹の出生前診断の相談には，現時点での医療保障や社会福祉がどのようになっているか，教育の現状なども内容に含まれることが多い。実際に患児を育てている家族はある程度の医療や教育の支援をイメージしやすいが，そうでない場合には社会的なサポートがほとんどないように感じている者もいる。実際には，医療制度や教育制度は進み，より良い環境へと変化もしている。またインターネットの普及により，患者同士あるいは患者家族のつながりは以前に比べると密接なものになり，孤立感は以前より少なくなっているようである。社会的な現状を伝えることも出生前診断を考える際の一つの提案になるだろう。

V．確定診断に伴う genesurance counseling という側面

さらに，昨今遺伝カウンセリングの役割として浮上してきたのが，"genesurance counseling"，つまりゲノム検査に関する費用や保険制度の観点である[2]。米国では特に各個人が加入する民間保険に違いがあるため，余計にゲノム関連検査の費用と保険に関する相談は遺伝カウンセリングの中で大きくクローズアップされるところとなっている。本邦では国民皆保険のため，そこまでの位置づけではないが，どの遺伝学的検査が保険収載されていて，どの検査は自費診療分になるのかを情報として押さえておく必要がある。例えば，デュシェンヌ型・ベッカー型筋ジストロフィーの原因遺伝子であるジストロフィンの遺伝学的検査は，欠失・重複レベルのMLPA法は保険収載されているが，一塩基置換などの微細変異のシークエンス法は自費診療となっている。発端者の遺伝子による確定診断はその後の家族にも重要な情報となるため，どこまで実施するのかの家族の判断は遺伝カウンセリングの中できちんと話し合われなければならない事項である。また，遺伝学的検査の詳細な内容と検査でわかること・わからないことの微妙な点を説明できることが，検査の選択を考える際の遺伝カウンセリングでは重要なポイントである。遺伝学的検査は診断が明確になることで，医療管理の方向が明確になること，治験にエントリーできるかもしれないこと，予後予測につながること，などメリットも大きいと考えられる。

おわりに

以上のように，小児・周産期医療の遺伝カウンセリングでは，患児の診察経過から，背景にある家族関係や社会の状況を考えながら情報提供の内容につなげていくように思索し，遺伝カウンセリングを実施することが肝要である。医療の進歩は急速であり，遺伝カウンセラーとして診断の技術や治療の進歩についての情報を常にアップデート

していかなければならず，情報をそれぞれの家族に合わせながら伝える工夫を続け，患児とともに家族全体を包括する機能を臨床遺伝専門医と相補的にしながら，チームで抱えるように心がけることがますます求められるであろうと考える。

参考文献

1) 福嶋義光 編：遺伝カウンセリングハンドブック, 25-28, メディカルドゥ, 2011.
2) Stein Q, et al：Pediatr Rev 39, 323-331, 2018.
3) Drotar D, Baskiewicz A, et al：Pediatrics 56, 710-717, 1975.
4) Ashtiani S, Makeia N, et al：Am J Med Genet Part A 164A, 1496-1502, 2014.
5) Rutherford S, Zhang X, et al：Genet Med 16, 157-163, 2014.

浦野真理

1991年	日本大学大学院文学研究科心理学専攻博士前期課程修了
1995年	東京女子医科大学病院小児科心理室児童心理相談員
2004年	東京女子医科大学附属遺伝子医療センター臨床心理士
2009年	認定遺伝カウンセラー資格取得
2019年	公認心理士資格取得

第4章 倫理・法・社会的問題

2．小児・周産期の臨床遺伝医療におけるゲノム情報とゲノムリテラシー

朽方豊夢・秋山奈々・羽田　明

　小児・周産期におけるゲノム情報は正確な診断と健康管理において重要な意義をもつ。しかし，すべての疾患に普遍されるものではなく，疾患や症例ごとにゲノム情報の意義を考える必要がある。ゲノム情報を適切に扱うため，医療者に高いレベルのゲノムリテラシーが求められる。臨床医は自身の臨床能力とゲノムリテラシーを高めるとともに，被検者たちのゲノムリテラシーを高めるよう診療努力しなければならない。様々な遺伝学的検査ができるようになりつつあるからこそ，ゲノム情報をどのようにして適切に扱っていくかが求められている。

はじめに

　小児科領域において，臨床遺伝医療を行う医師の立場から概説を行う。ゲノム情報に対する姿勢は「医療における遺伝学的検査・診断に関するガイドライン」[1]（以下ガイドライン）に基づく。

　疾患領域が異なると，ゲノム情報のもつ意義が変わりうる。小児・周産期領域で遭遇する遺伝性疾患の大部分は根本的な治療法がないため，がんや一部の難病におけるゲノム医療と性質が異なる。

　周産期医療において，産婦人科医師，新生児科医師，小児科医師，コメディカルスタッフなどがチーム医療を行う。各スタッフは最適な医療をめざしているが，立場の違いから診療方針について見解の不一致を経験することがある。本稿では小児科医の立場から概説を行うため，異なる立場の見解と合わせてバランスよく知識を深めることを推奨する。

　医療におけるゲノム情報の有用性は様々な場面で語られている。しかしながら，ヒトの遺伝性疾患において未解明なところは多く，遺伝学的検査で傍証を得られない症例は少なくない。臨床医は検査の限界を知る必要がある。

　医療者と患者の間に情報の非対称性がある[2,3]。またゲノム情報について，医療者の立場から捉えた場合と患者の立場から捉えた場合とで異なる意義を有している場合がある。医療における共同意志決定モデルを達成するために，医療者は両者のゲノム医療に対する理解の乖離を意識しながら，ただ伝えるだけでなく，伝わるように情報提供する必要があり，そこでゲノムリテラシーは重要な役割を果たす。

Ⅰ．小児・周産期におけるゲノム情報

　小児遺伝医療は未成年者を対象にしている。周産期遺伝医療では胎児を対象とした領域について言及する。

1．ゲノム情報の特性

　ガイドラインにおいてゲノム情報の特性は以下

■ **Key Words**
医療における遺伝学的検査・診断に関するガイドライン，ゲノムリテラシー，ゲノム医療，genomic health literacy，genomic science literacy

のように記載されている。

- 生涯変化しないこと
- 血縁者間で一部共有されていること
- 血縁関係にある親族の遺伝型や表現型が比較的正確な確率で予測できること
- 非発症保因者（将来的に発症する可能性はほとんどないが，遺伝子変異を有しており，その変異を次世代に伝える可能性のある者）の診断ができる場合があること
- 発症する前に将来の発症をほぼ確実に予測することができる場合があること
- 出生前診断に利用できる場合があること
- 不適切に扱われた場合には，被検者および被検者の血縁者に社会的不利益がもたらされる可能性があること

　ゲノム情報を肯定的に捉えるのであれば，「ゲノム情報は正確な診断をもたらし，将来の姿を予見し，被検者の健康に寄与する。家系における遺伝性を明らかにすることで，家系内の他者の健康管理に役立つ」と表現されるかもしれない。医療者はゲノム情報を診療指針に影響を与える有用な医療情報と捉えているのではなかろうか。一方で消極的に捉えるのであれば，「ゲノム情報は生涯にわたって変わることがない情報であり，根本的治療には結びつかず，家系内に遺伝性に関する問題を投げかけ，社会的差別をもたらしうる厄介な情報」とも表現できるかもしれない。子どもの診断のために行った遺伝学的検査によって，正確な診断にたどり着き満足する家族もいれば，家系内に遺伝性に関する悩みが波及し，家族計画に用いることができず，生涯において変わることがない情報を「得てしまった」と感じる家族もいる。二つの表現は極端なものであるが，これから行う遺伝学的検査の結果がどちらに近い意味をもつかを事前に検討しておく必要があり，被検者たちに両側面を正確に理解してもらう必要がある。

　また，ゲノム情報の特性の中で「できる」とされる項目について，検査のメリットのように感じるかもしれない。しかし，ガイドラインでは非発症保因者診断について，「原則的には，本人の同意が得られない状況での検査は特別な理由がない限り実施すべきではない」と記載されている。そのため得られた子どものゲノム情報が，親の保因者診断と同等の価値をもつ情報になりうることを家族と共有しておかなくてはならない。そして出生前診断について，「しかしながら，出生前診断には，医学的にも社会的および倫理的にも留意すべき多くの課題があることから，検査，診断を行う場合は日本産科婦人科学会等の見解を遵守し，適宜遺伝カウンセリングを行った上で実施する」と記載されている。一見すると，どの遺伝性疾患でも出生前検査を受けられるように見てとられがちだが，出生前検査の対象となる遺伝性疾患は限定的であり，得られた遺伝情報を次子妊娠の際に具体的に利用できないことを経験することがある。

2．子どものゲノム情報の特性と管理上の注意

　小児・周産期医療における遺伝学的検査について医療者と親の間で検討されることが大部分である。子どもの将来における自律的な意思決定を尊重しながら，検査適応を判断する必要がある。ガイドラインでは未成年者を同意能力がない者としており，遺伝学的検査は親権者の代諾のもと実施されている。「日本医学会ガイドライン『医療における遺伝学的検査・診断に関するガイドライン』に対するQ and A」[4]では，「日本小児科学会は，概ね小学生及び中学生の年齢の被検者に対して，インフォームド・アセントをとることとし，被検者の状況，理解力，成熟度などを考慮して，最終的には主治医（検査をオーダーする医師）が適切に判断すべきと考えます」と記載されている。これらの記載を踏まえると，少なくとも乳幼児や胎児の同意能力は否定されるものと考えられる。

　またガイドラインには，「未成年者に対する非発症保因者の診断や，成年期以降に発症する疾患の発症前診断については，原則として本人が成人し自律的に判断できるまで実施を延期すべきで，両親等の代諾で検査を実施すべきではない」と記載されている。遺伝学的検査における自律的意思決定を尊重する基本姿勢を考慮するならば，治療方針に関係せず，将来本人が自分で受検を検討できるであろう遺伝性疾患が疑われた場合，親の希

望や医療者の興味・関心だけで遺伝学的検査を進めることは慎重であるべきと考える。

　子どもや胎児のゲノム情報は両親のゲノム情報と密接である。家系内において，それぞれの立場によりゲノム情報の意義は異なってくる。網羅的遺伝子解析において，トリオ解析の有用性が知られている。遺伝子解析により常染色体劣性遺伝疾患と診断された場合，同時に両親が保因者であることを知らされることがある。親からしてみれば，子どもの診断を主眼においた検査かもしれないが，予期せずして家系内に遺伝性に関する情報をもたらしうることを事前に説明する必要がある。同様に，浸透率の低い疾患や表現度の多様性を認める疾患と診断された場合，親自身の発症前診断や予期せずして自身の体質を知るきっかけになりうることを説明する必要がある。これらは網羅的遺伝子解析に限ったことではなく，子どもの染色体検査をきっかけに両親に均衡型転座の可能性を指摘されることがあるように，遺伝学的検査は診断と治療だけでなく，家系に遺伝性に関する事柄を投げかけうる。そのため小児・周産期領域における遺伝カウンセリングにおいて，検査前遺伝カウンセリングは非常に重要である[5]。

　ゲノム情報は個人情報である。医療の現場でトリオ解析が行われる際，それぞれのゲノム情報は個人の診療録に収載されるべきである。子どもの診療録に家系内の全ゲノム情報が収載されることは，情報管理の観点から問題があると考えられる。

　平成27（2015）年9月に，改正個人情報保護法が公布され，ゲノムデータに医学的なアノテーションを付与した「ゲノム情報」は，「要配慮個人情報」となりうることを指摘している[6]。そのためゲノム情報についてオプトアウトによる第三者提供が禁止された。他方で，これら以外の点は，通常の個人情報との間で取り扱いに違いはない。診療指針に関連しないゲノム情報は不用意に第三者の目に触れないよう管理する必要がある。

II．ゲノムリテラシー

　医療者は患者たちに正確な情報を伝えるだけでなく，正確に伝わるように説明しなくてはならない。そのためにゲノム医療の特性を理解し，正確に伝えられるだけの知識とコミュニケーション技能を高める必要がある。

　リテラシー（literacy）は「読み書き能力。また，ある分野に関する知識やそれを活用する能力」と訳される[7]。日本語の「読み書き算盤」に当たる。本邦におけるゲノムリテラシーという用語の明確な定義は見つけられない。ゲノムリテラシーを genomic literacy の対訳と解釈すると，ゲノムリテラシーは genomic health literacy と genomic science literacy という二つの要素を包含した用語と考えられる[8]。

　genomic health literacy は health literacy の定義に基づき[9]，「ゲノム医療において，適切な意思決定に必要な情報について調べ，得，理解し，効果的に利用する個人能力の程度」と解釈される。被検者側のゲノム医療に対する情報活用能力を指していると考えられる。

　一方で genomic science literacy は，「ゲノム医療およびゲノム情報を理解する能力。また，ゲノム情報を見極める能力」と定義されている[10]。医療者がゲノム医療を実践していくうえで必要となる基礎的能力と解釈される。具体化するならば，ゲノム医療を行うにあたり，質の高い臨床診断を行い，遺伝学的検査の適応を判断し，最適な遺伝学的検査を選択して被検者に提案し，その検査意義を被検者に正確に理解してもらえる情報提供を行い，得られたゲノム情報を治療や健康管理に役立てる能力ともいえる。本稿におけるゲノムリテラシーは genomic science literacy を指すものとして用いる。

　ゲノムリテラシーは臨床医の医療リテラシーの上に構築される。小児科医は症状をもつ子どもに対し，詳細に情報を収集し，家族歴を確認し，全身を診察し病態を考察する。そのうえで診断を補完あるいは修正する臨床的価値の高い検査を選択し，正確な診断をめざしている。正確な診断は最適な治療の選択につながる重要な情報である。診断のための検査に遺伝学的検査は含まれるが，検査を適切に運用するためにゲノムリテラシーが必

要になる。前提となる質の高い小児・周産期医療を達成したうえでゲノム医療を実践することが望ましい。

ゲノム医療において医療者は自身のgenomic science literacyを高めるとともに，被検者側のgenomic health literacyを高められるよう診療を行わなくてはならない。インフォームドコンセントの考えに則り，十分な情報を提供し，被検者たちの自律的な意思決定を支える。ここで指す十分な情報とは「医療者が十分に情報提供したと思えた情報」ではなく，「被検者が十分に理解できたと思えた情報」である。遺伝カウンセリングの場面を含め，医療者は情報を単に提供するだけの自己満足で終わってはならない。情報提供後も理解度を確認するために継続診療が必要であり，ゲノム医療に携わる医療者は診療努力を惜しんではならない。

ゲノムリテラシーを理解するためにゲノム医療・ゲノム情報を理解する能力，ゲノム情報を見極める能力について概説していく。

Ⅲ．ゲノム医療

医療者はゲノムリテラシーを醸成するために，ゲノム医療の特性を理解しなくてはならない。狭義のゲノム医療は遺伝医療における限定的な疾患を対象とした医療となる。小児・周産期医療の特性を考慮し，本稿ではゲノム医療を広義に捉えて概説する。

1．本稿におけるゲノム医療の定義

ゲノム医療という用語について本邦における明確な定義を確認できなかった。米国のNational Human Genome Research Instituteはgenomic medicineという用語を"an emerging medical discipline that involves using genomic information about an individual as part of their clinical care (e.g., for diagnostic or therapeutic decision-making) and the health outcomes and policy implications of that clinical use"と定義している[11]。

またゲノム情報を用いた医療などの実用化推進タスクフォース[12]の資料によると，「『ゲノム医療』とは，個人の『ゲノム情報』をはじめとした各種オミックス検査情報をもとにして，その人の体質や病状に適した『医療』を行うことを指す。具体的には，質と信頼性の担保されたゲノム検査結果等をはじめとした種々の医療情報を用いて診断を行い，最も有効な治療，予防及び発症予測を国民に提供することを言う」と記述されている。遺伝医療という幅広い遺伝性疾患を対象とした診療領域の中で，一文目は治療法のない体質性疾患に対する医療行為を包含しており，小児・周産期領域における遺伝医療と合致する。

一方，同会議の別資料ではゲノム医療について「個々人のゲノム情報を調べて，その結果をもとに，より効率的・効果的に（1）疾患の診断，（2）治療，（3）予防を行うこと」という記載がある。また「ゲノム医療の対象となる主な疾患は，一部の難病やがんなどの単一の遺伝子が原因となる疾患や，環境因子の寄与も大きいとされるが，複数の遺伝子が原因となる生活習慣病などの疾患などがある」とも記載されている。この定義に基づくと，ゲノム医療を「ゲノム情報が診断と治療において有用な疾患のみ」を対象とした医療と考えられ，限定的な遺伝性疾患領域のみを対象とする医療になってしまうため，これを狭義のゲノム医療と捉えた。小児・周産期領域における遺伝医療の実情を踏まえ，本稿では根本的な治療法のない染色体異常症や先天異常症候群を含む「ゲノム情報が診断において有用な疾患領域」を対象とした遺伝医療を広義のゲノム医療と捉える。

2．小児・周産期領域におけるゲノム医療

従来的に行われてきた遺伝医療において，ゲノム情報は重要な意義をもっていたが，遺伝学的検査結果がなければ診療を行えないほど脆弱な診療分野ではなかった。臨床医は目の前の症状をもつ子どもや胎児に対し，臨床情報の収集，適切な臨床検査の提供，知識に基づく鑑別により，臨床診断を行い健康管理に取り組んできた。一方で遺伝学的検査の普及につれ，特定の遺伝性疾患において，ゲノム情報は治療方針の選定や健康管理方針を決定するにあたり有用な情報となりうることが知られてきた。

臨床医は遺伝学的検査が万能な検査でないこと

を予め認識し，被検者たちと共有する必要がある。先天性疾患の診療において，子どもや胎児に症状があることは明らかだが，遺伝学的検査を進めても原因究明に至らないことを頻繁に経験する。遺伝学的検査の有用性が高まるにつれ，検査の利点が強調される傾向にあるが，小児科領域における先天性疾患の約半数は原因不明である[13]。それだけでなく遺伝学的検査による陽性検出率が100%となる疾患は極めて稀である。そのため遺伝学的検査におけるバリアント陰性という情報は，臨床診断を否定したことに直結せず，子どもや胎児が無症状になるわけではない。

小児・周産期医療のゲノム医療において，ゲノム情報がなくとも質の高い臨床診断を考察できれば，子どもの健康被害を防ぐことができる。この場合，ゲノム情報は補助的情報であり，臨床医はどのような検査結果が得られた場合でも，臨床評価に責任をもって診療を行う。ともすると，この場合，遺伝学的検査を受けても受けなくても臨床現場の対応は変わらない。

遺伝学的検査というツールにより自動的に健康管理指針がすべて決定するという幻想は，まだ現場にもたらされていない。医療者が基礎能力を高めることを怠ってはならず，ゲノム情報だけでなく，目の前の子どもとその家族と向き合う基本姿勢をゲノム医療の土台に築く必要がある。

3. ゲノム医療の臨床的側面と研究的側面

ゲノム医療において臨床医療と医学研究の目的が一致しないことがある。ゲノム医療について医学の視座から語られているのか，医療の視座から語られているのかを意識して理解を深めていく必要がある。

臨床医療は患者の診断と治療を第一目的としており，患者の幸福が最優先される。患者は即時的な利益（治癒）を求めており，それに応えることが臨床医の役割である。しかしながらゲノム医療において，子どもを治してほしいという家族のニーズに現段階で応えられないことがあることを忘れてはならない。小児・周産期領域における遺伝性疾患において，根本的治療法のない疾患が多数存在する。一部の疾患を除いて，遺伝学的検査は正確な診断以上の情報をもたらしがたいことを医療者は念頭におき，被検者たちと共有し，検査が被検者たちのニーズに適しているかを考察する必要がある。

一方で医学研究は学問である。患者や疾患は情報としての性質を有する。今日の医学と医療は先人たちの研究と絶え間ない研鑽のうえに成り立っており，医学研究は次代への礎となる。ゲノムデータと症例情報はヒトゲノムデータベースの充実に寄与したり，希少疾患の自然歴情報をもたらしたり，genotype-phenotype correlationに関する知見をもたらすため，医学の発展において重要な意味をもつ。

ゲノム医療において，疾患を科学的に考察していくことは，医学や医療にとっての利益となる一方で，患者に身体的・心理的負担を生じさせるが即時的な治療に結びつかないことがある。希少疾患において，診断が確定してもその希少性ゆえに自然歴を十分に得ることができず，予防的な健康管理に役立てられないことにしばしば遭遇し，被検者たちのニーズに応えられないことがある。ゲノム医療に関する臨床医療と医学研究が医学と国民全体に最善の利益をもたらせられれば理想的だが，その全体に目の前の患者が含まれていなければ臨床医として本末転倒である。ゲノム医療に関する論説を読む際に，二つの異なる背景を意識しながら，語られていることを理解していく必要がある。

Ⅳ．ゲノム情報を理解する能力

ゲノム医療を進めるにあたり，臨床医は各疾患におけるゲノム情報の位置づけ，意義について知識を深めなくてはならない。ゲノム情報は，遺伝性疾患の診断と治療において，疾患ごとに異なる重要性をもつ。血液腫瘍疾患や代謝疾患，免疫不全疾患，移植医療に関わる疾患などにおける遺伝学的検査は，治療方針の選定において有用である。一方で染色体異常症や先天異常症候群など，根本的治療法のない体質性疾患における遺伝学的検査は，確定診断を一義とした検査である。

医療者は遺伝学的検査を実施する場合，検査適

応（どういった症例が対象となるのか），検査時期（いつ検査を行うことが妥当なのか），分析的妥当性，臨床的妥当性，臨床的有用性を理解したうえで検査を進めていく必要がある。また医療者はゲノム情報の臨床的価値について正確に理解し，その情報を被検者たちと共有していく必要がある。

1. 検査適応

臨床医は誰のための，何を目的とした遺伝学的検査なのかを常に考える必要がある。クライエントが検査を希望している場合に，なぜクライエントは検査を受けたいと考えているのか，当該検査がクライエントの要望に適した検査であるか，クライエントの検査に対する理解が十分であるかを確認する必要があり，時に立ち止まり，必要に応じて何度も対話を重ねながら検査適応について考える必要がある[14]。このプロセスが遺伝カウンセリングである。ゲノム医療に携わる臨床医や認定遺伝カウンセラー®は，遺伝カウンセリングを単なる検査に対する情報提供の場にしてはならない。遺伝学的検査を入口として，多方面へ波及していくクライエントの葛藤を共有し，クライエントが最適な選択を自律的にできるよう対話していく必要がある。

医療者のゲノムリテラシーとして，検査の進め方について適切なアルゴリズムを構築する必要がある。遺伝学的検査の適応は症候により異なる。治療指針や健康管理指針に関連してくる遺伝学的検査は臨床的に重要だが，それと直接関連しない場合，適応を慎重に考える必要がある。

ガイドラインは遺伝学的検査の進め方について基本指針を明言している。記載には「すでに発症している患者を対象とした遺伝学的検査は，主に，臨床的に可能性が高いと考えられる疾患の確定診断や，検討すべき疾患の鑑別診断を目的として行われる。遺伝学的検査は，その分析的妥当性，臨床的妥当性，臨床的有用性などを確認した上で，臨床的および遺伝医学的に有用と考えられる場合に実施する。複数の遺伝学的検査が必要となる場合は，検査の範囲や順番について，臨床的に適切に判断した上で実施する。（中略）。診断は遺伝学的検査の結果のみにより行われるのではなく，臨床医学的な情報を含め総合的に行われるべきである」とある。遺伝学的検査を進めていく始まりの段階として臨床医に臨床診断する努力が求められている。何が起こっているかよくわからないのでとりあえず検査という姿勢は不適当であり，最低限検査適応にあるかを判断する必要がある。例えば小児・周産期医療において提出される頻度の高い遺伝学的検査として染色体検査がある。染色体検査の適応として，①子どもの成長障害や発達遅滞，形態異常を認める場合，②死産や新生児死亡の場合，③カップルにおける生殖障害の場合，④染色体異常の家族歴を認める場合，⑤新生物を認める場合，⑥胎児異常を認める場合，とされている[15]。臨床医は低出生体重児というだけで染色体検査は実施していないし，先天性心疾患単独を認めても染色体検査の適応と考えていないはずである。それは暗黙のうちに先天性疾患を分類し，検査適応を適切に判断しているからである。また⑥について，出産時の対応方針に関連する場合や，生後早期の介入方針に役立つ場合，出生前検査は有用と考えられる。しかし，それらに関わらない状況であれば，生まれてきた子どもをよく診察するという選択肢が提案される。特に妊娠後期に検査を行う場合，生まれるまでの期間における被検者たちの心の負担を想像し，真に検査適応にあるのかを検討する必要がある。上記は古典的な検査の適応であり，遺伝学的検査の適応は拡大されているが，検査適応を常に考えながら検査を行っていくことは重要である。

遺伝子検査の適応は，遺伝性疾患が疑われる場合である。同語反復のようだが，目の前の先天性疾患が遺伝性疾患か否かについて，臨床医は考察したうえで検査適応を考えなくてはならない。そのため臨床医は遺伝性疾患について知識をアップデートするとともに，遺伝子検査で証拠をつかみがたい先天性心疾患についての知識も増やしていく必要がある。また遺伝子検査によるバリアント検出率の低い疾患では，その検査は臨床検査というよりも研究的側面が強くなる。バリアント陽性の結果は臨床診断の傍証になるが，バリアント陰

性の結果は臨床診断の否定に直接つながらないからである。

2. 検査を進めるうえでの注意

有症状者に対し，疑わしい臨床診断があり，それを確定させる，または鑑別を進めていく際に遺伝学的検査は検討される。そして臨床医が遺伝学的検査の適応と判断した際に，複数の遺伝学的検査から最適なものを選択し段階的に進めていくことが推奨されている。遺伝学的検査として，染色体検査やPCR法による単一遺伝子解析，疾患領域ごとのmulti gene panel解析，網羅的遺伝子解析などといった検査プラットフォームがある。また保険診療で行える検査があれば，研究として行われている検査もある。最適な検査を選択することは重要である。染色体異常症が疑われる症例に対して，網羅的遺伝子解析を行う臨床医はいないだろう。また，同時に複数の研究機関に遺伝学的検査を打診することは避けるべきである。網羅的遺伝子解析を行う研究に参加する場合，複数の施設に検体を提出しても得られるデータはほぼ同一である。複数施設の研究費が無駄になるだけでなく，得られた情報の知的所有権について施設間で問題になる。小児未診断疾患イニシアチブ（Initiative on Rare and Undiagnosed Diseases in Pediatrics：IRUD-P）[16]のように臨床的意義の高い研究が展開されている。これから検査を提出する症例が真に研究の対象となりうるか，臨床医は真摯に検討する必要がある。

V．ゲノム情報を見極める能力

遺伝学的検査によりすべての症状をデジタルに説明できる時代は到来していない。臨床医は遺伝学的検査の有用性を理解するとともに，検査の限界を理解する必要がある。遺伝学的検査結果について最終的な責任を負うのは検査提出医であり，ゲノム情報を正しく評価し，被検者たちに説明する必要がある。

マイクロアレイ染色体検査（cytogenetic microarray：CMA）や全エクソン解析（whole exome sequence：WES），全ゲノム解析（whole genome sequence：WGS）といった網羅的ゲノム解析は遺伝性疾患の診断において有用である。従来的なゲノム医療の診断プロセスにおいて表現型から診断アプローチするphenotype-first approachが主流であった。一方で網羅的遺伝子解析によるgenotype-first approachは，臨床医の知見の及ばない症例に対する診断補助の強力な検査になりつつある[17]。どちらの診断アプローチも重要であるが，臨床の現場では遺伝型と表現型が相関しているのかを常に意識する必要があり，担当医は得られた結果から導かれる診断について最終的な責任をもたなくてはならない。網羅的解析が返却するゲノムデータは膨大なため，そこから真の原因を探すことが課題になっている。また網羅的に解析するがゆえに，二次的所見/偶発的所見（secondary findings/incidental findings：SFs/IFs）が得られることがある。バリアントの解釈やSFs/IFsの詳細について，別稿に譲る。なお，SFs/IFsの問題はゲノム医療における新たな問題にみられがちだが，遺伝医療の現場では遺伝学的検査により予期せぬ結果を得られることを経験してきた。G-band法により均衡型転座やマーカー染色体が確認された場合などである。古典的な遺伝学的検査について無批判に検査を提出していたのだとすると，科学の進歩によって得られた知見を現場に還元し，これまでの検査について見直す必要がある。

おわりに

ゲノムリテラシーを醸成するために，これまでの遺伝医療の歴史と革新的な知見をバランスよく学ぶ必要がある。小児・周産期領域におけるゲノム医療は，先天性疾患をもつ子どもたちに光明をもたらす側面を有している。一方で，その光の陰に答えの出ない，または診断後も治療できない症状をもつ子どもがおり，ゲノム医療の体現者にそういった子どもと家族と向き合う資質が問われている。加えて，ゲノム医療の革新と同速度で国民の理解が進んでいるわけではないことを忘れてはならない。

参考文献

1) 医療における遺伝学的検査・診断に関するガイドライン
http://jams.med.or.jp/guideline/genetics-diagnosis.pdf
2) Arrow KJ : The American Economic Review 58, 941-973, 1963.
3) 山内一信, 真野俊樹, 他：医療消費者と医師とのコミュニケーション - 意識調査からみた患者満足度に関する分析 -, 医薬産業政策研究所, 2005.
4) 日本医学会ガイドライン：「医療における遺伝学的検査・診断に関するガイドライン」に対する Q and A
https://www.jpeds.or.jp/uploads/files/20180329_iden_Q%26A.pdf
5) 吉橋博史：小児診療 76, 1035-1040, 2013.
6) 個人情報の保護に関する法律, 最終更新：平成 30 年 7 月 27 日公布（平成 30 年法律第 80 号）改正
7) 松村 明 編：大辞林 第三版, 三省堂, 2006.
8) Hurle B, Citrin T, et al : Genet Med 15, 658–663, 2013.
9) Literacy CoH : Health Literacy: A Prescription to End Confusion, The National Academies Press, 2004.
10) Standards NCoSE, Assessment, Council NR : National Science Education Standards, The National Academies Press, 1996.
11) https://www.genome.gov/27552451/what-is-genomic-medicine/#al-4
12) ゲノム医療等をめぐる現状と課題, 第 1 回 ゲノム情報を用いた医療等の実用化推進タスクフォース 資料
https://www.mhlw.go.jp/file/05-Shingikai-10601000-Daijinkanboukouseikagakuka-Kouseikagakuka/151117_tf1_s1.pdf
13) Stevenson RE, Hall JG, et al Ed : Human Malformations and Related Anomalies 3rd ed, Oxford University Press, 2016.
14) 関沢明彦, 佐村 修, 他 編：周産期の遺伝カウンセリングマニュアル, 1-3, 中外医学社, 2017.
15) 福嶋義光 監訳：トンプソン＆トンプソン遺伝医学 2 版, メディカル・サイエンス・インターナショナル, 2017.
16) IRUD-P 小児未診断疾患イニシアチブ
https://www.irud.jp/irud-p.html
17) Tan TY, Dillon OJ, et al : JAMA Pediatr 171, 855-862, 2017.

朽方豊夢

2008 年	宮崎大学医学部医学科卒業 千葉県立病院群初期研修医
2010 年	東京都立小児総合医療センター小児科後期レジデント
2013 年	同臨床遺伝科サブスペシャリティレジデント
2016 年	千葉県こども病院遺伝科医長

第4章 倫理・法・社会的問題

3．小児・周産期のゲノム情報に関わる社会的における取り扱いと課題（法律を含めて）

三宅秀彦・福田　令

　遺伝情報には，「不変性」，「共有性」，「予測性」という特性があり，臨床的有用性が認められる場合には有用であるが，その一方で，疾患をもつ本人および家族におけるスティグマとなる可能性がある。本邦における遺伝学的検査は，各種法律とガイドラインによって規制がなされているが，遺伝情報に基づく差別を禁止する法律は存在しない。今後のゲノム医療の発展において，法整備とともに情報を正確に扱うための国民全体の遺伝リテラシー向上が望まれる。

はじめに

　遺伝情報には表❶に挙げるような特徴があり[1]，これらは，「不変性」，「共有性」，「予測性」としてまとめられる。これらの特徴の組み合わせは，特定の疾患の発症前診断や，自身が将来の子における疾患の発症に関与するアレルを保有しているかどうかを調べる非発症保因者診断や出生前診断，着床前診断を可能にする。これらの診断は臨床的有用性が認められる場合には，疾患発症前からの医学的対応や生活上の準備に結びつくことがある。しかし，その一方で，疾患をもつ本人および家族におけるスティグマとなる可能性があり，これは変更することができない遺伝情報に基づく差別につながる可能性がある。したがって，その不利益が生じる可能性を十分に理解し，不当な差別につながらない配慮をもって遺伝情報を利活用することを検討しなくてはならない。本稿では，胎児期・小児期を中心に，遺伝情報の取り扱いに関する状況について，海外を含めて概観する。

I．遺伝情報の取り扱いに関係する規制

1．検査の実施について

　医療に関係する遺伝情報を用いた診療は医行為に該当するため，医師法，医療法，臨床検査技師等に関する法律などの医療関連法規によって規制の大枠が敷かれ，実際の診療に関係する細かな部分については，省令や学会のガイドラインなどによって制御されてい

表❶　遺伝情報の特性（文献1より）

- 生涯変化しないこと
- 血縁者間で一部共有されていること
- 血縁関係にある親族の遺伝型や表現型が比較的正確な確率で予測できること
- 非発症保因者（将来的に発症する可能性はほとんどないが，遺伝子変異を有しており，変異を次世代に伝える可能性のある者）の診断ができる場合があること
- 発症する前に将来の発症をほぼ確実に予測することができる場合があること
- 出生前診断に利用できる可能性があること
- 不適切に扱われた場合には，被検者及び被検者の血縁者に社会的不利益がもたらされる可能性があること

■ **Key Words**

医師法，医療法，個人情報保護法，インフォームドコンセント，インフォームドアセント，遺伝カウンセリング，非発症保因者診断，発症前診断，出生前診断，母体保護法，遺伝差別

平成29（2017）年の医療法改正は，ゲノム医療の実用化に向けた体制整備の意味合いが強く反映された。改正医療法を運用するための「医療法等の一部を改正する法律の一部の施行に伴う厚生労働省関係省令の整備に関する省令（平成30年厚生労働省令第93号）」により，遺伝子関連検査が検体検査の一次分類になり，遺伝子関連・染色体検査を含む検体検査の品質や精度を確保するための基準が設けられた（医政発0810第1号）。この精度管理の基準設定により，病院内で遺伝学的検査を行う施設では，遺伝子関連検査・染色体検査の責任者を配置し，内部精度管理および適切な研修の実施が義務づけられ，外部精度管理調査の受検に対する努力義務とISO 15189の取得などの検査施設の第三者認定取得をすることが勧奨されることとなった。

　なお，いわゆる"遺伝子検査ビジネス"で行われている遺伝子解析については，遺伝要因だけでなく，環境要因が疾患の発症に大きく関わる「多因子疾患」のみを対象としており，統計データと検査結果とを比較しているにすぎないとして，「診断」を行っているとは言えず，医行為には該当しないとされている[2]。

　解析によって得られた遺伝情報は，個人情報の側面からも規制の対象となる。まず，平成29（2017）年に施行された現行の個人情報の保護に関する法律（個人情報保護法）では，「本人の人種，信条，社会的身分，病歴，犯罪の経歴，犯罪により害を被った事実その他本人に対する不当な差別，偏見その他の不利益が生じないようにその取り扱いに特に配慮を要するもの」として政令で定める記述等が含まれる個人情報が「要配慮個人情報」と定められた。また，マイナンバーなどの公的な番号の他に，「特定の個人の身体の一部の特徴を電子計算機の用に供するために変換した文字，番号，記号その他の符号であって，当該特定の個人を識別することができるもの」が個人識別符号として定義された。この特定の個人の身体の一部として，顔貌や虹彩，歩容，声，手の静脈，指紋・掌紋などに並んで，DNAの塩基配列が加わっている。この個人識別符号となりうる塩基配列を具体的にいうと，「全核ゲノムシークエンスデータ，全エクソームシークエンスデータ，全ゲノム一塩基多型データ，互いに独立な40箇所以上のSNPから構成されるシークエンスデータ，9座位以上の4塩基単位の繰り返し配列等の遺伝型情報により本人を認証することができるようにしたもの」とされる[3]。ここに挙げられたゲノム情報に関しては，匿名化に対応することができず，個人情報として扱う必要性があると解釈される。

2. 遺伝学的検査前後の説明および遺伝カウンセリングについて

（1）インフォームドコンセントとは

　インフォームドコンセントの法的根拠は，医師法の第23条にある「医師は，診療をしたときは，本人又はその保護者に対し，療養の方法その他保健の向上に必要な事項の指導をしなければならない」という条文と，医療行為が診療契約に基づき行われることから，民法にも由来していると考えられている。

　インフォームドコンセントについての一般的方針は，厚生労働省医政局長通知である「診療情報の提供等に関する指針」に記載されている。この診療情報提供の一般原則として，「医療従事者等は，患者等にとって理解を得やすいように，懇切丁寧に診療情報を提供するよう努めなければならない」，「診療情報の提供は，①口頭による説明，②説明文書の交付，③診療記録の開示等具体的な状況に即した適切な方法により行われなければならない」とされている。遺伝情報を調べる場合には，遺伝学的検査を行う目的や意義，検査を行った場合，行わない場合それぞれの利害得失に関する情報を提供し，検査の限界，さらに家族に対する影響等について情報提供を行うこととなるが，説明自体が複雑になりがちであるため，口頭だけではなく，書面など残る形で行うことがよいだろう。未発症患者を対象とした発症前診断や非発症保因者診断においても，同様の配慮が必要と考えられる。

　日本医学会の「医療における遺伝学的検査・診断に関するガイドライン」[1]では，遺伝学的検査

の実施において，すでに発症している患者の診断を目的として行われる遺伝学的検査については，遺伝カウンセリングを必須とせず，インフォームドコンセントを主治医が担当し，必要に応じて遺伝カウンセリングや意思決定のための支援を受けられるように配慮するとされている。この既発症疾患の診断を目的とした検査を，同意能力のない未成年者や知的障害のある人などに実施する場合は，代諾者によるインフォームドコンセントを得る必要がある。この場合では，さらに当該被検者の最善の利益を十分に考慮し，被検者の理解度に応じた説明を行い，本人のインフォームドアセントを得ることが望ましいとしている。この記載から，インフォームドアセントでは，画一的な対応は不可能で，患者・患児に合わせた個別対応が必要であることが読み取れる。

また薬理遺伝学検査では，通常の診療情報と同様に扱うことができるとされているが[1]，オラパリブのように疾患の責任遺伝子の生殖細胞系列バリアントが投薬の基準となる薬剤もあるため，必要に応じて遺伝カウンセリングを提供できる体制で行う必要があるだろう。

（2）遺伝カウンセリングについて

前項で記したように，確定診断においては，遺伝カウンセリングを必ずしも必須とせず，必要に応じて実施することとなっている。これに対して，非発症保因者診断，発症前診断，出生前診断を目的に行われる遺伝学的検査は，事前に適切な遺伝カウンセリングを行った後に実施することとされている[1]。

非発症保因者診断は，本人の健康状態に影響せず，リプロダクションに関わる課題のみが問題になる。小児や胎児に対する非発症保因者診断は，本人の将来の自由意思の保護の観点から，自律的に判断できるまでは検査を実施しないことが原則とされる。

一方，未成年者の発症前診断については，対象となる疾患の発症時期によって判断が異なる。未成年期に発症する疾患で発症前診断が健康管理上大きな有用性があることが予測される場合には，代諾者によるインフォームドコンセントを得て実施が可能であり，本人のインフォームドアセントも得ることが望ましい。一方，成年期以降に発症する疾患の発症前診断については，非発症保因者診断と同様に，原則として本人が成人して自律的に判断できるまで実施を延期すべきである。

3. 出生前診断への対応

本邦において，民法第3条の「私権の享有は，出生に始まる」という条文に基づき，胎児は一つの"人格"としては認められておらず，一般的には母体の付属物と見なされる。しかしながら，法的な権利が全く認められていないわけではなく，民法で規定される損害賠償請求権と相続権をもっている。また，その生存する権利は，刑法にある堕胎の罪で守られている。人工妊娠中絶に関しては，母体保護法（法律第156号）にあるように，「妊娠の継続又は分娩が身体的又は経済的理由により母体の健康を著しく害するおそれのあるもの」，「暴行若しくは脅迫によって又は抵抗若しくは拒絶することができない間に姦淫されて妊娠したもの」に該当する状況で，指定医が行う場合に堕胎の違法性が阻却される。

出生前診断は，疾患をもった胎児の出生に備えるためだけでなく，妊婦の自己決定の中で人工妊娠中絶とも関連しうる。母のもつリプロダクティブライツや胎児の生存権など，出生前診断に関する倫理・法的・社会的課題（ELSI）の議論には尽きることはないが，少なくとも日本産科婦人科学会等の見解を遵守し，適宜遺伝カウンセリングを行って実施することが求められる。本稿執筆時点では，2013年に発表された「出生前に行われる遺伝学的検査および診断に関する見解」および「母体血を用いた新しい出生前遺伝学的検査に関する指針」が最新の指針となるが，これらは常にアップデートされていくため，更新情報には常に配慮していただきたい。そして日常診療においては，最新版の産婦人科診療ガイドラインを参照する必要がある。

4. 海外の状況

諸外国における遺伝学的検査の規制は，各国の国情に合わせて行われている。いくつかの国では，法規制の下，遺伝学的検査の実施やその提供

体制，遺伝情報の利用と保護の規定がなされている。ここでは，出生前遺伝学的検査の提供体制について記載がされているオーストリア，フランス，ドイツ，ポルトガル，スイス，韓国，スウェーデンについて，その状況を紹介する。

(1) オーストリア

1995年に制定されたAustrian Gene Technology Actでは，医療目的の遺伝学的検査については，「最新の科学的知識や技術の進歩に裏打ちされたもののみで実施されなければならない」と規定されており，出生前診断については，検査前の遺伝の専門家による遺伝カウンセリング提供と受検者の書面による同意が必要となる。遺伝カウンセリングでは，検査の性質やその意義，そこからもたらされる影響について情報提供がなされなければならない，としている。検査は，許可を受けた機関で，定められた要件に従って行うこととされている。

(2) フランス

遺伝学的検査は，Civil Code（民法）において，医療目的または医学研究上の利益がある場合にのみ行われると規定しており，Public Health Code（公衆衛生法典）では，個人の遺伝性疾患の診断，疾患の原因遺伝子の特徴の検出，個人の遺伝学的特徴を医学的ケアに利用する場合に実施を許可している。また，2011年7月に改正された生命倫理法では，個人または第三者がDNAプロファイリングの目的で遺伝学的検査を要求することを禁じており，その罰則規定はPenal Code（刑法）に記載されている。遺伝学的検査の実施に際しては，遺伝専門医または遺伝カウンセラーより遺伝カウンセリングを要することとしている[4]。出生前診断は「胚又は胎児の特に重篤な疾患を発見するための医療行為である」と定義され，事前の遺伝カウンセリングとインフォームドコンセントの取得を要することとした。診断は，許可を受けた機関で，定められた要件に従って行うこととされた[5]。2011年の「生命倫理法」改定により，超音波診断も出生前診断に含まれると明記された。

(3) ドイツ

2009年に制定されたヒト遺伝学的診断に関する法律に基づき，規制を行っている。本法の適用範囲は，ヒト（胚および胎児を含む）のゲノム・遺伝子解析，医療および医学目的で採取された遺伝学的検査に供する試料および遺伝情報，出自解明を目的とする遺伝学的検査，並びに保険および雇用分野における遺伝学的検査である。出生前診断に関しては，同法によって「医療目的であって，胎児の健康を損なう恐れのある遺伝的特性の検査」に限定されており，18歳以降に発症する疾患に対する出生前遺伝学的検査は禁止している。他の検査同様，非侵襲的な胎児の染色体異数性リスク評価，出生前遺伝学的検査では，検査前後の遺伝カウンセリングを提供する必要がある。その検査結果は母親，両親，その法的代理人にのみ伝えられるべき，と規定している。

(4) ポルトガル

ポルトガルでは，Law n °12/2005 of 26 January 2005により，医療目的の遺伝学的検査の試料収集とその保護について規定している。診断目的の遺伝学的検査およびファーマコゲノミクス検査は，適切な医療監督の下で実施されることとし，保因者検査，単一遺伝子疾患の発症前診断，健常者に対する感受性遺伝子関連検査の際に，遺伝カウンセリングが提供され，書面上の同意が得られた後に，臨床遺伝専門医によってのみ実施されると規定している。精神遅滞などの理由により被検者から同意が得られない場合，発症前遺伝子関連検査，予測性遺伝子関連検査，着床前遺伝子関連検査の実施を禁止している。成人期で発症し，有効な治療法がない遅発性遺伝性疾患の発症前遺伝子関連検査や予測的遺伝子関連検査を実施する場合は，検査前の心理社会的評価や，検査後のフォローアップを行わなければならない。遺伝カウンセリングは，疾患の重症度や発症年齢に応じて継続的に提供していく必要があるとされている。出生前診断は，妊娠前または妊娠中に胚や胎児の遺伝情報を得る目的で実施されており，その検査結果は母親，両親，その法的代理人にのみ伝えられるべき，と規定している。

(5) スイス

スイス連邦憲法では「人間は，生殖医療及び遺

伝子技術の濫用から保護されなければならない」されている。2007年に，Federal Act on Human Genetic Testing, 2007（ヒトの遺伝学的検査に関する連邦法）が制定され，遺伝子関連検査を巡る法的規則が明確に定められた。遺伝学的検査は，被検者の医療目的として役に立ち，自己決定権が守られている場合に限り，その実施が許可されている。発症前遺伝学的検査や出生前遺伝学的検査，家族計画のための検査においては，研修を積んだ専門医によってしか実施は認められないと規定しており，検査に先立ち有資格者による非指示的な遺伝カウンセリングを提供し，書面上の同意を取得しなくてはならないと規定している。また判断能力のない人に対しては，健康上必要であるという場合に限り遺伝学的検査の実施が許可される。出生前検査については，その定義を出生前遺伝学的検査および出生前リスクアセスメントとしており，健康に直接害を及ぼさない特徴を検出すること，疾病の診断目的とする以外での胚もしくは胎児の性別を判定することを禁じている。出生前遺伝学的検査を検討するうえでの遺伝カウンセリングで提供しなければならない情報について，①妊娠中の女性は出生前遺伝学的検査の前後について自己決定を明示的に知らさなければならないこと，②提案された検査が治療的または予防的な選択肢につながらない可能性が高いかどうかを知らせなければならないこと，遺伝カウンセリングにアクセスする機会，③重度の難知性疾患が検出された場合，妊娠中絶の選択肢についても知らされ，疾患をもつ子の親の会や自助グループの存在を知っておく必要があること，④可能であれば，女性の夫またはパートナーは遺伝カウンセリングに参加するべき，と明示されている。出生前リスクアセスメントについては，胚または胎児が遺伝的異常を有するリスクを調べる臨床検査と画像検査を実施する前に，妊娠中の女性は以下について知らされなければならない：①検査目的とその重要性，②予期せぬ検査結果の可能性，③補完的な検査や介入の可能性，情報窓口と遺伝カウンセリング窓口について。

(6) 韓国

韓国では，「生命倫理及び安全に関する法律（Bioethics and Biosafety Act 2005）」が制定されており，医療目的の遺伝学的検査は医業として医師の医学的指導・監督下で提供される。遺伝学的検査の実施前に書面での同意が必要である。

科学的証明が不確実で検査対象者を誤導するおそれのある身体外観や性格に関する遺伝学的検査を制限している。また医療機関でない検査実施機関では，疾病の予防，診断および治療と関連した遺伝子関連検査を実施することは，医療機関からの依頼の場合や，病気の予防と関連する遺伝子関連検査で保健福祉部長官が必要と認める場合を除き，禁止されている。胚または胎児を対象とする遺伝学的検査は，筋ジストロフィーその他の遺伝疾患を診断するための目的以外には行ってはならないとされている。

(7) スウェーデン

スウェーデンでは，Health and Medical Services Act と Genetic Integrity Act によって遺伝学的検査の実施体制が規定されている。医療スクリーニングにおける遺伝子調査の実施に際しては，被検者の書面上の同意を要する。出生前診断の条件として，すべての妊婦女性は出生前診断に関する一般的な情報を提供され，障害に罹患した児を出産するリスクが高い場合，さらに出生前遺伝学的検査に関する情報が提供される。出生前診断や出生前遺伝学的検査を受けるかは，提供された後に主治医と相談しながら，女性自身で決める。

II. 遺伝差別について

遺伝情報は，取り扱いによってはスティグマとなる可能性がある。遺伝差別に対しては法的な整備が望まれるが，現在，本邦において遺伝情報による差別を規制する法律は存在しない。遺伝差別が起こると想定される状況として，私的保険加入や就職，結婚といったことが挙げられる。実際，武藤らが2017年に，10,881名を対象として実施したインターネット調査[6]で，遺伝情報をめぐって少なくとも一つ以上の何らかの不適切な取り扱いを受けたことがあると回答した人の割合は3.2%で

あり，その内容として生命保険や医療保険加入に関する問題が多くを占めていた。

これらの保険加入について，金融庁の「保険会社向けの総合的な監督指針」[7]では，保険料の算出にあたっての原則が示されており，その中に，「(1) 保険料の算出方法については，十分性や公平性等を考慮して，合理的かつ妥当なものとなっているか。(2) 保険料については，被保険者群団間及び保険種類間等で，不当な差別的扱いをするものとなっていないか」というルールがある。現在，生命保険会社は遺伝情報の取り扱いについて検討を行っており，遺伝差別とならない対応が検討されている。

次に就職差別に関しては，憲法第22条に定められた「職業選択の自由」があり，それに対して雇用主の「採用の自由」はあるが，応募者の基本的人権を侵してまでは認められていない。雇用主は，応募者の適正・能力のみを基準とすることと厚労省は要望を出しており[8]，遺伝情報による差別もこれにあたると考えられる。なお，障害者であることを理由に雇用に関して差別することは，障害者雇用促進法により禁止されている。

結婚に関しては，憲法に「婚姻は，両性の合意のみに基いて成立」すると記載されている。よって，家族などの反対などが，この差別にあたる。これは，法律で解決することは困難であり，遺伝情報や疾患に対する偏見が存在することが根本的な課題である。よって，教育や社会福祉，医療体制の充実が，課題解決の基本になると考えられる。

以上のように，遺伝差別に関しては，法整備の重要性はもちろんであるが，初等教育から中等教育，成人教育に至る幅広いアプローチでの国民に対するリテラシー教育が重要になると考えられる。

まとめ

今後，ゲノム解析コストの低下，アノテーションシステムの向上などにより，全ゲノム解析・全エクソーム解析が小児・周産期領域の研究や実臨床で応用されていくだろう。この対象となる人たちは，自身の意思を表明できない人たちである。医療体制の構築は利益だけを追い求めるのではなく，それらの人たちの権利を擁護する視点を忘れてはならない。そして，遺伝情報の特性を前提に，社会におけるリテラシーの向上を促し，医療における適切な利用体制を構築することが望まれる。

参考文献

1) 日本医学会：医療における遺伝学的検査・診断に関するガイドライン 2011
http://jams.med.or.jp/guideline/genetics-diagnosis.pdf
2) 第7回ゲノム情報を用いた医療等の実用化推進タスクフォース会議資料
https://www.mhlw.go.jp/file/05-Shingikai-10601000-Daijinkanboukouseikagakuka-Kouseikagakuka/160330_tf_s2.pdf
3) 個人情報保護委員会：個人情報の保護に関する法律についてのガイドライン（通則編）
https://www.ppc.go.jp/files/pdf/190123_guidelines01.pdf
4) Kalokairinou L, et al : J Community Genet 9, 117-132, 2018.
5) 国立国会図書館：諸外国における出生前診断・着床前診断に対する法規制, ISSUE BRIEF NUMBER 779 (2013. 4. 2.)
http://dl.ndl.go.jp/view/download/digidepo_8173847_po_0779.pdf?contentNo=1
6) 武藤香織，永井亜貴子，他：遺伝情報の利用や差別的取り扱いへの一般市民の意識に関する研究, 厚生労働科学特別研究事業 分担研究報告書, 2016.
7) 金融庁：保険会社向けの総合的な監督指針
https://www.fsa.go.jp/common/law/guide/ins/index.html
8) 厚生労働省：公正な採用選考をめざして
https://www.mhlw.go.jp/www2/topics/topics/saiyo/dl/saiyo-01.pdf

---

三宅秀彦
1993年　日本医科大学医学部医学科卒業
　　　　同付属第一病院産婦人科
2009年　同産婦人科学教室講師
2011年　葛飾赤十字産院第1産科部長
2013年　京都大学医学部附属病院遺伝子診療部・倫理支援部特定准教授
2017年　お茶の水女子大学大学院人間文化創成科学研究科ライフサイエンス専攻遺伝カウンセリングコース教授

第4章 倫理・法・社会的問題

4．周産期遺伝医療に関するガイドライン

澤井英明

　産婦人科診療において，遺伝カウンセリングを実施する際に必ず知っておくべきガイドラインや指針は多数ある。遺伝カウンセリングでは，医療者側としての医師や認定遺伝カウンセラー®には中立性が求められ，偏りのない情報提供をもとに，最終的にはクライアントの判断に任せることが原則とされている。しかし，医療者にもクライアントにも無制限な選択肢があるわけではなく，おのずと遺伝カウンセリングで提示する内容は，これらの規制により一定の制限を受ける。これらの内容を理解したうえで，適切な遺伝カウンセリングは実施できるので，本稿ではこれらの重要な点をまとめた。

はじめに

　遺伝情報は個人を特定できる可能性があることから，個人情報保護法で要配慮個人情報として保護されていると同時に，その取り扱いは医学的・社会的・倫理的に留意すべきことが多く，様々な領域でガイドラインが制定されてきた。特に産婦人科の領域では通常の遺伝情報の取り扱いに加えて生命倫理的課題が加わることから，そうした複雑な背景や異なる意見が存在することを認識して診療や研究にあたることが重要である。

　産婦人科診療において，遺伝カウンセリングを実施する際に必ず知っておくべきガイドラインと指針としては以下のものがある。厚生労働省の「母体血清マーカー検査に関する見解」，日本医学会の「医療における遺伝学的検査・診断に関するガイドライン」，日本産科婦人科学会の「出生前に行われる遺伝学的検査および診断に関する見解」，同「母体血を用いた新しい出生前遺伝学的検査に関する指針」，同「『着床前診断』に関する見解」などがある。

　また産婦人科診療のみではなく，医療者としては「医療・介護関係事業者における個人情報の適切な取扱いのためのガイドライン」の遵守が求められている。これら重要な規制を表❶にまとめた。また，一般的な遺伝子診断や研究に関するガ

表❶　産婦人科領域で重要な法規，ガイドラインや指針の一覧

名称	制定組織	制定・改定年
母体血清マーカー検査に関する見解	厚生労働省	1999年6月
医療における遺伝学的検査・診断に関するガイドライン	日本医学会	2011年2月
出生前に行われる遺伝学的検査および診断に関する見解	日本産科婦人科学会	2013年6月
「着床前診断」に関する見解	日本産科婦人科学会	2018年6月
母体血を用いた新しい出生前遺伝学的検査に関する指針	日本産科婦人科学会	2019年6月

■ *Key Words*
出生前診断，倫理，ガイドライン，指針，NIPT，母体血清マーカー検査，羊水検査，combined test，スクリーニング，NT

イドラインは日本遺伝子診療学会のホームページで一覧できる[1]。

I. 医療における遺伝学的検査・診断に関するガイドライン（日本医学会）[2]

これは国民により良い医療を提供するために、医師等が医療の場において遺伝学的検査・診断を、遺伝情報の特性に十分留意し配慮したうえで、適切かつ効果的に実施することが必要で、その実施の際に医師等が留意すべき基本的事項と原則をまとめたものである。日本医学会のガイドラインとすることで、すべての学会に所属する医師が参照すべき共通の基本事項という位置づけである。なお、出生前診断については日本産科婦人科学会等の見解を遵守し、遺伝カウンセリングを行って実施することとしている。

II. 出生前に行われる遺伝学的検査および診断に関する見解（日本産科婦人科学会）[3]

日本産科婦人科学会では、平成25（2013）年6月に「出生前に行われる遺伝学的検査および診断に関する見解」を出生前遺伝学的検査の指針として提示している。この見解の遺伝学的検査の定義としては、「ヒト生殖細胞系列における遺伝子変異もしくは染色体異常、先天異常に関する検査、あるいはそれらに関連する検査」としている。この指針の改定を周知する文書の中で、「これら出生前に行われる遺伝学的検査および診断には、胎児の生命にかかわる社会的および倫理的に留意すべき多くの課題が含まれており、遺伝子の変化に基づく疾患・病態や遺伝型を人の多様性として理解し、その多様性と独自性を尊重する姿勢で臨むことが重要です」としている。この見解は昭和63（1988）年1月「先天異常の胎児診断、特に妊娠絨毛検査に関する見解」をもとにした文書であり、時代の流れとともに何度も改訂されて今日に至っている。特に遺伝や遺伝子の変化は基本的には人の多様性・独自性であり、これを尊重する姿勢を強調している。現在はこうした指針は様々な領域で一般化しているが、昭和63年というまだ指針の策定が一般的ではなかった時期から、こうした指針が提示されてきたのは、出生前遺伝学的検査のもつ重要で特別な意味合いが当初から認識されてきたことを示している。

侵襲的検査の実施については、技術の確かな医師により、またはその指導のもとに行われることを条件とし、**表❷**のいずれかに該当する場合の妊娠について、カップルからの希望があった場合に実施するとしている。近年導入された新たな分子遺伝学的技術を用いた検査、例えばマイクロアレイ染色体検査法（CGHアレイ法やSNPアレイ法など）や次世代シーケンサー（NGS）による全ゲノムを対象とした網羅的な分子遺伝学的解析・検査手法を用いた診断についても表のいずれかに該当する場合は実施可能である。ただし、これらの最新の検査法は臨床的にも遺伝医学的にもまだ意義が明確でない遺伝情報も多く、さらに結果が示す情報は多種多様であり、その解釈が難しいことも多いため注意を喚起している。

非侵襲的検査については、母体血清マーカー検査や超音波検査を用いたNTの測定などのソフトマーカーについて遺伝学的検査として記載している。超音波検査により得られる所見のうち、直接的に胎児の異常を示すわけではないが、その所見が得られた場合にはそれに対応した胎児異常の存在する確率が上昇すると報告されている所見があ

表❷ 侵襲的な出生前遺伝学的検査を受ける妊婦の適応

1. 夫婦のいずれかが、染色体異常の保因者である場合
2. 染色体異常症に罹患した児を妊娠、分娩した既往を有する場合
3. 高齢妊娠の場合
4. 妊婦が新生児期もしくは小児期に発症する重篤なX連鎖遺伝病のヘテロ接合体の場合
5. 夫婦の両者が、新生児期もしくは小児期に発症する重篤な常染色体劣性遺伝病のヘテロ接合体の場合
6. 夫婦の一方もしくは両者が、新生児期もしくは小児期に発症する重篤な常染色体優性遺伝病のヘテロ接合体の場合
7. その他、胎児が重篤な疾患に罹患する可能性のある場合（超音波検査により胎児に形態的または機能的異常が認められたような場合）

り，これらはソフトマーカーと呼ばれる。これにはNTや鼻骨低形成（欠損），三尖弁逆流，静脈管血流量などの所見が報告されている。母体血清マーカー検査の取り扱いに関しては，厚生科学審議会先端医療技術評価部会・出生前診断に関する専門委員会による「母体血清マーカー検査に関する見解」を参照することになっている[4]。また，NTに関しては日本産科婦人科学会産婦人科診療ガイドライン産科編2018を参照することになる[5]。また，母体血を用いた新しい出生前遺伝学的検査（NIPT）の実施にあたっては日本産科婦人科学会の「母体血を用いた新しい出生前遺伝学的検査に関する指針」を遵守して実施することとしている[6]。

Ⅲ．母体血清マーカー検査に関する見解（厚生労働省厚生科学審議会）[4]

1999年の厚生科学審議会の「母体血清マーカー検査に関する見解」においては，「妊婦及びその配偶者に対して母体血清マーカー検査について知らせたり，検査を受けるように勧めるべきではない。また，勧める文書などを作成または配布すべきではない」，「この検査は，医師が妊婦に対してその存在を積極的に知らせる必要はなく，検査を受けることを勧めるべきでもない」とするなど，全体としては母体血清マーカー検査について明らかに否定的である。この知らしむべからずの姿勢は時代錯誤との批判は当時もあったが，今日に至って当時の状況とは産科医療も社会も大きく変わってきたため，それに沿った母体血清マーカー検査の再評価が必要となってきた。特に「母体血清マーカー検査に関する見解」で否定的な見解が出されるに際して前提としていた「専門的なカウンセリング体制が十分でない」状況はここ数年で大きく改善されてきた。母体血清マーカー検査は実施にあたっては十分な遺伝カウンセリングが必須であることは当然であり，前項の日本産科婦人科学会の「出生前に行われる遺伝学的検査および診断に関する見解」では「産婦人科医が妊婦に対して母体血清マーカー検査を行う場合には，適切かつ十分な遺伝カウンセリングを提供できる体制を整え，適切に情報を提供することが求められている」として，母体血清マーカー検査自体については否定的にとらえず，実施するのであれば適切な情報提供を求めている。なお，この見解が示された時点ではほとんど実施されていなかった，母体血清マーカー検査と超音波検査を組み合わせた複合検査（combined test）や4項目超音波検査〔NTや鼻骨低形成（欠損），三尖弁逆流，静脈管血流量〕もその精度から考えると同じ位置づけになると思われる。

母体血清マーカー検査は欧米ではスクリーニング検査として明確に位置づけられている。この「見解」では，「胎児の疾患の発見を目的としたマススクリーニング検査として行われるおそれがあること」を問題点としており，わが国では欧米の位置づけとは異なり，あくまでも希望した妊婦を対象としている個別のスクリーニングまたは個々の妊婦がその妊娠の児がダウン症に罹患している確率を知るための検査として実施される。

Ⅳ．母体血を用いた新しい出生前遺伝学的検査に関する指針（日本産科婦人科学会）[6]

母体からの採血によって得られる細胞フリー胎児DNAを用いて遺伝学的検査を行うのが，無侵襲的出生前遺伝学的検査（non-invasive prenatal testing：NIPT）である。名称としては母体血を用いた新しい出生前遺伝学的検査や新型出生前診断，母体血胎児染色体検査とも呼ばれている。日本では胎児の特定の染色体の異数性（トリソミーやモノソミーなどの数的異常）のリスクが高い妊婦に対して，臨床研究として実施されている。ただNIPTは流産リスクがないという利点がある一方で，確定診断には侵襲的な検査を必要とするという限界がある。

日本産科婦人科学会による具体的な指針が示されているが，厚生労働省の要望により運用は保留されている。指針によると対象となる妊婦は**表❸**に示すような妊婦とされている。ただ，このうちの「1．胎児超音波検査で，胎児が染色体数的異常を有する可能性が示唆された者」につい

表❸ NIPTの対象となる妊婦

次の1〜5のいずれかに該当する者とする。
1. 胎児超音波検査で，胎児が染色体数的異常を有する可能性が示唆された者
2. 母体血清マーカー検査で，胎児が染色体数的異常を有する可能性が示唆された者
3. 染色体数的異常を有する児を妊娠した既往のある者
4. 高年齢の妊婦
5. 両親のいずれかが均衡型ロバートソン転座を有していて，胎児が13トリソミーまたは21トリソミーとなる可能性が示唆される者

ては診断対象が限られるNIPTよりも羊水検査を行ったほうが良い場合も多いとか，「3. 染色体数的異常を有する児を妊娠した既往のある者」についても，NIPTで診断可能な染色体異数性と必ずしも関連しない場合があるとか，「4. 高年齢の妊婦」についても年齢が明確化されていないなど，いくつも検討すべき事項がある。これらはあくまでNIPTの対象となりうるということであり，NIPTが最適かどうかは個別の状況に応じて判断する必要がある。

NIPTは，実施の対象となる妊婦であっても，検査前に適切な遺伝カウンセリングを実施し，妊婦自身が選択すべきものであり，インフォームドコンセント（informed consent：IC）を得たうえで行われる。全妊婦を対象とした染色体異常のスクリーニング検査（いわゆるマススクリーニング）として実施するものではなく，決して出生前に標準的に実施される臨床検査に含めてはならない。

本指針で対象としているNIPTとは，13番，18番，21番の三つの染色体の数的異常を検出する非確定的検査を指している。性染色体の数的異常を検出するための血液による非確定的検査も臨床実施が可能となっているが，本指針では対象となっていない。

適切な遺伝カウンセリングのもとに検査が施行されることが必要な条件であり，あくまで非確定的検査であるので，陽性になったとしても確実に胎児が罹患しているわけではない。追加で確定診断検査が必要であり，確定診断検査を受けずして妊娠継続を諦める事態になることが憂慮されている。反対に陰性であっても，確実に罹患児が生まれないわけではなく，非確定的検査であることを遺伝カウンセリングにより妊婦に説明し，妊婦の正しい理解を得ることが極めて重要である。

NIPTを実施しようとする施設は，認定・登録を行う委員会に実施を申請して承認された施設が行うこととなっている。認定された施設は実施にあたり定期的に委員会に報告が必要とされる。

V. 産科診療ガイドライン2017 – NTの計測について[5]

産科診療ガイドライン2017では，NT値と胎児形態異常との間には関連があり，NT値の高値が確認された児では染色体異常や心形態異常頻度が高いとしている。NT値の計測をすることは，胎児染色体異常検出を目的とした出生前遺伝学的検査法の一種であり，遺伝カウンセリングのあとで妊婦の希望により実施するとしている。しかし，こうした出生前診断を目的としていなくても，意図せずにNT肥厚が見つかる場合があり，見つかってからではなくて，事前に超音波検査のICを勧めている。NTが見つかった場合の説明についての詳細は同ガイドラインを見ていただくとして，実際のところNT測定結果に基づく正確な説明は例外的な場合（以下の有資格者である場合）を除いて極めて困難である。正確な結果の説明には，英国のFetal Medicine Foundation（FMF）[7]または米国のNuchal Translucency Quality Review（NTQR）[8]などでNT測定の画像検査をする資格を得て，それらの提供するソフトウェアを使用して計算するのが前提であり，そうでない場合は，測定画像自体の信頼性に加えて，計測データの解釈も不正確であり，詳しい罹患の可能性に言及することが逆に不正確な情報提供となりうる。したがって，的確に検査を実施できる施設に再検査を依頼するか，NIPTや羊水検査などを考慮すべきである。

おわりに

　産婦人科診療において遺伝カウンセリングを実施する際に，必ず知っておくべきガイドラインや指針をまとめた。これら概要を記載した直接的に関連するもの以外にも包括的な関連法規や指針などは多数あり，日本産科婦人科学会や日本人類遺伝学会，日本遺伝カウンセリング学会などの関連学会からの情報に常に気を配る必要がある。

参考文献

1) 日本遺伝子診療学会：ガイドライン＆リンク集
   http://www.congre.co.jp/gene/index.html
2) 日本医学会
   http://jams.med.or.jp/guideline/genetics-diagnosis.pdf
3) 日本産科婦人科学会：出生前に行われる遺伝学的検査および診断に関する見解
   http://www.jsog.or.jp/modules/statement/index.php?content_id=33
4) 厚生労働省厚生科学審議会．母体血清マーカー検査に関する見解
   https://www.mhlw.go.jp/www1/houdou/1107/h0721-1_18.html
5) 日本産科婦人科学会：産婦人科診療ガイドライン産科編2018．
6) 日本産科婦人科学会：母体血を用いた新しい出生前遺伝学的検査に関する指針
   http://www.jsog.or.jp/modules/news_m/index.php?content_id=640
7) Fetal Medicine Foundation
   https://fetalmedicine.org/
8) Nuchal Translucency Quality Review
   https://www.ntqr.org/

澤井英明

1984年	高知医科大学（現 高知大学）医学部卒業　兵庫医科大学産科婦人科学
1991年	米国ピッツバーグ大学病理学留学（～1992年）
2006年	京都大学大学院医学研究科社会健康医学系専攻遺伝カウンセラー・コーディネータユニット准教授
2010年	兵庫医科大学産科婦人科学准教授
2016年	兵庫医科大学病院遺伝子医療部教授（兵庫医科大学産科婦人科学教授兼任）

第4章 倫理・法・社会的問題

5．生殖医療と倫理

末岡　浩

　生殖医療は生命の創生に関わる補助医療であり，生殖活動にどこまで技術を用いて介入してよいのか，多様な意見がある。これに対して，法と倫理面での課題については，医療者を含むすべての人類が新たな技術の発展とともに考えていかなければならないことである。先進的技術に基づく生殖医療の臨床応用については，まず研究ルールの下にそのエビデンスを明らかにすることが必要である。その一方で，すでに繁用されている技術を用いて行われる生殖医療の中で，生殖細胞の取り扱いに関わる課題も少なからず存在する。精子提供，卵子提供，胚提供，そして代理出産など，非配偶者間生殖といわれる医療内容もその一例である。その際に児への"出自を知る権利"や，親の死後に行われる"死後生殖"に関しても法的倫理的議論がある。わが国においては，生殖に関わる法は母体保護法およびクローン法以外に法整備はなされていない。あらゆる医療行為を求めるクライエントが存在するとともに是非が存在することも事実である。社会の意見に対して安易に行われることは厳に慎まなければならない。

はじめに

　生殖医療は生命の創生に関わる補助医療であり，本課題はそもそも自然に行われてきた生殖活動に医療という名の下でどこまで介入してよいのかなど，哲学的な課題に基づくものである。それを法的に明確な規定を設けたり制限することは困難であり，自由度が容認されるべきであるという対立する考え方があり，これらは時代とともに，また国によっても宗教によっても異なるものである。

　その一方で，倫理的な面から議論することは，法規制の有無にかかわらず，その根底にある多様な意見を集約する意味から重要な役割をもつ。倫理面での議論のみでは法的拘束力を有さないが，人類が広く社会の構成員として考えるべき方向を導くうえでのプロセスとして注視すべきことであることは言うまでもない。生殖医療は本来，不妊に悩むカップルに対して開始された。その科学的な発展は著しく，特に1978年Edwardsらによって成し遂げられた体外受精の成功は，生殖の受精プロセスを身体の外で，しかも医療介入のできる形で開始されたことによって大きく前進するきっかけになった[1]。その後，顕微授精[2]，凍結胚保存[3]など，現代では臨床の場で毎日通常の業務として行われている生殖補助技術（assisted reproductive technology）と呼ばれる多様な技術が開発され実用化されてきた。このことによって副次的に生まれる課題も後を追うように発生してきたことは記憶に新しい。そのスピードと多様性は想定したよりも速く，それが多くの課題をもたらすことにもなった。非配偶者間で行われる生殖

■ *Key Words*

体外受精，顕微授精，生殖補助技術，凍結保存胚，着床前遺伝子診断，核移植治療，ゲノム編集，着床前スクリーニング，精子提供，卵子提供，胚提供，代理出産，非配偶者間生殖

や凍結保存胚移植による死後生殖^{用解1}の課題などもその代表例である。

さらに生殖細胞を操作する医療行為がもたらす作業は，遺伝学的にみれば遺伝情報の継承に関わる補助医療とも言い換えることができる。疾患遺伝子の保因者カップルに対して疾患児の出生を防ぐために着床前遺伝子診断^{用解2}（preimplantation genetic diagnosis：PGD/preimplantation genetic testing：PGT）が開発された。これに対して，"生命の選別"に対する議論が盛んに行われ，生命の尊厳に対する医療の関わりについて大きな課題が投げかけられた[4]。さらに生殖の時点から遺伝病を防ぐための技術導入を発展的に進めていくと，ミトコンドリア遺伝病に対する核移植治療[5]，ゲノム編集[6]^{用解3}による遺伝子改変に至るまで，大きな拡がりをもつことになり，すでにその課題は究極的な段階にまで至ろうとしている。これに対して法と倫理の方向性については，国家が決める以前に医療者を含むすべての人類が自覚をもって考えていかなければならない課題である。現実的には単純ではなく，その難しさは，余りに速い技術的発展への対応と多様性への向き合い方に対する判断にある。

I. 先進的生殖医療に関する倫理的・法的課題

前述したように生殖医療の技術的発展の速度は極めて速く，法的な議論を待たぬまま，次から次へと新たな展開がなされている。したがって，たとえ法規制が行われても常に改変の可能性を秘めている。また，倫理的な議論にも同様に将来を見越した速やかな対応が求められている。

一般臨床と位置づけられる技術の応用については，すでに医療として用いられるに十分なエビデンスが明確になっていることが条件であり，それに伴って医療費用の発生と医療上の義務や責任が求められる。それに対して先進的医療内容の多くは，特にその創始期にはエビデンスを求めるための研究と位置づけられる。したがって，先進的医療の中で，なお研究として効果・有害事象など明確とされていないものは，人を対象とした医学系研究の倫理指針に従ってしかるべき研究計画のうえで行われることが求められる[7]。生殖医療技術の中で，これに値するものとして，着床前遺伝子診断，核移植，再生医療における生殖細胞応用，ゲノム編集などが挙げられる。

II. 新たな技術に基づく生殖医療

著しい速さで進化する先進的技術に基づく生殖医療の発展は目を見張るものがある。その一方で，有効性と負の効果，すなわち有害事象の両面から検証が必要な技術については，一般臨床の場に到達する以前に研究ルールの下にそのエビデンスを明らかにする必要がある。研究に参加する研究協力者に不利益を及ぼす人体実験であってはならないからである。

着床前遺伝子診断は胚の一部の細胞を生検する侵襲を伴うものであり，これを一般臨床と位置づけるかについて，なお明らかでない部分が存在する。また近年，網羅的遺伝子解析が可能となり，この技術を用いて染色体異常をスクリーニング診断する着床前スクリーニング（preimplantation genetic screening：PGS）が行われるようになった[8]。主として染色体異数性を目的としていることからPGT-Aと呼称されるに至っている。しかし，社会倫理的議論は別として，技術的にはなお確実な診断法と言えるものではないことは余り議論されていない。染色体モザイクの胚を含め胚自体の不安定性や，遺伝子解析の前段で行われる全ゲノム増幅の不安定性など課題が少なくない[9,10]。さらに，この精度を検証することが困難な点も課題の一つである。したがって，解析プラットフォームを提供する企業や解析を請け負う企業ラボも，研究検体を解析する目的での取り扱いをしており，臨床検査としての扱いはしていない。

したがって，その結果をクライエントへ開示する際も，この点を含め遺伝カウンセリングのうえで，十分に理解を深めてもらう必要がある。さらに，胚の取り扱いについて移植可能胚を決定する，言い換えれば移植不可能と判断するうえでも，この結果の解釈についてクライエントに十分

な理解のうえで決断してもらう必要がある。また，移植不可能と考えた胚についての処理をどのようにするかについても予め理解を深めておく必要がある。生命倫理の立場から，研究者によって判断されることについては異議がある。

次いで，核移植技術はミトコンドリア病に対する新たな生殖医療のアプローチとして検討されてきたものである。健常なミトコンドリア遺伝子を有する提供者卵子に保因者女性の卵子核を置換する技術である。英国では法整備のうえで研究実施を開始したが，卵子提供者に対しても補償を行う制度作りが行われて開始されている。その一方で，中国系の医師を中心とした米国グループが，ルールのないメキシコで実施し，英国に先だって出生児を得たとの報告がなされ，大きな議論を呼んだ。さらにはウクライナで不妊女性の治療に対して核移植が行われて妊娠が成立するなどの事例が発生している。安全性についてなお確実な検証はなされておらず，米国食品医薬品局（FDA）は注意勧告を発表している。さらに2018年HIV罹患者女性から出生する児を守ることを目的に胚に対してゲノム編集が行われた中国からの発表が話題となった[6]。遺伝子改変技術が進化する中で，正当なる議論と計画のうえで行われたかについては疑問であり，大きな波紋を呼んでいる。

Ⅲ．社会的議論を要する生殖医療

すでに体外受精に関わる多くの技術は一般臨床の場でコンセンサスを得られたと考えてもよい技術となっている。顕微授精，胚凍結など世界中のほぼどの国でも実施が可能となっている。これらの繁用性のある技術を用いて行われる生殖医療が，その応用範囲の中でルール作りに苦慮する内容へ発展したものがある。それは生殖細胞の取り扱いに関わるもので，精子提供，卵子提供，胚提供，そして代理出産などであり，非配偶者間生殖[用解4]といわれる医療内容である。これらを必要と考え，求めるクライエントがいる一方で，生まれてくる児への"出児を知る権利"についても議論があり，これに対してその権利を法整備した国も，また米国やわが国のように法整備に至らない国もある。

生殖細胞の元となる人物が死亡した後に妊娠をするための治療を行う"死後生殖"に関しても法的倫理的議論がある。わが国では死亡した夫の生前に保存した精子で妊娠し，出産した児に対して嫡出子としての認定を求めた裁判で，一審の松山地裁で嫡出子として認めない判決の後，高松高裁で判決は逆転し，その後の最高裁判決では一審判決と同様嫡出子としては認めないと判決が下った例もある。他国では子と死後生殖を合法のものとして容認する国も存在する[11]。

これらの技術を乱用することは厳に慎むべきものであろうが，また厳格に線引きする根拠を明確に示すことも困難な内容が少なくない。

Ⅳ．生殖医療の進路を決めるもの

生殖医療はまさに人の生命を創生するものである。本来，疾患に直接対峙する医療とは大きく異なる。そこに人為的操作をどこまで容認できるのかについて意見は一辺倒ではない。宗教，国，民族などによって大きく異なるばかりでなく，同じ領域に属する人々でも同一ではない。クライエントがこれらの医療に期待し，法的に権利を主張したとしても，求める治療などが憲法で保証される幸福追求権や基本的人権に基づく主張で必ずしも決定できるものではない。法の有無にかかわらず，社会の合意が求められるものである。特に現行の臨床で実施されている生殖医療技術を用いて行われることのできる非配偶者間生殖などの治療は社会倫理的議論だけがその砦である。特殊な先進的技術も現代では間断なく，どの国でも行うことのできる繁用性のある技術になりうることから，これらの議論は常に国を越えた議論である必要がある。治療を求めて移動するメディカルツーリズムは，ますますこれらの医療のオフショアリングを増大させる方向にある。

英国においては「ヒト受精と胚を対象とした治療と研究に関する管理局（Human Fertilization and Embryology Authority：HFEA）」が設立され，1996年以降は管理を一本化している。わが国においては，生殖に関する法律として母体保護法お

よびクローン法以外に法整備はなされていない。関連学会として日本産科婦人科学会が見解を公表し，全員に対して見解を遵守することを求めている。しかし，民間団体である学会の規制は法的根拠がなく，その内容や効力について疑問視する意見もある。多様な意見や求める人々がいることも事実である。これまでにも判断が明確でないために事件が生じた課題も少なくない。前述した死後生殖に関して親子関係の認定はなされないとの最高裁判決や，代理懐胎における児に対する親子の認定に関する判決，性同一性障害女性が性転換後にその配偶者女性が AID で出産した児の親子関係に関する法務省の非認定から認定への変更などが挙げられる。裁判を通じて結論づけられた事例があるが，特定の法律としては存在してはいないのが実情である。

あらゆる医療行為を求めるクライエントが存在するとともに是非が存在することも事実である。頑なに規制する法も新たな医療の展開を停止させることにつながる可能性があり，一方で中国における胚のゲノム編集のように，コンセンサスがない中で実施されることも問題がある。あくまでも謙虚に自然の節理を受け入れることも必要であり，議論のないまま安易に臨床の場へ導入することは厳に慎まなければならない。

おわりに

医療を取り巻く科学技術の進歩は多岐にわたるとともに開発も加速している。この内容を医療に応用する際に有益性と不利益について慎重に検討する必要がある。その一方で，熟慮に多くの時間を費やすと科学技術の発展に常に遅れをとり，対応が後手になることが少なくない。生殖医療は新たな生命を創生する医療であり，現に発生している病態に対峙する他の医療とは目的も手法も大きく異なる。そこに自然に対する人類のチャレンジがあり，是非を含めて慎重に前進することが求められる。

法的な規制は，変更が容易ではなく，明らかに強い規制が科学技術の発展の足かせになる危惧もある。その一方で，エゴイスティックな医療者・研究者の暴走も慎むべきことである。一般臨床へ導入するための有益性と不利益を明らかにするための研究が必要であり，そのためにカウンセリングを含めた理解を深める作業が求められる。

用語解説

1. **死後生殖**：生前に保存した生殖細胞を用いて妊娠するための生殖医療を行うことをいう。精子，卵子，胚が対象となり，嫡出子としての法的取り扱いについて議論がある。
2. **着床前遺伝子診断**：体外受精で得られた胚に対して一部の細胞を生検し，遺伝子解析を行うことで生まれてくる児に疾患が発生することを防ぐために行われる。対象となるのは重篤な遺伝病および染色体異常症であるが，近年では胚に多く発生する染色体数的異常を診断するスクリーニング目的の着床前診断も行われるようになってきた。
3. **ゲノム編集**：部位特異的ヌクレアーゼを利用して標的遺伝子を改変する技術である。CRISPR/Cas9 が有名で，この遺伝子改変技術を用いてヒトの受精卵の遺伝子操作が行われたことで物議をかもした。
4. **非配偶者間生殖**：第三者からの提供による精子，卵子または共に提供者同士によって受精した胚を用いて行う生殖医療のことをいう。さらに第三者に胚を移植する代理懐胎（代理出産）もこの中に含まれる。

参考文献

1) Steptoe PC, Edwards RG : Lancet 312, 366, 1978.
2) Palermo G, Joris H, et al : Lancet 340, 17-18, 1992.
3) Trounson A, Mohr N : Nature 305, 707-709, 1983.
4) Handyside AH, Kontogianni EH, et al : Nature 344, 768-770, 1990.
5) Bredenoord AL, Pennings G, et al : Hum Reprod Update 14, 669-678, 2008.
6) ゲノム編集で国際会議　中国研究者「健康な子生まれた」
 https://www.sankei.com/life/news/181128/lif181128 80032-nl.html（2018.11.28）
7) 文部科学省，厚生労働省：人を対象とする医学系研究に関する倫理指針．平成 26 年 12 月 22 日（平成 29 年 2 月 28 日一部改正）
8) Fiorentino F, et al : Hum Repord 26, 1925-1935, 2011.
9) Harper J, et al : Hum Reprod 25, 821-823, 2010
10) KushnirVA, Darmon SK, et al : Reprod Biol Endocrinol 16, 6, 2018
11) 最判　平成 18 年 5 月 3 日　民集 60 巻 7 号 2563 頁

末岡　浩
1980年　慶應義塾大学医学部卒業
1986年　米国ジョンズ・ホプキンス大学留学（post-doctoral fellow）
1990年　済生会神奈川県病院医長
1996年　慶應義塾大学専任講師
1997年　慶應義塾大学病院産科診療副部長
2000年　慶應義塾大学准教授
2001年　慶應義塾大学病院遺伝相談外来運営委員会委員長
2011年　同臨床遺伝学センター副部長
2014年　一般社団法人 Medical Excellence JAPA 推進委員

遺伝子医学MOOK 別冊
シリーズ：最新遺伝医学研究と遺伝カウンセリング

好評発売中

シリーズ3

最新
多因子遺伝性疾患研究と
遺伝カウンセリング

編集：櫻井晃洋
　　　（札幌医科大学医学部遺伝医学教授）
定価：本体　6,300円＋税、B5判、300頁

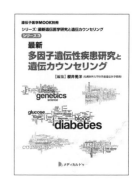

シリーズ2

最新
精神・神経遺伝医学研究と
遺伝カウンセリング

編集：戸田達史
　　　（東京大学大学院医学系研究科神経内科学教授）
定価：本体　6,300円＋税、B5判、308頁

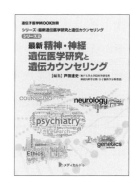

シリーズ1

最新
遺伝性腫瘍・家族性腫瘍研究と
遺伝カウンセリング

編集：三木義男
　　　（東京医科歯科大学難治疾患研究所教授）
定価：本体　6,300円＋税、B5判、336頁

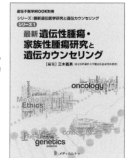

お求めは医学書販売店、大学生協もしくは弊社購読係まで

発行／直接のご注文は

 株式会社 メディカルドゥ

〒550-0004
大阪市西区靱本町 1-6-6　大阪華東ビル 5F
TEL.06-6441-2231　FAX.06-6441-3227
E-mail　home@medicaldo.co.jp
URL　http://www.medicaldo.co.jp

索引

キーワード INDEX

数字

1 次対応 57
2 型コラーゲン異常症 236
2 次対応 57
3 次対応 57
13 トリソミー 75
18 トリソミー 75, 127
21 番染色体 181

ギリシャ語

β サラセミア 93

英語

A
ABCD1 195
adrenomyeloneuropathy（AMN）... 195
allelic variants of unknown significance（VUS）............ 33
ambiguous genitalia 202
amniocentesis 139
azoospermic factor（AZF）............ 243

B
Birk-Barel 症候群 46

C
CDC42 45
cell free DNA（cfDNA）............ 132
chorionic villi sampling（CVS）... 140
choroid plexus cyst（脈絡叢囊胞）.. 155
combined test 284
CRISPR 96

D
DMR（differentially DNA methylated region）............ 50
DNA メチル化 49, 160
DOHaD（developmental origins of adult health and disease）52, 160
Duchenne 型筋ジストロフィー ... 174
dysmorphology 43

E
echogenic bowel（高輝度腸管）... 154
echogenic intracardiac focus（心腔内高輝度像）............ 155

F
FGFR3 異常症 236
FL 短縮 155

G
gamete complementation 78
genesurance 266
genomic health literacy 270
genomic science literacy 270

H
heterodisomy 78
Human Phenotype Ontology 43

I
IRUD（Initiative on Rare and Undiagnosed Diseases）............ 43
isodisomy 78

K
KCNK9 46

L
Leber 先天性黒内障 92
Legius 症候群 215
Leigh 脳症 210
Lisch 結節 214
low copy repeat（LCR）............ 85

M
MAGEL2 44
Menke-Hennekam 症候群 46
missing heritability 40
MLPA 法 220
monosomy rescue 78

N
NF1 214
NIPT（noninvasive prenatal testing）............ 66, 132, 284
NIPT 偽陽性 167
NSD1 遺伝子 190
NT（nuchal translucency）... 66, 285
NT 肥厚 128
nuchal translucency 145

P
PGT-A 75, 259
PGT-SR 257
PI3K/PTEN/AKT/TSC/mTORC1 シグナル伝達経路異常症 45
Pitt-Hopkins 症候群 43
post-fertilization mitotic error 78
PURA 症候群 44
pyelectasis（腎盂拡大）............ 155

R
RhD 75

Robertson 転座型 181

S
Schaaf-Yang 症候群 44
shotgun-massively parallel sequencing（s-MPS）............ 133
single nucleotide polymorphism（SNP）............ 133
SMN1 遺伝子 219
SMN2 遺伝子 220
SNP アレイ法 258
SON 45
Sotos 症候群 190
STR（short tandem repeat）法 ... 251

T
Takenouchi-Kosaki 症候群 45
targeted-massively parallel sequencing（t-MPS）............ 133
thicked nuchal fold 154
trisomy rescue 78

W
Walker-Warburg 症候群 109
West 症候群 108
Wiedemann-Steiner 症候群 45

Y
Y 染色体微小欠失 243

Z
Zellweger 症候群 199
Z-score 133
ZTTK 症候群 45

日本語

あ
アデノ随伴ウイルスベクター 90
アンチセンス核酸 220
アンドロゲン不応症 205

い
イオンチャネル 108
閾値モデル 39
医師法 276
異数性 83
異数体 115
異染性脳白質変性症 93
遺伝医療体制の構築と運用に関する研究班（古山班）............ 27
遺伝カウンセリング 23, 61, 126, 193, 207, 231, 262, 278
遺伝学的検査 220, 225

キーワードINDEX

遺伝学的評価超音波検査 153
遺伝差別 280
遺伝子座制御領域
　（locus control region：LCR）..... 51
遺伝子修復 95
遺伝子治療 95
遺伝子ノックアウト 96
遺伝性疾患 31
遺伝率 39
医療における遺伝学的検査・
　診断に関するガイドライン 268
医療法 276
陰性的中率 129, 135
インフォームドアセント 278
インフォームドコンセント 277
インプリンティング異常症 82
インプリンティング遺伝子疾患 ... 166

え
エピジェネティクス 48

お
大田原症候群 111

か
ガイドライン 282
カウンセリングマインド 57
核DNA 207
核移植治療 288
拡大スクリーニング 172
確定診断 263
確定的検査 66, 228
過成長 190
家族集積性 39
家族歴 62
片親性ダイソミー（UPD）..... 78, 166
滑脳症 108
カフェ・オ・レ斑 214
川崎病 40
環境因子 48
患者登録 101
感度 135

き
基幹施設 57
希少難病 31
偽陽性率 135
筋強直性ジストロフィー 177
均衡型構造異常 117, 256
筋ジストロフィー 174

く
グリーフ 65
クロマチン修飾 48

クロマチン制御因子 50

け
血友病 91
ゲノム医療 271
ゲノムインプリンティング 49
ゲノム研究 27
ゲノムコピー数異常 86
ゲノム病 85
ゲノム編集 95, 288
ゲノムリテラシー 270
原発性免疫不全症 92
顕微授精（ICSI）............... 240, 287

こ
高輝度腸管（echogenic bowel）.... 155
構造異常 116, 121
高年妊娠 224
孔脳症 110
極長鎖脂肪酸 195
個人情報保護法 277
骨形成不全症 233, 238
古典的染色体微細欠失症候群 84
コピー数変化 70

さ
臍帯ヘルニア 149
再発率 182
サブテロメア 85
産後うつ 63

し
自己決定権 60
指針 282
次世代シークエンサー
　（next generation sequencer：NGS）
　................................ 33, 42, 66, 250
疾患の受け入れ 263
質的形質 39
習慣流産 243
絨毛検査 164
絨毛染色体検査 140
出生届 202
出生前エクソーム解析 70
出生前検査 62, 185
出生前診断 175, 199, 209, 224,
　　　　　　　　　230, 263, 278, 283
小顎症 147
小児科・周産期領域 262
腎盂拡大（pyelectasis）............. 155
心奇形 149
心腔内高輝度像
　（echogenic intracardiac focus）... 155
神経線維腫症1型 214

人工制限酵素 96
新生児スクリーニング 170
診断告知 265
心理社会的支援 212

す
数的異常 115, 120
スクリーニング 284
スプライシング 220

せ
精子提供 289
正常変異 117
生殖遺伝カウンセリング 242
生殖補助医療（ART）............... 240
生殖補助技術 287
性染色体異常 202
性分化疾患 201
性別決定 201
生命倫理学 29
脊髄性筋萎縮症 91, 218
全ゲノム解析 70
染色体 224
染色体異常 120
染色体異数性 61
染色体構造異常 248
染色体構造変化 242
染色体疾患 233
染色体数的変化 242
染色体中間部 87
先天異常 61
先天異常症候群 42
先天異常モニタリング研究班
　（山村班）............................... 24
先天性グリコシル化異常症 44
先天性脊椎骨端異形成症 236
先天性副腎過形成 231
先天代謝異常症 101

そ
造血幹細胞移植 196
双生児研究 37
相同組換え 97

た
第一三半期超音波検査 144
体外受精 250, 287
体外受精-胚移植（IVF-ET）...... 240
胎児医療 28
胎児期環境 162
胎児胸水 232
胎児形態異常スクリーニング検査
　... 153
胎児骨系統疾患フォーラム 235

キーワード INDEX

た
胎児超音波マーカー検査
　（first trimester screening：FTS）… 66
胎児治療 …………………………… 230
胎児発育不全 ……………………… 166
胎盤限局性モザイク ……………… 164
代理出産 …………………………… 289
ダウン症候群 ………… 72, 127, 181
多小脳回 …………………………… 109
多職種連携 ………………… 57, 212
タナトフォリック骨異形成症
　……………………………… 148, 236
多様な病型 ………………………… 207
単一遺伝子疾患 …………………… 248
タンデムマススクリーニング …… 171

ち
着床前異数性検査 ………………… 248
着床前遺伝子診断 ………………… 288
着床前診断（PGT）… 74, 175, 240, 248
着床前スクリーニング …………… 288
超音波ソフトマーカー ……… 128, 156

て
てんかん性脳症 …………………… 111
転座型 ……………………………… 181

と
凍結保存胚 ………………………… 288
特異度 ……………………………… 135

な
軟骨低形成症 ……………………… 236
軟骨低発生症 ……………………… 236
軟骨無形成症 ……………………… 236
軟骨無発生症 ……………………… 236

に
二次的所見 ………………………… 34
二分脊椎 …………………………… 146
日本人類遺伝学会 ………………… 23
妊娠・周産期合併症 ……………… 224
妊娠初期絨毛検査 ………………… 73
認定遺伝カウンセラー® … 27, 136, 210

ぬ
ヌシネルセン ……………………… 221

は
バイオインフォマティクス ……… 33
倍数体 ……………………………… 115
胚生検 ……………………………… 250
胚提供 ……………………………… 289
発症前診断 ………… 170, 197, 278
反復流産 …………………………… 243

ひ
ピアサポート ……………………… 193
非アレル間相同組換え …………… 191
非確定的検査 ……… 66, 126, 228
微小管 ……………………………… 110
ヒトゲノム計画 …………………… 37
ヒト染色体 ………………………… 23
非配偶者間生殖 …………………… 289
非発症保因者診断 ………………… 278
びまん性神経線維腫 ……………… 214
病因変異 …………………………… 33
標準トリソミー型 ………………… 181

ふ
不育症 ………………………… 162, 255
不均衡型構造異常 ………………… 117
副腎白質ジストロフィー …… 94, 195
福山型筋ジストロフィー ………… 176
フロッピーインファント ………… 218

へ
ペルオキシソーム病 ……………… 199

ほ
保因者診断 ………………… 175, 198
（法律上の）性別決定 ………… 201
母体血清マーカー ………………… 129
母体血清マーカー検査 ……… 74, 284
母体血を用いた非侵襲的出生前
　遺伝学的検査（non invasive prenatal
　testing：NIPT） …………………… 66
母体保護法 ………………………… 278

ま
マイクロアレイ …………………… 133
マイクロアレイ染色体検査
　………………………… 43, 66, 85
末梢神経鞘腫 ……………………… 214

み
未診断疾患イニシアチブ
　（Initiative on Rare and Undiagnosed
　Diseases：IRUD） ………… 32, 43
ミトコンドリア DNA …………… 207
ミトコンドリア病 ………………… 207
脈絡叢嚢胞（choroid plexus cyst）
　……………………………………… 155

む
ムコ多糖症 ………………………… 93

も
モザイク …………………………… 118
モザイク型 ………………………… 182

よ
羊水検査 ……………………… 165, 285
羊水検査反対運動 ………………… 25
羊水穿刺 …………………………… 72
羊水染色体検査 …………… 72, 139
陽性的中率 ………………………… 135

ら
ライソゾーム蓄積症 ……………… 93
卵子 ………………………………… 83
卵子提供 …………………………… 289

り
リポ蛋白リパーゼ欠損症 ………… 90
流産染色体検査 …………………… 258
量的形質 …………………………… 39
臨床遺伝専門医 …………… 27, 136
隣接遺伝子症候群 ………………… 86
倫理 ………………………………… 282

れ
裂脳症 ……………………………… 110
レンチウイルスベクター ………… 90

トランスレーショナルリサーチを支援する　※ 23号は在庫がございません

遺伝子医学 MOOK
Gene & Medicine

28号
ますます臨床利用が進む遺伝子検査
- その現状と今後の展開そして課題 -

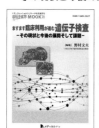

編集：野村文夫
（千葉大学医学部附属病院
マススペクトロメトリー検査診断学
寄付研究部門客員教授）

定　価：本体 5,350円＋税
型・頁：B5判、268頁

27号
iPS細胞を用いた難病研究
- 臨床病態解明と創薬に向けた研究の最新知見

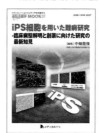

編集：中畑龍俊
（京都大学iPS細胞研究所副所長、
臨床応用研究部門特定拠点教授）

定　価：本体 5,200円＋税
型・頁：B5判、228頁

26号
**脳内環境 -
維持機構と破綻がもたらす疾患研究**

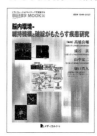

編集：高橋良輔
（京都大学大学院医学研究科教授）
漆谷　真
（京都大学大学院医学研究科准教授）
山中宏二
（名古屋大学環境医学研究所教授）
樋口真人
（放射線医学総合研究所分子イメージング
研究センターチームリーダー）

定　価：本体 5,200円＋税
型・頁：B5判、228頁

25号
エピジェネティクスと病気

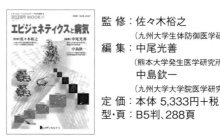

監修：佐々木裕之
（九州大学生体防御医学研究所教授）
編集：中尾光善
（熊本大学発生医学研究所教授）
中島欽一
（九州大学大学院医学研究院教授）

定　価：本体 5,333円＋税
型・頁：B5判、288頁

24号
最新生理活性脂質研究
- 実験手法, 基礎的知識とその応用 -

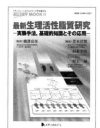

監修：横溝岳彦
（順天堂大学大学院医学研究科教授）
編集：青木淳賢
（東北大学大学院薬学研究科教授）
杉本幸彦
（熊本大学大学院生命科学研究部教授）
村上　誠
（東京都医学総合研究所プロジェクトリーダー）

定　価：本体 5,333円＋税
型・頁：B5判、312頁

22号
**最新疾患モデルと病態解明, 創薬応用研究,
細胞医薬創製研究の最前線**
最新疾患モデル動物,ヒト化マウス,モデル細胞,ES・iPS細胞を利用した病態解明から創薬まで

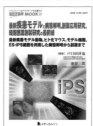

編集：戸口田淳也
（京都大学iPS細胞研究所教授
京都大学再生医科学研究所教授）
池谷　真
（京都大学iPS細胞研究所准教授）

定　価：本体 5,333円＋税
型・頁：B5判、276頁

お求めは医学書販売店、大学生協もしくは弊社購読係まで

発行／直接のご注文は

 株式会社 メディカルドゥ

〒550-0004
大阪市西区靱本町 1-6-6　大阪華東ビル 5F
TEL.06-6441-2231　FAX.06-6441-3227
E-mail　home@medicaldo.co.jp
URL　http://www.medicaldo.co.jp

トランスレーショナルリサーチを支援する

遺伝子医学 MOOK
Gene & Medicine

34号
臨床応用に向けた疾患シーケンス解析

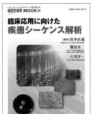

編 集： 松本直通
　　　　（横浜市立大学大学院医学研究科教授）
　　　　難波栄二
　　　　（鳥取大学研究推進機構研究戦略室教授）
　　　　古川洋一
　　　　（東京大学医科学研究所教授）
定 価： 本体 5,300円＋税
型・頁： B5判、228頁

33号
遺伝統計学と疾患ゲノムデータ解析
－病態解明から個別化医療, ゲノム創薬まで－

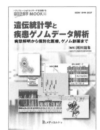

編 集： 岡田随象
　　　　（大阪大学大学院医学系研究科教授）
定 価： 本体 5,350円＋税
型・頁： B5判、272頁

32号
難病研究 up-to-date
－臨床病態解析と新たな診断・治療法開発をめざして－

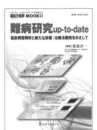

編 集： 松原洋一
　　　　（国立成育医療研究センター
　　　　　研究所長／東北大学名誉教授）
定 価： 本体 5,350円＋税
型・頁： B5判、288頁

31号
がん免疫療法
- What's now and what's next? -

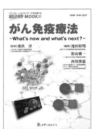

監 修： 珠玖　洋
　　　　（三重大学大学院医学系研究科教授）
編 集： 池田裕明
　　　　（長崎大学大学院医歯薬学総合研究科教授）
　　　　影山愼一
　　　　（三重大学大学院医学系研究科教授）
　　　　西川博嘉
　　　　（国立がん研究センター先端医療開発センター
　　　　　分野長）
定 価： 本体 5,350円＋税
型・頁： B5判、292頁

30号
今, 着実に実り始めた遺伝子治療
－最新研究と今後の展開

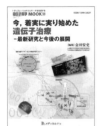

編 集： 金田安史
　　　　（大阪大学大学院医学系研究科
　　　　　教授
　　　　　日本遺伝子細胞治療学会
　　　　　理事長）
定 価： 本体 5,350円＋税
型・頁： B5判、308頁

29号
オミックスで加速する
がんバイオマーカー研究の最新動向
リスク評価, 早期診断, 治療効果・予後予測を可能にする新しいバイオマーカー

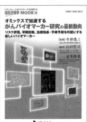

監 修： 今井浩三
　　　　（東京大学医科学研究所前病院長）
編 集： 山田哲司
　　　　（国立がん研究センター研究所主任分野長）
　　　　金井弥栄
　　　　（慶應義塾大学医学部教授
　　　　　国立がん研究センター研究所分野長）
定 価： 本体 5,350 円＋税
型頁： B5判、284頁

お求めは医学書販売店、大学生協もしくは弊社購読係まで

発行／直接のご注文は

  株式会社 メディカルドゥ

〒550-0004
大阪市西区靱本町 1-6-6　大阪華東ビル 5F
TEL.06-6441-2231　FAX.06-6441-3227
E-mail　home@medicaldo.co.jp
URL　http://www.medicaldo.co.jp

好評発売中

遺伝子医学MOOK別冊
シリーズ：最新遺伝医学研究と遺伝カウンセリング

シリーズ1

最新 遺伝性腫瘍・家族性腫瘍研究と遺伝カウンセリング

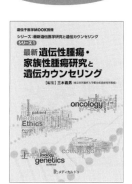

編集：三木義男（東京医科歯科大学難治疾患研究所教授）
定価：本体 6,300円＋税、B5判、336頁

●第1章　総論
1. 遺伝性腫瘍の概念と分類
2. わが国の遺伝性（家族性）腫瘍診療の歴史と将来展望
3. 遺伝性腫瘍研究の歴史的背景と今後の課題
4. 遺伝性腫瘍にかかわる遺伝カウンセリングの現状
5. 遺伝性腫瘍の分子遺伝学
6. がん家系登録と情報管理
7. がん遺伝カウンセリング概論

●第2章　遺伝性腫瘍研究・診療各論
1. リンチ症候群
2. 家族性大腸腺腫症
3. 家族性多発性GIST
4. Peutz-Jeghers症候群, 若年性ポリポーシス症候群
5. Cowden症候群（PTEN過誤腫症候群）
6. Li-Fraumeni症候群
7. 遺伝性乳がん卵巣がん症候群 −乳腺科の立場から−
8. 遺伝性乳がん卵巣がん症候群 −婦人科の立場から−
9. Fanconi貧血 −DNAクロスリンク損傷修復の分子機構から臨床まで−
10. 多発性内分泌腫瘍症1型（MEN1）
11. 多発性内分泌腫瘍症2型
12. 母斑基底細胞がん症候群
13. Bloom（ブルーム）症候群
14. 色素性乾皮症
15. 結節性硬化症
16. 遺伝性網膜芽細胞腫
17. 神経線維腫症1型（NF1）
18. 神経線維腫症2型（NF2）
19. von Hippel-Lindau（VHL）病
20. 遺伝性前立腺がん
21. 家族性胃がん
22. 家族性膵臓がん
23. 大腸癌研究会における家族性大腸がんへの取り組み
24. 日本乳癌学会および日本HBOCコンソーシアムにおける遺伝性乳がん・卵巣がん症候群への取り組み
25. 多発性内分泌腫瘍症研究コンソーシアムの使命と活動
26. 先端的ゲノム手法を駆使したヒト疾患の原因解明
27. 遺伝性腫瘍情報データベースとその活用

●第3章　がん遺伝カウンセリング各論
1. がん遺伝カウンセリングの役割, 考え方
2. がん遺伝カウンセリングの構成と実践
3. がん遺伝カウンセリングにおける他科連携
4. 家族歴・家系情報に基づく遺伝性腫瘍のアセスメント
5. がん遺伝カウンセリングの心理社会的側面への対応
6. がん遺伝カウンセリングのフォローアップ, マネジメント
7. がん遺伝カウンセリングの実際（ケーススタディ）
    1) 遺伝性大腸がん
    2) 遺伝性乳がん卵巣がん
    3) Li-Fraumeni症候群の遺伝カウンセリング
    4) 多発性内分泌腫瘍
8. 認定遺伝カウンセラー制度と教育トレーニング

●第4章　倫理的・法的・社会的諸問題
1. がん素因の遺伝子診断の倫理的・法的・社会的諸問題 −特にIncidental Findingsについて
2. 遺伝子解析を伴う家族性腫瘍の倫理的諸問題

お求めは医学書販売店、大学生協もしくは弊社購読係まで

発行／直接のご注文は

 株式会社 メディカルドゥ

〒550-0004
大阪市西区靱本町 1-6-6　大阪華東ビル 5F
TEL.06-6441-2231　FAX.06-6441-3227
E-mail　home@medicaldo.co.jp
URL　http://www.medicaldo.co.jp

好評発売中

遺伝子医学 MOOK 別冊
シリーズ：最新遺伝医学研究と遺伝カウンセリング

[シリーズ2]

最新 精神・神経遺伝医学研究と遺伝カウンセリング

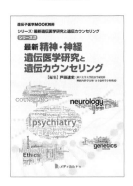

編集：戸田達史（東京大学大学院医学系研究科 神経内科学 教授）
定価：本体 6,300円＋税、B5判、308頁

●第1章 総論
1. 神経遺伝医学研究の歴史的背景と今後の課題
2. 精神疾患研究の現状と展望
3. 精神神経疾患診療における臨床遺伝学, 遺伝学的検査
4. 孤発性疾患のリスク遺伝子の発見
　－ゲノムワイド関連解析の現状, 進化と今後－
5. 次世代シーケンサー, 次々世代シーケンサーとクリニカルシーケンシング
6. 個人ゲノム解析のためのゲノムインフォマティクス
7. 遺伝子治療とゲノム編集 －最近の進歩－
8. iPS細胞を用いた神経・精神疾患解析と創薬研究
9. 光遺伝学
10. 認知症診断ツールとしてのPETイメージング
11. エピジェネティクス －環境情報を包含した遺伝情報の生物学的基盤－
12. 革新脳とマーモセット
13. 神経変性疾患のレジストリと遺伝子リソースバンク
14. 新規治療法の開発とその関連制度

●第2章　精神・神経疾患の遺伝医学研究・診療各論
1. 脳血管障害における遺伝医学研究の進歩と現況
2. アルツハイマー病
3. パーキンソン病の遺伝子研究
4. 多系統萎縮症
5. 脊髄小脳変性症
6. 多発性硬化症
7. 筋萎縮性側索硬化症
8. 末梢神経疾患
9. 筋疾患の遺伝医学研究
10. ミトコンドリア病
11. てんかん
12. 双極性障害の遺伝学
13. パニック症の遺伝研究
14. 統合失調症
15. 自閉症スペクトラム障害
16. 神経内科疾患のファーマコゲノミクス
17. 心理的形質と双生児研究

●第3章　精神神経遺伝カウンセリング各論
1. 精神・神経難病疾患の遺伝カウンセリングに参加するカウンセラー（神経内科専門医, 臨床遺伝専門医, 認定遺伝カウンセラー）の役割と考え方
2. 精神・神経遺伝カウンセリングの実際
3. 出生前診断と発症前診断
4. 精神神経遺伝カウンセリングの実際
　（ケーススタディ）
　1）ハンチントン病
　2）ミトコンドリア病
　3）筋強直性ジストロフィー
　4）精神疾患の遺伝を患者家族とどう話し合うか
5. 認定遺伝カウンセラー制度と教育トレーニング

●第4章　倫理的・法的・社会的諸問題
1. 患者登録と情報
2. ハンチントン病と患者会
3. 難病支援制度
4. 遺伝性神経難病の研究に関する倫理的諸問題
5. 社会とともに進めるゲノム医学研究のあり方
　－ゲノムデータの共有と研究への患者参加を中心に

お求めは医学書販売店、大学生協もしくは弊社購読係まで

発行／直接のご注文は

 株式会社 メディカルドゥ

〒550-0004
大阪市西区靱本町1-6-6　大阪華東ビル5F
TEL.06-6441-2231　FAX.06-6441-3227
E-mail　home@medicaldo.co.jp
URL　http://www.medicaldo.co.jp

好評発売中

遺伝子医学MOOK別冊
シリーズ：最新遺伝医学研究と遺伝カウンセリング

シリーズ3

最新 多因子遺伝性疾患研究と遺伝カウンセリング

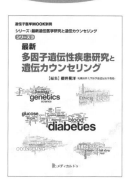

編集：櫻井晃洋（札幌医科大学医学部遺伝医学教授）

定価：本体 6,300円＋税、B5判、300頁

●第1章　総論
1. ヒトゲノムの多様性：その成り立ち，応用
2. 多因子疾患の遺伝学
3. 多因子疾患の遺伝要因探索の歴史と現状
4. 最新の遺伝子解析技術によるゲノム診断
5. ゲノムワイドデータの遺伝統計解析手法

●第2章　主に新生児～小児期にみられる多因子疾患の遺伝医学研究・診療各論
1. 二分脊椎・神経管閉鎖不全
2. 口唇裂・口蓋裂
3. 川崎病の遺伝要因解明の現状と課題
4. アトピー性皮膚炎とアトピー素因
5. アレルギー性呼吸器疾患（気管支喘息とアレルギー性鼻炎）
6. 食物アレルギーの遺伝学的側面
7. 1型糖尿病
8. 先天性心疾患
9. 消化器疾患

●第3章　主に成人期にみられる多因子疾患の遺伝医学研究・診療各論
1. 脳血管障害
2. 眼科領域の多因子疾患（加齢黄斑変性，緑内障など）
3. 本態性高血圧の遺伝医学
4. 2型糖尿病
5. 肥満，肥満症，メタボリックシンドローム
6. 遺伝子異常による脂質異常症
7. 骨粗鬆症
8. 自己免疫性甲状腺疾患（バセドウ病，橋本病）
9. 冠動脈疾患の遺伝学
10. 慢性閉塞性肺疾患，間質性肺炎

11. 炎症性腸疾患（潰瘍性大腸炎・クローン病）
12. 関節リウマチ
13. 全身性エリテマトーデス，全身性強皮症，ANCA関連血管炎
14. アルコール依存症の遺伝研究：GWASからの知見
15. 腎泌尿器科領域の多因子疾患に対するゲノムワイド関連解析
16. 婦人科領域の多因子疾患 - 子宮内膜症 -
17. 感染症における宿主の遺伝的多様性と病態

●第4章　多因子疾患の遺伝カウンセリングの実際（ケーススタディ）
1. 多因子疾患の遺伝カウンセリング
2. 口唇口蓋裂
3. 自閉スペクトラム症
4. 糖尿病（妊娠も含めて）
5. 関節リウマチ
6. アルツハイマー病（家族性でないもの）
7. DTC遺伝子検査
8. 全ゲノム（エクソーム）解析に伴う偶発的所見／二次的所見

●第5章　多因子疾患の遺伝情報と社会
1. Precision Medicine Initiativeとゲノム医療
2. ゲノム医療における多因子疾患の位置づけと国際的動向
3. 網羅的ゲノム解析時代における倫理的法的社会的課題
　－遺伝情報に基づく差別に対する諸外国の法的規制の動向
4. わが国の「遺伝子検査ビジネス」の現状と課題
5. DTC遺伝学的検査の科学的検証
6. 社会における遺伝リテラシー向上

お求めは医学書販売店、大学生協もしくは弊社購読係まで

発行／直接のご注文は

 株式会社 メディカルドゥ

〒550-0004
大阪市西区靱本町 1-6-6　大阪華東ビル 5F
TEL.06-6441-2231　FAX.06-6441-3227
E-mail　home@medicaldo.co.jp
URL　http://www.medicaldo.co.jp

■ 編集者プロフィール

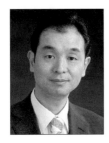

【小児編】
中村公俊（なかむら　きみとし）
熊本大学大学院生命科学研究部小児科学講座　教授

＜経歴＞
1990 年　熊本大学医学部医学科卒業
1996 年　同大学院医学研究科博士課程修了
　　　　カナダ アルバータ大学医学部生化学教室博士研究員
2000 年　熊本大学発生医学研究センターリサーチアソシエイト
2001 年　熊本大学医学部附属病院小児科助手
2009 年　同講師
2014 年　熊本大学大学院生命科学研究部小児科学分野准教授
2017 年　同教授

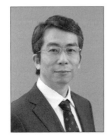

【周産期編】
佐村　修（さむら　おさむ）
東京慈恵会医科大学産婦人科学講座　准教授
東京慈恵会医科大学総合母子健康センター　副センター長

＜経歴＞
1989 年　広島大学医学部卒業
　　　　同医学部産婦人科研修
1996 年　広島大学医学博士
1998 年　ボストンタフツ大学リサーチフェロー
2000 年　広島大学病院産婦人科助手
2005 年　広島大学学部内講師，産科病棟医長，広島大学病院遺伝子診療部副部長
2007 年　呉医療センター産婦人科
2009 年　同産婦人科産科医長
2013 年　JA 尾道総合病院産婦人科部長
2014 年　東京慈恵会医科大学産婦人科学講座特任准教授
2016 年　同准教授（現職）
2017 年　東京慈恵会医科大学総合母子健康医療センター　副センター長

遺伝子医学 MOOK 別冊
シリーズ：最新遺伝医学研究と遺伝カウンセリング
シリーズ4
最新小児・周産期遺伝医学研究と遺伝カウンセリング

定　価：本体 6,300 円＋税
2019 年 11 月 1 日　第 1 版第 1 刷発行

編　集　中村公俊・佐村　修
発行人　大上　均
発行所　株式会社 メディカル ドゥ

〒550-0004　大阪市西区靱本町 1-6-6 大阪華東ビル
TEL. 06-6441-2231/FAX. 06-6441-3227
E-mail：home@medicaldo.co.jp
URL：http://www.medicaldo.co.jp
振替口座　00990-2-104175
印　刷　モリモト印刷株式会社
©MEDICAL DO CO., LTD. 2019　Printed in Japan

・本書の複製権・上映権・譲渡権・公衆送信権（送信可能化権を含む）は株式会社メディカル ドゥが保有します。
・JCOPY ＜出版者著作権管理機構　委託出版物＞
本書の無断複製は著作権法上での例外を除き禁じられています。複製される場合は、そのつど事前に、出版者著作権管理機構（電話 03-5244-5088、FAX 03-5244-5089、e-mail: info@jcopy.or.jp）の許諾を得てください。

ISBN978-4-909508-03-4